Bolustokolyse in Theorie und Praxis

L. Spätling, F. Fallenstein (Hrsg.)

Bolustokolyse in Theorie und Praxis

Steinkopff Verlag Darmstadt

Anschrift der Herausgeber:
Priv.-Doz. Dr. L. Spätling
Falk Fallenstein
Universitäts-Frauenklinik Bochum
Marienhospital Herne
Hölkeskampring 40
4690 Herne 1

Die Deutsche Bibliothek – CIP-Einheitsaufnahme

Bolustokolyse in Theorie und Praxis / L. Spätling ;
F. Fallenstein (Hrsg.). – Darmstadt : Steinkopff, 1993
ISBN-13:978-3-642-72494-7 e-ISBN-13:978-3-642-72493-0
DOI: 10.1007/978-3-642-72493-0

NE: Spätling, Ludwig [Hrsg.]

Verlagsredaktion: Sabine Müller — Herstellung: Heinz J. Schäfer
Softcover reprint of the hardcover 1st edition 1993

Gesamtherstellung: Konkordia Druck GmbH, 7580 Bühl
Gedruckt auf säurefreiem Papier

Geleitwort

Trotz großer Fortschritte bei der Reduzierung der perinatalen Mortalität und Morbidität bleibt die Frühgeburtlichkeit mit all ihren Risiken für die betroffenen Kinder ein zentrales Problem der geburtshilflichen Medizin.

Deshalb muß es nach wie vor eines der ersten Ziele der geburtshilflichen Forschung sein, Ansätze zur Verringerung der Frühgeburtlichkeit zu finden, die die Pathomechanismen und neue therapeutische Konzepte umfassen.

Wir sind uns heute weitestgehend darüber einig, daß vorzeitige Wehen nur als Symptom tieferliegender Störungen der mütterlichen Homöostase einzuordnen sind, und daß erst die Beseitigung dieser Störungen eine sinnvolle und wirksame Therapie darstellt. Es gibt aber Situationen, in denen vorzeitige Wehen akut behandelt werden müssen. Jeder Geburtshelfer sieht sich immer wieder mit den Problemen einer werdenden Mutter konfrontiert, die mit regelmäßigen Wehen in die Klinik kommt und in tiefer Angst um das Leben ihres Kindes ist. Hier ist der Geburtshelfer froh, mit der Betamimetikatokolyse ein Therapeutikum in der Hand zu haben, das die Wehen und damit auch die Sorgen der Mutter nehmen kann.

Ganz besonders in den Anfangszeiten der Betamimetikatokolyse hat der sorglose Umgang mit dieser Substanzgruppe ein großes Spektrum ernstzunehmender Komplikationen nach sich gezogen. Deshalb ist diese Therapie auch immer wieder in die Schußlinie härtester Kritik geraten. Um das klinische Instrument der Betamimetikatokolyse dennoch erhalten zu können, muß alles unternommen werden, dieses Verfahren sicher in der Anwendung und so nebenwirkungsarm wie nur irgend möglich zu machen.

Dies scheint mit der Bolustokolyse gelungen zu sein, bei der kleine, hochkonzentrierte Mengen eines Betamimetikums in wählbaren Zeitabständen pulsatil intravenös appliziert werden.

Im Mai 1992 fand in Bochum das internationale Symposium „Bolustokolyse in Theorie und Praxis" statt. Auf diesem Forum berichteten und diskutierten Experten über pharmakologische und wehenphysiologische Grundlagen sowie laufende Forschungsarbeiten und klinische Erfahrungen im Zusammenhang mit der Bolustokolyse.

Das vorliegende Buch enthält die auf diesem Symposium gehaltenen Vorträge sowie eine Zusammenfassung der Plenumsdiskussionen und eine Mitschrift des abschließenden Rundtischgesprächs. Es bietet damit einen ganz aktuellen Überblick über das Therapiekonzept der Bolustokolyse, deren weitere Verbreitung zum Wohle von Mutter und Kind und nicht zuletzt auch dem geburtshilflichen Personal zu wünschen ist.

Herne, Januar 1993 Klaus Quakernack

Inhaltsverzeichnis

Einführung

Frühgeburtlichkeit und die Wechselbeziehungen zwischen Kausalität und Tokolyse-Erfolg

H. Jung

Frauenklinik der Medizinischen Fakultät der RWTH Aachen

Die Frage, wie behandeln wir heute eine drohende Frühgeburt, oder die Frage, wie behandeln wir die Frühgeburtlichkeit mit einer Tokolyse, ist ein Thema, das wir im Grunde genommen noch nicht ganz gelöst haben und zu dem wir immer wieder neue Ansätze finden, zu dem es aber immer wieder auch unbefriedigende Antworten gibt.

Im Mittelpunkt der Thematik „Behandlung einer Frühgeburt" steht natürlich die Frage nach der Kausalität. Sekundär sollte die Therapie stehen. Wenn wir ganz ehrlich sind, müssen wir sagen, wenn eine Frau heute mit einer drohenden Frühgeburt oder einem Frühgeburtensyndrom zu uns in die Klinik kommt, sind wir vielleicht relativ schnell nach einer kardiotokografischen Bestätigung der Wehentätigkeit mit einer Tokolyse zur Hand. Die Frage ist dann, ist diese Tokolyse berechtigt? Ist die Tokolyse bei der Behandlung der Frühgeburt überhaupt berechtigt? Nach der ersten euphorischen Stimmung, die vor ca. 25 Jahren eingesetzt hatte, als wir nach Substanzen suchten, mit denen man Wehen effektiv hemmen könnte und die Betamimetika in unsere Hände kamen, ist diese primäre Euphorie etwas abgeklungen. Eine gewisse Euphorie, so würde ich sagen, ist nach wie vor dort berechtigt, wo Tokolytika sinnvoll eingesetzt werden. Depressive Stimmen, die sich nach ersten enthusiastischen Arbeiten in den ersten 10 Jahren zu Wort gemeldet haben, sind zum Teil mit Recht erklungen, da man glaubte, man könne eine Frühgeburt allein mit einem Tokolytikum behandeln. Die negativen Aussagen haben uns in der letzten Zeit vielleicht stärker bewegt als die positiven. Ich will versuchen, das Für und Wider beider Seiten nebeneinander zu stellen; vielleicht gelingt es mir, einige Dinge zurechtzurücken.

Vor mehreren Jahren habe ich den Vorschlag gemacht, Frühgeburt als „komplexes Syndrom" zu definieren, wobei die „Wehentätigkeit nur das vordergründige Symptom ist"; d. h. also ein Symptom der Mutter, vielleicht ein Signal des Kindes mit Hilfe der Gebärmutter. Wenn ich von Signal spreche, so kommen wir auch in den Bereich der Psychosomatik, so daß es u. U. nicht nur eine somatische Erkrankung ist, sondern im Hintergrund etwas ganz anderes steht. Ein Syndrom ist ein kompliziertes, kombiniertes Krankheitsbild, an dem verschiedene Faktoren beteiligt sind. Dies gilt auch für die Frühgeburt. Entzündliche Faktoren, Uterusfehlbildungen, eventuell eine andere Schwangerschaftserkrankung, eine Gestose, all das kann hinzukommen.

Wie kommt es nun unter diesen Umständen zu Wehen, und wie ist es möglich, daß wir glauben, dies mit einer Tokolyse behandeln zu können, aber nicht unbedingt immer Erfolg haben?

Wenn wir uns die Sicherung einer Schwangerschaft ansehen, finden wir eine Vielzahl von schwangerschaftssichernden Momenten (Abb. 1): die Zervix, die Plazenta mit der hormonalen Sicherung, die neurovegetative Steuerung. So ist das Ganze ein komplexes Bild von sichernden und zum Zeitpunkt der Geburtsauslösung entsichernden Momenten. Es ist daher verständlich, daß ein entsicherndes

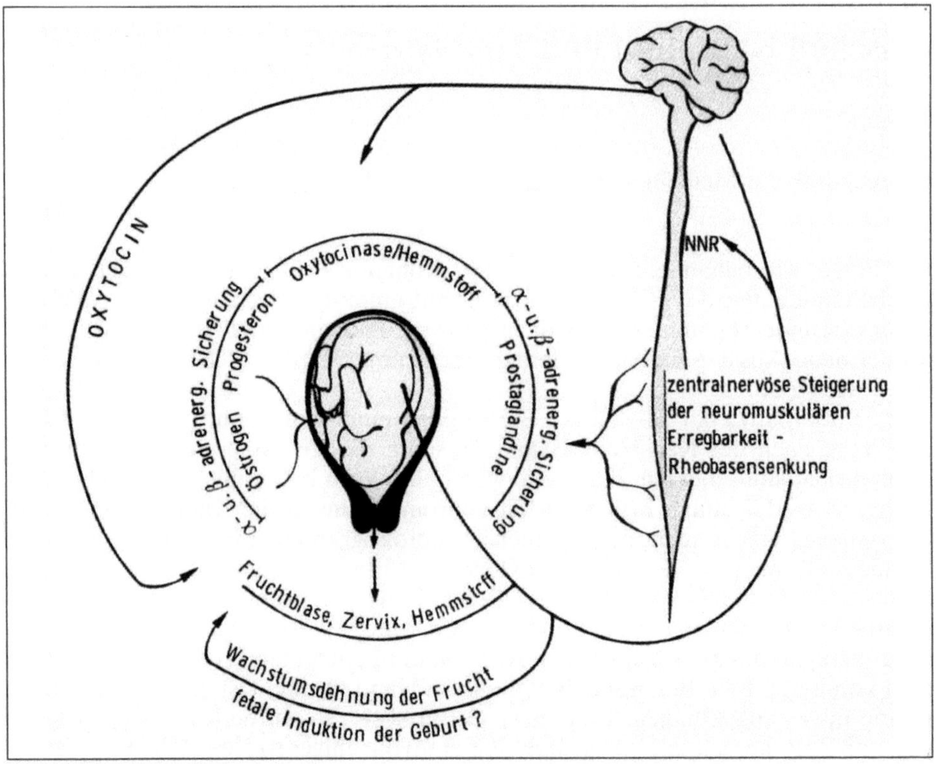

Abb. 1

Moment, z. B. eine Entzündung, Myome oder u. U. eine Zervixinsuffizienz allein nicht ausreichen, um eine Schwangerschaft zur Abstoßung zu bringen. Aber letztlich treten doch immer Wehen auf, die die Patientin zu uns in die Praxis oder Klinik führt. Was ist eine Wehe? Was ist eine Uteruskontraktion? Wir wissen darüber einiges, aber noch nicht alles. Ich bin 1954/55 in einem Institut für Erregungsphysiologie 2 Jahre lang der Frage nachgegangen, was sich bei der Wehe abspielt. Wir wissen heute, daß eine Kontraktion der Gebärmutter durch eine tetanische Erregung der einzelnen Muskelfasern bedingt ist, die sowohl muskulär als auch myometral und vegetativ nervös, durch Nervenfasern fortgeleitet wird. Auch hier bestehen wieder verschiedene Möglichkeiten der Erregungsfortleitung. Wir wissen, daß Erregungen z. T. in der einzelnen Muskelzelle entstehen können. Auf der anderen Seite gibt es Pacemaker-Fasern, die an Ort und Stelle Erregungen auslösen können, die in die Nachbarschaft oder über den ganzen Uterus hinweggeleitet werden, so daß es zu nur lokalen oder den ganzen Uterus erfassenden Kontraktionen kommt. Wir wissen also eine ganze Menge über die erregungsphysiologischen Vorgänge. Wir wissen, was sich energetisch in der Muskelzelle, und was sich im Corpus uteri abspielt, und wir wissen etwas darüber, was in der Zervix vor sich geht, wobei die Zervix überwiegend mit Bindegewebe ausgestattet ist (fast 90% Bindegewebe gegenüber 10% Muskulatur). Was spielt sich bei der Zervixinsuffizienz ab? Wenn eine Frau kommt und sagt, sie habe schmerzhafte Wehen, was bedeutet dies physiologisch gesehen? Sie hat schmerzhafte Wehen, wenn sich der Uterus kontrahiert und die Zervix fest ist, d. h. solange der Widerstand der Zervix hoch ist, ist die Wehe oder die Kontraktion relativ schmerzhaft. – Der klassische Vorgang bei der Geburt, denn dort kommt es zu einer Kontraktion und zu einer Überdehnung der Zervix. Eine Frau mit nicht schmerzhaften Wehen hat einen ganz anderen pathologischen Ablauf im Uterus als bei Vorliegen schmerzhafter Kontraktionen. Das müßten wir eigentlich alles berücksichtigen. Doch geschieht dies eigentlich nicht konsequent. Man macht zwar eine Diagnostik, ob das

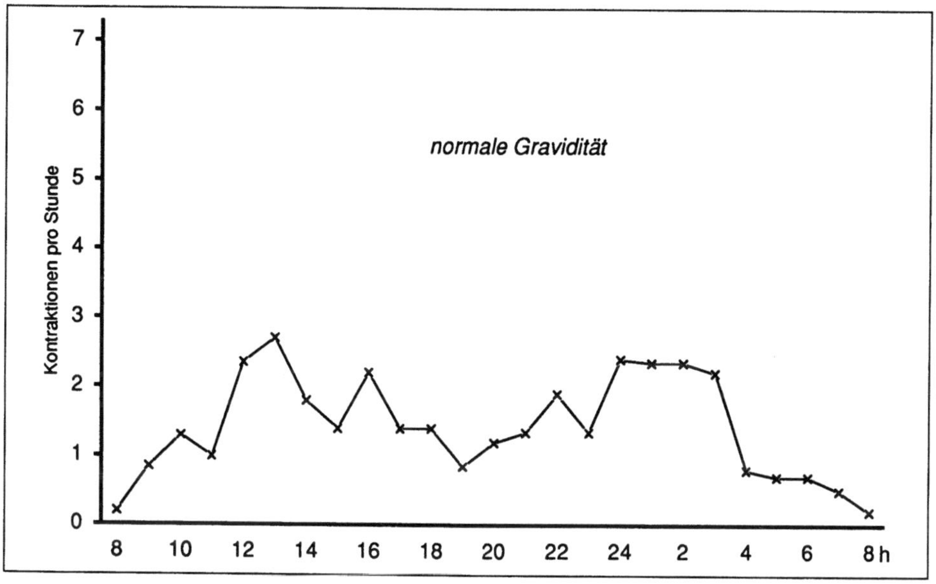

Abb. 2

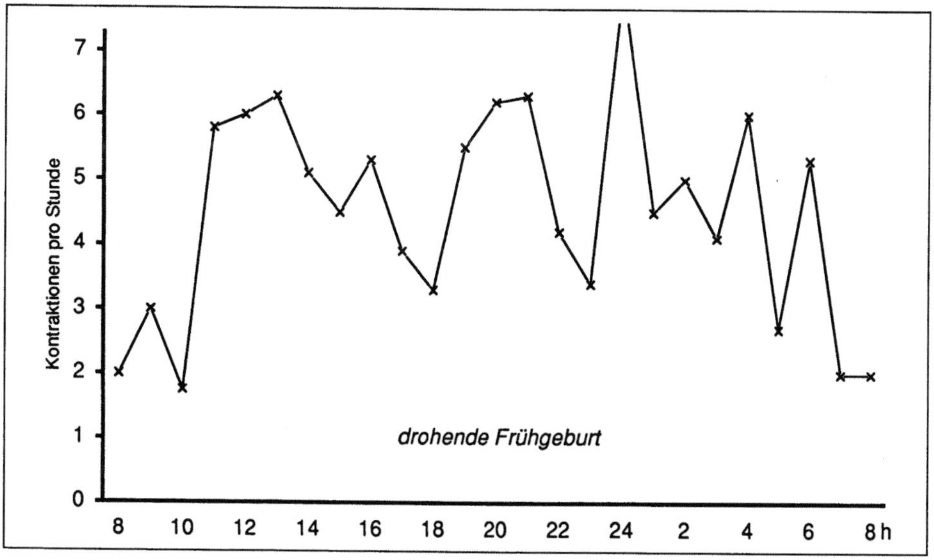

Abb. 3

Kind lebt, was die Plazenta macht, was die Durchblutung macht. Doch bleiben dann immer noch offene Fragen: Was geschieht in dem Moment eigentlich in diesem Uterus, mit der Zervix, mit dem Myometrium, wie ist die allgemeine Erregbarkeit der Frau, wie ist die lokale uterine Erregbarkeit, wie ist die gesamte Erregbarkeit des Uterus und, wenn wir ehrlich sind, so haben wir nichts in der Hand, mit dem wir das differenziert klären könnten. Wir können nur im Kardiotokogramm sehen, daß die Frau Kontraktionen hat. Wir können schon nicht mehr sagen, wovon sie ausgehen oder ob der ganze Uterus kontrahiert ist. Wir können nicht sagen, ob die Kontraktionen von der linken oder der rechten Tubenecke ausgehen oder wie sich die Zervix dabei verhält.

Wie verhält sich normalerweise die Kontraktilität am Uterus während eines normalen 24-Stunden-Rhythmus? Wir wissen zumindest, daß es eine Kontraktilitätszunahme, eine Frequenzzunahme/Stärkezunahme in den Morgenstunden, zur Mittagszeit und noch einmal am Nachmittag gibt (Abb. 2). Wenn man sich eine solche Wehentätigkeit bei drohender Frühgeburtlichkeit ansieht (Abb. 3), dann ist der zirkadiane Rhythmus völlig durcheinander. Genauer betrachtet gibt es auch hier noch ein Wehenoptimum an der Vormittagsgrenze und in der Mittagszeit eine weitere relativ hohe Zacke. Zumindest ist aber das normale zirkadiane Bild des Wehenrhythmus aus dem 24-Stunden-Rhythmus nicht mehr vorhanden. Die Kontraktilität des normal schwangeren Uterus hängt ab von Tageszeitschwankungen und von klimatischen Schwankungen u. a. Es ist bekannt, daß plötzliche Temperaturabfälle die Kontraktilität bremsen, daß Gewittereinbrüche die Kontraktilität steigern, daß bei Hochdruckwetter die Kontraktilität zurückgeht. Das spielt natürlich auch für die Frühgeburtlichkeit eine Rolle. Wenn eine Frau mit Frühgeburtswehen kommt, so ist auch zu fragen: Wie groß ist der Einfluß des Klimas, wie groß ist der Einfluß ihrer Lebensbedingungen, wie groß ist der Einfluß des Ehemannes, der Schwiegermutter, ganz zu schweigen von Infekten und anderen Dingen?

Bei der therapeutischen Wehenhemmung müssen wir folglich die Erfolgserwartung in Relation setzen zur Komplexität der Ursachen, aber auch zur Komplexität

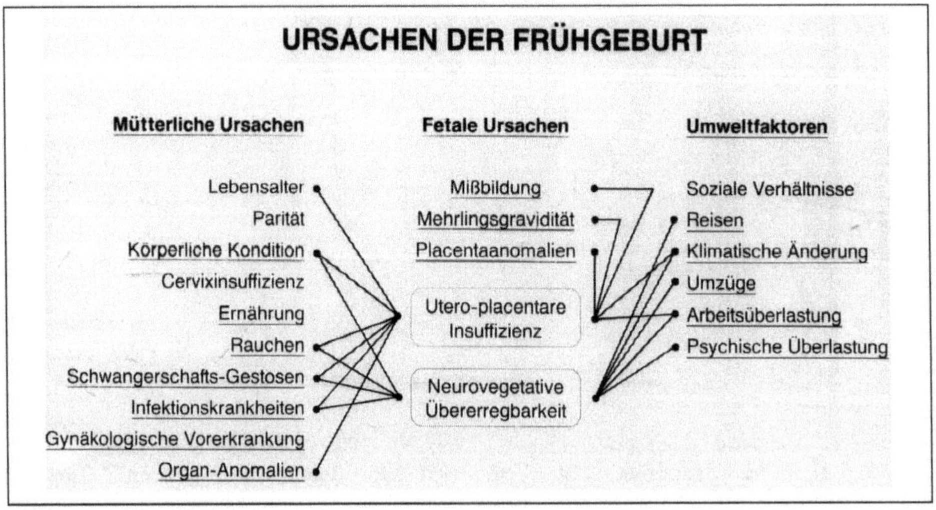

Abb. 4

der vegetativen Bedingungen des Uterus, den wir mit einem Tokolytikum angehen.

Die Ursachen der Frühgeburtlichkeit sind einmal in mütterliche Ursachen, in fetale Ursachen und in Umwelteinflüsse zu unterteilen (Abb. 4). Hiervon gibt es ja eine ganze Reihe, z. B. das Rauchen, das Lebensalter usw. Die Infektionskrankheiten interessieren uns in der letzten Zeit besonders; Abbildung 4 soll zeigen, daß ganz verschiedene Faktoren zu zwei Gruppen von Hauptursachen hinführen: zu uteroplazentarer Insuffizienz und zur neurovegetativer Übererregbarkeit. Bei einer Frau mit einer drohenden Frühgeburt ist also zuallererst zu klären, ob eine uteroplazentare Insuffizienz besteht. Dazu stehen die Kardiotokografie, die Sonografie, besonders die Doppler-Sonografie und hormonale Parameter zur Verfügung. Bei normalem Befund bleibt die Frage nach Infektionskrankheiten und entzündlichen Faktoren. Saling hat uns sehr nachdrücklich gezeigt, daß wir ein diagnostisches Vorgehen zur Ursachenforschung der drohenden Frühgeburt ganz besonders im Hinblick auf die Rolle der Infekte festlegen und schon vor der Schwangerschaft bzw. in der Frühschwangerschaft anwenden sollten. Dabei spielt folgender Mechanismus eine Rolle: Die bakterielle Invasion von Erregern in die Fruchthöhle oder in den Trophoblasten führt über eine Steigerung der Arachnoidonsäure-Bildung zur Prostaglandin-Bildung. Prostaglandine führen zu Kontraktionen, diese wiederum können vorzeitige Wehen und auch die Zervixeröffnung auslösen. Jede Infektion im Bereich des Uterus und des Fruchtwassers kann daher zu einer Frühgeburt führen; in letzter Zeit sieht es tatsächlich so aus, daß mehr und mehr Infektionen im Fruchtwasser bestehen, ohne daß wir sie von der Zervix her erfassen können. Man sieht sie meist erst dann, wenn es zum vorzeitigen Blasensprung kommt oder wenn die Frühgeborenen postpartal an einer Pneumonie erkranken. Also müssen wir sicher sein, eine Infektion ausschließen zu können.

Wenn wir die somatischen Ursachen wie Entzündungen, Plazentainsuffizienz, Fehlbildungen, EPH-Gestosen und andere ausgeschlossen haben, bleibt ein „Rest" übrig, der relativ hoch ist: Nach meiner Schätzung haben etwa $^1/_3$ der Fälle von vorzeitiger Wehentätigkeit und Frühgeburtlichkeit psychosomatische Ursachen.

In unserer Klinik haben wir vor kurzem zwei Kollektive aus unserem Frühgeburtenpatientengut – bei Fehlen äußerer Entzündungsursachen – gebildet und einmal mit Ampicillin behandelt und einmal ohne Ampicillin. Wir sahen keinen statistisch signifikanten Unterschied bezüglich verlängerter Tragzeit, was Geburtsgewicht, Nabelschnur-pH und Apgar-Werte betrifft, und auch nicht bezüglich der konatalen Infektion und der Sterblichkeit.

Die Frage, ob ein Tokolytikum zur Behandlung der drohenden Frühgeburt sinnvoll ist, würde ich bejahen. Aber die Frage, ob man mit einem Tokolytikum allein die Frühgeburt behandeln kann, würde ich absolut verneinen, d. h. das Tokolytikum ist nur ein Einstieg, um die Wehentätigkeit initial zum Stillstand zu bringen, z. B. um eine Reifebehandlung vorzunehmen, damit das Kind, falls die Schwangerschaft nicht verlängert werden kann, eine Lungenreife hat. Daß man mit einem Tokolytikum die Wehentätigkeit bremsen kann, steht nicht mehr zur Diskussion, wenn auch in der letzten Zeit durch einige „Negativarbeiten" ein gegenteiliger Eindruck entstanden sein könnte.

Wie auf Abb. 5 zu sehen ist, wurde zunächst nach der amerikanischen Methode Alkohol gegeben, was überhaupt keinen Effekt hat. Mit einem Betamimetikum dagegen können wir die Wehentätigkeit sofort ausschalten. Wir müssen uns darüber im klaren sein, daß wir die Ursache der Frühgeburt damit überhaupt nicht

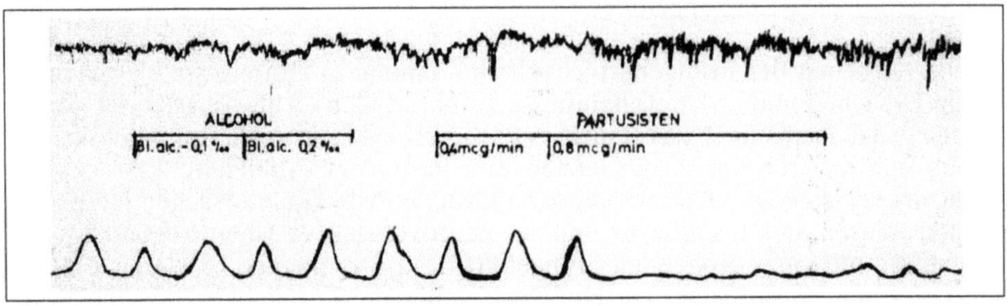

Abb. 5

behandeln, sondern nur das äußere, vordergründige Symptom. Eine kausale Therapie ist zusätzlich erforderlich.

Ein solches Betamimetikum wirkt auf die β-Rezeptoren; auf der anderen Seite gibt es noch alpha-Rezeptoren, wobei Substanzen wie das Noradrenalin den Effekt des Betamimetikums wieder aufheben können. Das oben Gesagte wird in Abb. 6 auf das Substrat einer Muskelzelle reduziert, beta- und alpha-Rezeptoren sowie die verschiedenen Einflüsse sind direkt an der Zelle zu betrachten. Was ich vorher als muskulär-vegetatives, unbekanntes Gesamtsubstrat einer Frau mit vorzeitiger Wehentätigkeit ansprach, soll an der einzelnen Muskelzelle noch einmal gezeigt werden. Wir wissen inzwischen, daß die Östrogene die β-Rezeptoren sensibilisieren und daß Progesteron die β-Rezeptoren entsprechend besser einstellt. Außer den Betamimetika gibt es in der Therapie der Frühgeburtlichkeit auch

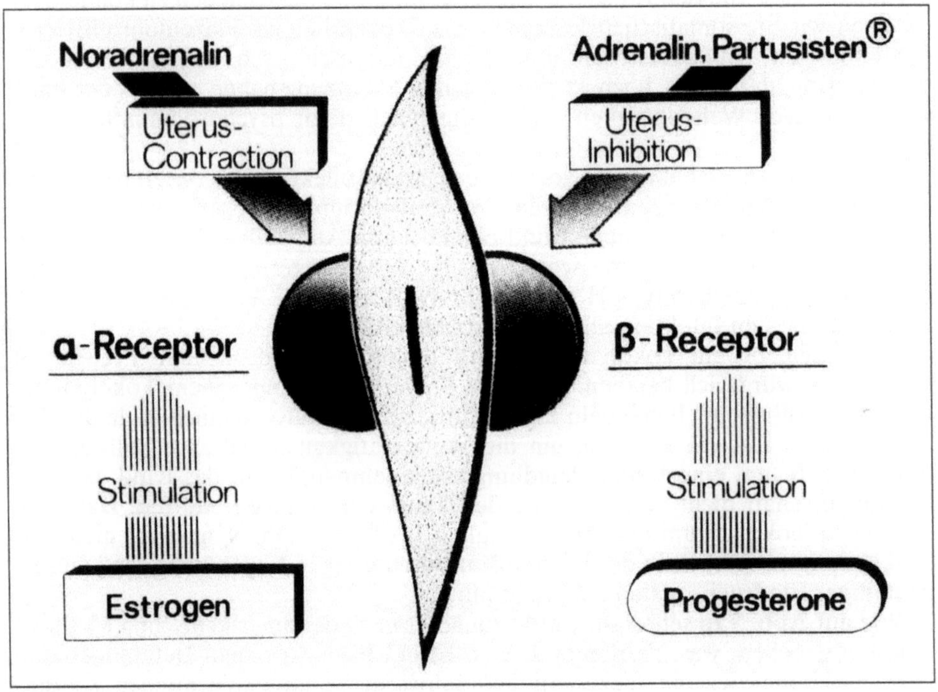

Abb. 6

noch die Beta-Blocker. Wir müssen daran denken, daß wir bei der Behandlung der Tachykardie und des „Herzklopfens“ die Wirkung des Betamimetikums wieder blockieren.

In der Diagnostik muß die Wehentätigkeit neben dem Kardiotokogramm grundsätzlich mit einem Portio-Score beurteilt werden, um zu sehen, was die Zervix zur gleichen Zeit macht.

Es gibt verschiedene Portio-Scores; wir haben einen entwickelt, den wir für empfehlenswert halten, da er nicht nur auf Mehrgebärende genau bezogen werden kann wie der Bishop-Score als Geburtseinleitungsparameter.

Unser Score, der zusammen mit Herrn Lamberti vor einigen Jahren an über 4000 Fällen für ein unausgelesenes Gesamtkollektiv entwickelt wurde, läßt sich in wenigen Sekunden nach verschiedenen Kriterien erheben. Die Auswertung von Portio-Score und Kardiotokogramm gibt uns eine Aussage über die gesamte erregungsphysiologische und geburtsmechanische Situation (Abb. 7).

Name __________ Datum __________ SST __________

Punkte		0	1	2	3	4	
PORTIO	Länge	erhalten	3/4	1/2	1/4	verstr. dünn	
	Konsistenz	derb		mittel		weich	
	Position	hinten	mittel	zentr.			
Weite des MM		<1	1	1-2	2	>2	
Höhe der LS		OSE und höher	OSE USE	unter USE			
						Gesamt-Score	0-16

____ jährige ____ gravida ____ -para

Abb. 7

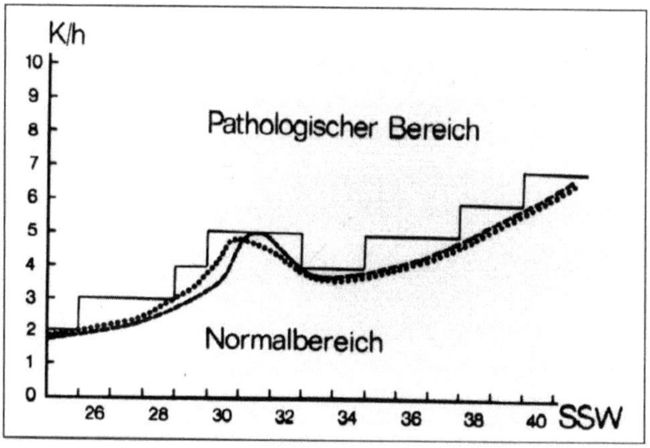

Abb. 8

Dabei müssen wir uns nach den Untersuchungen von Zahn bewußt sein, daß bei einer Frau in der 30. bis 32. Woche 4–5 Kontraktionen pro 10 Minuten völlig normal sind. Eine solche Wehentätigkeit zu behandeln wäre, völlig unsinnig (Abb. 8).

Der Hinweis, daß hinter der vorzeitigen Wehentätigkeit u. U. eine psychosomatische Ursache steht, ergibt sich aus der Diskrepanz zwischen einer subjektiven und objektiven Wehentätigkeit von mehr als 5 Kontraktionen pro Stunde und einem völlig normalen Zervix-Score. Aber wir müssen uns darüber im klaren sein, daß die Frühgeburt ein Syndrom mit komplexen Ursachen ist, wobei die Wehentätigkeit nur das vordergründige Symptom darstellt.

Literatur
beim Verfasser

Anschrift des Verfassers:
Prof. Dr. H. Jung
Frauenklinik der Medizinischen Fakultät
RWTH Aachen
Pauwelsstraße 30
5100 Aachen

Pharmakologische Grundlagen

Simulation der Plasmaspiegel von Fenoterol nach dem Applikationsschema der Bolustokolyse

K. L. Rominger, H. Justus-Obenauer, G. Wallenstein

Abt. Pharmakokinetik und Metabolismus, Boehringer KG, Ingelheim

Einleitung

Seit der Einführung von β_2-Sympathomimetika (Fenoterol, Partusisten) zur Behandlung vorzeitig auftretender Wehen im Jahre 1974 (2) ist kein wesentlicher chemotherapeutischer Fortschritt in diesem speziellen Indikationsgebiet mehr erzielt worden.

Um die bei der Behandlung mit β_2-Sympathomimetika auftretenden Nebenwirkungen (Tachykardie, Tremor, Glykolyse, Lungenödem) zu mimimieren, ist es naheliegend, sowohl die Dosis als auch die Dauer der Behandlung so klein bzw. so kurz als möglich zu wählen. Die Herabsetzung der Dosis wird selbstverständlich durch die Wirkung begrenzt, dasselbe gilt für die Behandlungsdauer, denn als erstes gilt es, das Behandlungsziel zu erreichen: die vorzeitig auftretenden Wehen bis zum Geburtstermin weitgehend zu hemmen.

In der Sprache der Pharmakokinetik bedeutet dies, ein optimales Dosierungsschema zu entwickeln. Fenoterol hat eine sehr kurze Halbwertszeit, somit ist nach einer Bolusinjektion nur eine kurze Wirkungsdauer zu erwarten. Deswegen wurde als Applikationsform die intravenöse Dauerinfusion empfohlen, mit der über praktisch unbegrenzte Zeiten konstante Plasmaspiegel erzeugt werden können. Bis heute dürfte diese Applikationsform am häufigsten angewandt werden.

Daneben wurde bereits Mitte der 80er Jahre damit begonnen, ein Dosierungsschema mit kurz aufeinanderfolgenden, einzelnen Bolusinjektionen für die Tokolyse zu entwickeln. Nach Optimierung der dafür notwendigen Apparatur (4) wurde dieses neue Dosierungsschema, kurz als Bolustokolyse bezeichnet, mit der ursprünglichen Applikationsempfehlung, der Infusionstokolyse, auf der Basis der erzielten tokolytischen Wirkung verglichen (5).

Nimmt man an, daß die beiden untersuchten Gruppen vergleichbar waren – eine Cross-over-Versuchsanordnung ist bei der tokolytischen Behandlung nicht möglich – dann ist die Bolustokolyse wesentlich effektiver als die Infusionstokolyse (Tabelle 1). Nicht nur die Behandlungsdauer kann mit der Bolustokolyse im

Tabelle 1. Einfluß des Dosisschemas auf die tokolytische Wirkung von Fenoterol. (Nach 5 vereinfacht)

Parameter	Bolustokolyse (n = 33)	Infusionstokolyse (n = 38)
Behandlungsdauer (Tage)	4	6
Verlängerung der Schwangerschaft (Tage)	45,5	27
Gesamtdosis (mg)	3,0	15,9
Tagesdosis (mg)	0,85	2,79

Vergleich zur Infusionstokolyse um 40 Prozent reduziert werden: Die Schwangerschaft wird deutlich verlängert bei einer Reduktion der Gesamtdosis von 15,9 mg Fenoterol bei der Infusionstokolyse auf 3,0 mg Fenoterol bei der Bolustokolyse.

Die über die Gesamtdosis gemessene höhere Wirksamkeit wird durch die bessere Steuerbarkeit der Dosierung erklärt (4). Für die Steuerung des Plasmaspiegels ist nur die Halbwertszeit des zur Tokolyse angewandten β_2-Sympathomimetikums verantwortlich. Wenn bei der Bolustokolyse das Dosierungsintervall auf das Doppelte heraufgesetzt wird, entspricht dies einer Reduzierung der Infusionsgeschwindigkeit um die Hälfte. Es dürfte in der Handhabung ziemlich gleichwertig sein, beim Nachlassen der Wehentätigkeit das Intervall für die Bolusinjektionen zu verlängern oder die Infusionsgeschwindigkeit herabzusetzen.

Nach der Theorie der Pharmakokinetik sind bei gleicher Gesamtdosis die Flächen unter den Plasmaspiegelkurven gleich, falls nur das Dosisschema für die systemische Applikation geändert wird. Bezüglich der auftretenden Effekte, die durch eine an die Plasmaspiegel gekoppelte, nichtlineare Effektfunktion beschrieben werden, können unterschiedliche, vom Dosisschema abhängige Wirkungsverläufe auftreten. Wir untersuchten, ob auf dieser theoretischen Basis die Unterschiede zwischen Bolus- und Infusionstokolyse zu erklären sind.

Methodik

Plasmaspiegel und renale Ausscheidung von Fenoterol werden durch ein 3-Kompartment-Modell gut beschrieben (3). Zur Simulation der Plasmaspiegel und der Effektverläufe wurden die von Hochhaus et al. (1) angegebenen pharmako- und effektkinetischen Parameter verwendet. Die Berechnung der Plasmaspiegel und der Effektkinetik entsprechend den Dosisschemata von Bolus- und Infusionstokolyse wurden mit dem SAS-Programmpaket (SAS Institute Inc., Cary, North Carolina, Version 6.07) auf einem IBM-Rechner 3090 200J durchgeführt.

Ergebnis und Diskussion

In einer neueren Studie mit Fenoterol (1) wurde bei Asthmapatienten der Plasmaspiegel – bzw. der Wirkstoffspiegel im Effektkompartment – nach intravenöser Infusion mit dem Atemwegswiderstand korreliert.

Der Verlauf des Atemwegswiderstandes konnte mit dem Wirkstoffspiegel im Effektkompartment sehr gut korreliert werden, wenn der Atemwegswiderstand E über die Funktion

$$E = E_o - \frac{E_{max} \cdot C_e}{EC_{50} + C_e}$$

mit dem Wirkstoffspiegel im Effektkompartment gekoppelt wurde. E_o ist die pharmakodynamische Basislinie, d. h. der erhöhte Atemwegswiderstand vor der Behandlung; E_{max} ist der mit der Behandlung erzielbare Maximaleffekt bei unendlich hoher Fenoterolkonzentration im Effektkompartment; EC_{50} ist diejenige Fenoterolkonzentration im Effektkompartment, bei der die Hälfte der Maximalwirkung erzielt wird, um C_e ist die Fenoterolkonzentration im Effektkompart-

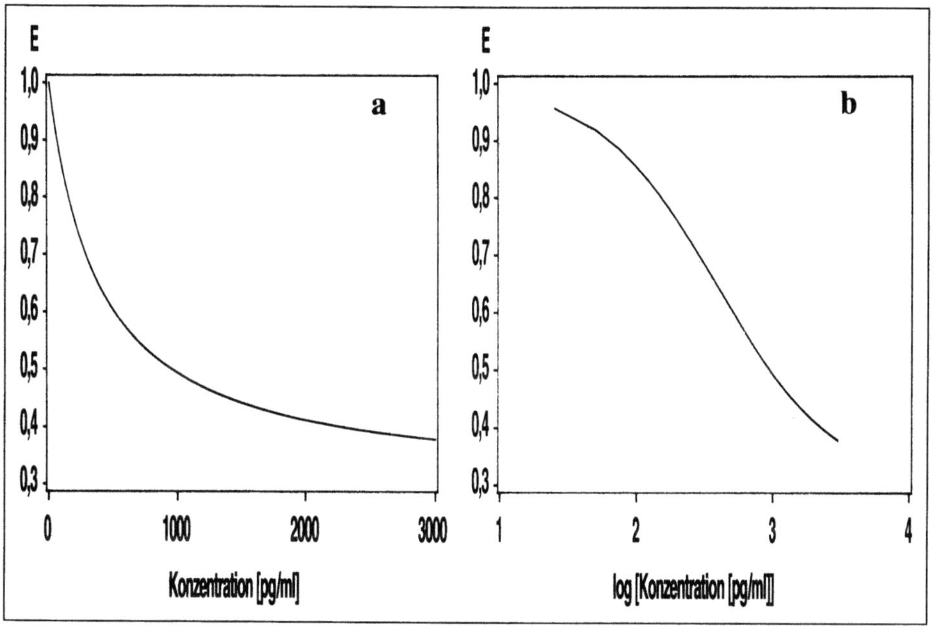

Abb. 1. Graphische Darstellung der Effektfunktion, $E_o = 1$ (2), $EC_{50} = 380$ pg/ml, $C_e = 0 - 3000$ pg/ml; **a** lineares Koordinatenkreuz, **b** x-Achse logarithmiert

ment. Diese Funktion (Abb. 1) ist analog der Michaelis-Menten-Beziehung aus der Enzymkinetik aufgebaut und beschreibt den Rezeptor-Ligand-Komplex in Abhängigkeit der Konzentration. Die Wirkung wird proportional zur Konzentration des Rezeptor-Ligand-Komplexes angenommen. Im vorliegenden Fall ist der Rezeptor der β_2-Rezeptor und der Ligand Fenoterol.
Unter der Annahme, daß die β_2-Rezeptoren in der glatten Muskulatur der Atemwege und im Myometrium dieselbe Affinität zu Fenoterol haben und in ähnlicher Verteilung in den Membranen der Muskelzellen vorliegen, müßte diese Effektfunktion auf das Myometrium übertragbar sein.

Unter dieser Voraussetzung kann der Effekt von Fenoterol auf das Myometrium aus den Dosisschemata (Tabelle 2) der Bolustokolyse und der Infusionstokolyse berechnet werden. Nach den gewählten Dosisschemata ist die Gesamtdosis bei beiden Applikationsarten gleich. Bei linearer Pharmakokinetik ist die Fläche

Tabelle 2. Applikationsschema für die Simulation der Plasmaspiegel und der Effektkinetik

	Bolustokolyse		Infusionstokolyse		
Zeit [h]	Bolus [μg]	Intervall [min]	Zahl der Boli	Infusionsgeschw. [μg/min]	Dosis ges. [mg]
0–6	6	3	120	2	0,72
6–12	6	6	60	1	0,36
12–24	6	12	60	0,5	0,36
24-48	6	24	60	0,25	0,36
					1,80

unter der Plasmaspiegelkurve direkt proportional zur Dosis, unabhängig davon, wie die Dosis appliziert wird.

Wir haben die beiden Dosisschemata unter Verwendung der von Hochhaus et al. (1) angegebenen pharmakokinetischen Parameter berechnet (Abb. 2a). Infolge der kurzen Halbwertszeit von Fenoterol schwanken die Plasmaspiegel bei der Bolustokolyse sehr stark um den „pharmakokinetischen Mittelwert", der durch die

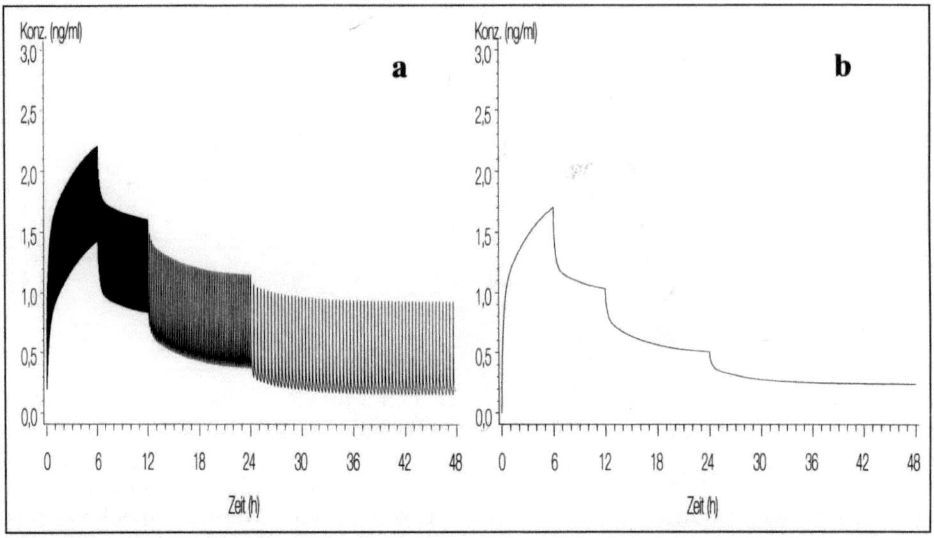

Abb. 2. Simulation des Plasmaspiegels von Fenoterol mit den pharmakokinetischen Parametern von Hochhaus et al. (1): **a** Dosisschema der Bolustokolyse, **b** Dosisschema der Infusionstokolyse

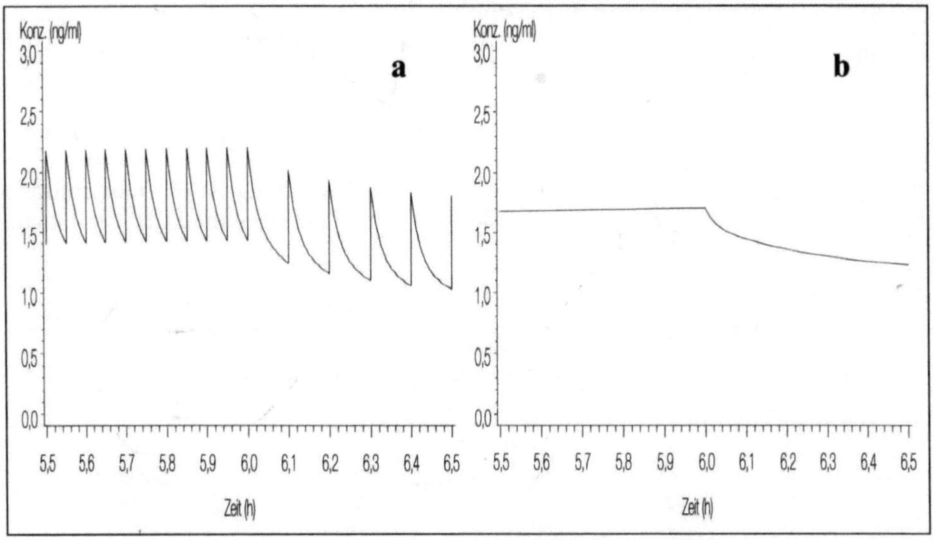

Abb. 3. Ausschnittsvergrößerung aus Abb. 2a und b: Plasmaspiegelverlauf zwischen 5,5 und 6.5 Stunden. **a** Dosisschema der Bolustokolyse, **b** Dosisschema der Infusionstokolyse

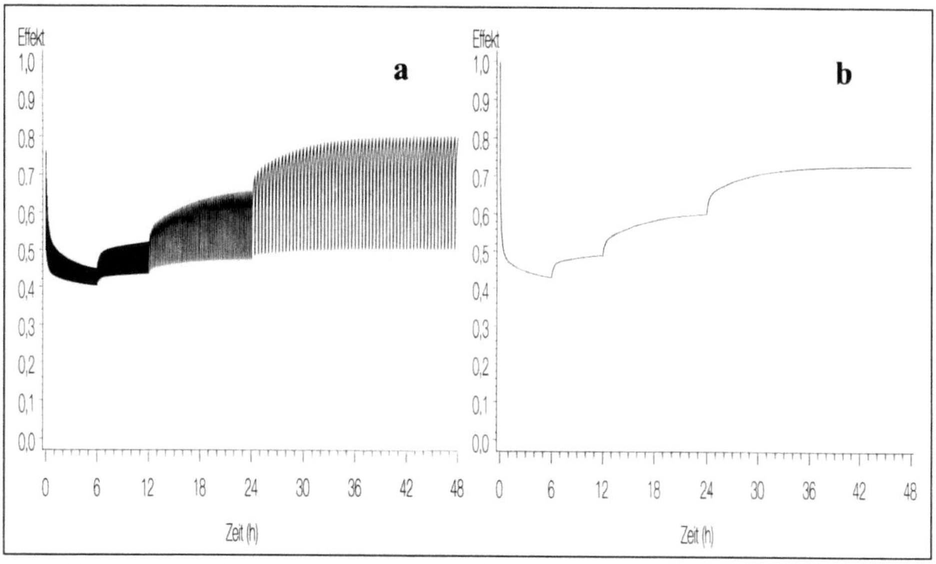

Abb. 4. Simulation des Effektverlaufs mit der an den Plasmaspiegel gekoppelten Effektfunktion: **a** Dosisschema der Bolustokolyse, **b** Dosisschema der Infusionstokolyse

Infusionstokolyse repräsentiert wird (Abb. 2b). Zur Verdeutlichung der Schwankungen bei der Bolustokolyse wurde die Zeitachse in den Abb. 3a und b gespreizt. Die schnelle Reaktion des Plasmaspiegels auf die Änderung des Applikationsintervalls bei der Bolustokolyse bzw. auf die Änderung der Infusionsgeschwindigkeit bei der Infusionstokolyse ist deutlich erkennbar.

Die Gleichheit der Flächen unter den Plasmaspiegelkurven kann aus den Verläufen nicht unmittelbar ersehen werden. Die Berechnung des Integrals über den Zeitraum von 0 bis ∞ Stunden bestätigt die theoretische Forderung: Die Fläche unter der Kurve beträgt bei beiden Dosisschemata 29,136 ng/ml ·h.

Abgesehen von den Schwankungen des Plasmaspiegels bei der Bolustokolyse unterscheiden sich die beiden Applikationsarten pharmakokinetisch nicht. Es erhebt sich deshalb die Frage, ob sich unter Einbeziehung der nachgeschalteten Beziehung zwischen Plasmaspiegel und Wirkung die Bolustokolyse als wirkungsvoller erweist?

In den Abb. 4a und b sind die Effektverläufe dargestellt. Die Schwankungen im Plasmaspiegel bei der Bolustokolyse treten auch beim pharmakodynamischen Effekt auf. Dem Gesamteffekt in diesem Modell entspricht die Fläche zwischen der Parallelen zur Zeitachse mit dem Abstand $E_0 = 1$ und der Effektkurve E. Aus Abb. 4 ist nicht zu erkennen, nach welchem Dosisschema der Effekt größer ist. Wie die Berechnung der Fläche ergab, ist der Effekt bei der Infusionstokolyse mit $E_{(gesamt)} = 18{,}83$ E ·h geringfügig größer als nach der Bolustokolyse, $E_{(gesamt)} = 18{,}0265$ E ·h. Dies entspricht der gezeigten Effektfunktion.

Wenn auch der Unterschied in der berechneten pharmakodynamischen Wirkung zwischen Bolustokolyse und Infusionstokolyse sehr klein ist, in der Tendenz steht er im Widerspruch zu den Beobachtungen über die höhere Wirksamkeit der Bolustokolyse.

Das vorgestellte Effektkinetikmodell entspricht in einem ganz wesentlichen Punkt nicht den klinischen Gegebenheiten. Nach einer Behandlungsdauer von

4–6 Tagen (Median), (5), in Einzelfällen sogar nach wenigen Stunden, kann die Behandlung abgebrochen werden, ohne daß die Wehentätigkeit zumindest über einen gewissen Zeitraum wieder auftritt. Das bedeutet, daß das der Symptomatik zugrundeliegende ursächliche Geschehen – im Effektkinetikmodell mit E_0 bezeichnet – zumindest zeitweise zurückgedrängt wird.

Es bestehen nun zwei Möglichkeiten zur Erklärung dieses Sachverhalts:

1. Das ursächliche Geschehen, das zu den vorzeitig auftretenden Wehen führt, verschwindet von selbst wieder,
2. die β_2-Sympathomimetika haben neben der bekannten relaxierenden Wirkung auf die glatte Muskulatur eine zusätzliche Wirkung auf das unbekannte ursächliche Geschehen.

Nimmt man an, daß die β_2-Sympathomimetika nur die bekannte muskelrelaxierende Wirkung haben und das ursächliche Geschehen, das zu Kontraktionen des Uterus führt, von selbst zurückgeht, so ist schwer vorstellbar, wie die Bolustokolyse eine größere Wirkung als die Infusionstokolyse entfalten kann.

Haben die β_2-Sympathomimetika jedoch eine spezifische Wirkung auf dieses ursächliche Geschehen, dann kann die Bolustokolyse sehr wohl wirkungsvoller sein.

Das Ziel der oben zitierten Untersuchung von Hochhaus et al. (1) war, die Wirkung von Fenoterol nach intravenöser Infusion und inhalativer Applikation über die Plasmaspiegel zu vergleichen. Während, wie schon ausgeführt, nach intravenöser Infusion eine gute Korrelation zwischen Wirkstoffspiegel im Effektkompartment und dem Atemwegswiderstand erreicht werden konnte, läßt sich die sehr viel länger anhaltende Reduktion des Atemwegswiderstands nach inhalativer Applikation nicht mit dem Plasmaspiegel korrelieren. Es bleibt offen, ob diese bessere Wirkung nach Inhalation mit einem verzögerten Übergang des Wirkstoffs aus dem Lungenlumen zu erklären ist oder ob eine zusätzliche Wirkung auf das ursächliche Geschehen durch eine hohe Schwellenkonzentration im Zielorgan, dem Lungenlumen, durch die topische Anwendung sichtbar wird.

Die Beobachtung der höheren Wirksamkeit von β_2-Sympatomimetika, wenn sie nach dem Applikationsschema der Bolustokolyse appliziert werden (5), beansprucht neben der praktischen Bedeutung auch großes theoretisches Interesse. Wenn sich diese Beobachtung durch weitere Vergleichsuntersuchungen der beiden Applikationsschemata erklären ließe, d. h. wenn kurzzeitige hohe Schwellenkonzentrationen für den therapeutischen Effekt ausreichen würden, müßte die Wirkungsweise der β_2-Sympathomimetika in der Tokolyse neu überdacht werden.

Literatur

1. Hochhaus G, Schmidt E-F, Rominger K L, Möllmann H (1992) Pharmacokinetic/Dynamic Correlation of pulmonary and cardiac effects of Fenoterol in Asthmatic patients after different routes of administration. Pharm Res 9: 291–297
2. Klingspohr H J (1983) Die Geschichte eines Wehenhemmers. Med.-Pharmazeut. Studienges., Mainz
3. Rominger K L, Hermer M (1986) Neuere Ergebnisse zur Pharmakokinetik von Fenoterol. In: Jung H, Fendel H, Karl C (Hrsg.) Neueste Ergebnisse über Betamimetika. Steinkopff, Darmstadt
4. Spätling L, Fallenstein F (1986) In: Jung H, Fendel H, Karl C (Hrsg.) Neueste Ergebnisse über Betamimetika. Steinkopff, Darmstadt.
5. Spätling L, Fallenstein F, Schneider H, Dancis J (1989) Bolus tocolysis: Treatment of preterm labor with pulsatile administration of a β-adrenergic agonist. Am J Obstet Gynecol 160: 713–718

Für die Verfasser:
Dr. K. L. Rominger
Abt. Pharmakokinetik und Metabolismus
Boehringer Ingelheim KG
6507 Ingelheim/Rhein

Diskussion

Schneider bedankt sich bei Rominger und weist darauf hin, daß offensichtlich der klinisch zu beobachtende Unterschied in der Effektivität der Applikationsform mit den üblichen pharmakokinetischen Modellen nicht erklärbar ist.

Spätling weist darauf hin, daß alle pharmakokinetischen Modelle von stabilen Grundvoraussetzungen ausgehen, diese aber in der Geburtshilfe nicht vorhanden seien. Während der Therapie vorzeitiger Wehentätigkeit ändere sich der Zustand des „Erfolgsorgans“, weshalb wahrscheinlich alle Berechnungen insuffizient bleiben müßten.

Rominger meint, daß Berechnungen ohne Einbeziehung der Art der Störung eine schlechtere Aussage aufweisen würden. Er schlägt eine tokolytische Therapie vor, die hochdosiert bis zum Verschwinden der Wehentätigkeit beibehalten und dann abgestellt werden sollte, um auf das Wiederauftreten der Wehentätigkeit zu warten.

Fallenstein weist auf die Darstellung der Plasmaspiegel bezüglich der Hochrechnung „Bolustokolyse versus kontinuierliche Tokolyse“ hin, wo bei gleichen Mittellinien die kurzfristigen Spitzen erheblich über den Plasmaspiegel bei der kontinuierlichen Tokolyse hinausgingen. Er fragt sich, ob nicht die integrale Wirkung der pulsatilen Gabe den gleichen Effekt habe wie der kontinuierliche Wirkspiegelverlauf nur mit einem geringeren Medikamentenverbrauch im Faktor 1:5, der sich auch bei den Untersuchungen zur Atemwegswiderstandsmessung gezeigt habe und der sich mit den Ergebnissen aus der eigenen Arbeitsgruppe decken würde.

Rominger entgegnet, daß in diesem Gedankenmodell nur eine Schwellendosis zur eigentlichen Wirkung beitragen würde, wofür es seiner Meinung nach keine rationalen Modelle gäbe. Von theoretischer Seite wäre die Entwicklung eines abstrakten Rückkoppelungsmodells interessant.

Schneider bedankt sich und verweist auf die Betarezeptoren, auf die in einem späteren Vortrag Herr Berg noch eingehen wird.

Transfer von Medikamenten durch die menschliche Plazenta*

Untersuchungen mit Hilfe der doppelseitigen In-vitro-Perfusion von menschlichem Plazentagewebe

H. Schneider

Universitäts-Frauenklinik, Bern

Einführung

Alle pharmakologischen Überlegungen im Zusammenhang mit der Verabreichung von Medikamenten an Schwangere müssen davon ausgehen, daß der Fet als Teil des mütterlichen Organismus der Einwirkung der verschiedenen Substanzen in ähnlichem Maße ausgesetzt ist wie die verschiedenen Organsysteme der Mutter. Die Diskussion um die Pharmakologie des Feten konzentriert sich zunächst auf die unerwünschten Auswirkungen, die zur Behandlung der Mutter eingesetzte Medikamente auf den Feten haben können. Infolge der eindrücklichen Entwicklung diagnostischer Möglichkeiten zur Erkennung fetaler Störungen und Erkrankungen ist der Fet als Patient in den Mittelpunkt des Interesses gerückt, und Fragen zum Übertritt von Medikamenten von der Mutter auf den Fet sowie deren Wirkungsweise auf die fetalen Gewebe sind für eine primäre Behandlung des Feten von Bedeutung (6). Eine medikamentöse Behandlung des Feten kann auf indirektem Wege via Mutter und Plazenta erfolgen, oder therapeutisch wirksame Substanzen können direkt in das Fruchtwasser oder in den fetalen Kreislauf verabreicht werden.

Aus naheliegenden Gründen gibt es für die menschliche Schwangerschaft nur wenige Daten über die Pharmakokinetik der Verteilung von Medikamenten zwischen Mutter, Fet und Fruchtwasser. Die Mehrzahl dieser Daten wurden im Rahmen von selektiven Kaiserschnittentbindungen gewonnen. In Nabelschnurblutproben, die zum Zeitpunkt der Abnabelung gewonnen werden, wird die Konzentration des zu einem bekannten Zeitpunkt vor Beginn des Kaiserschnittes an die Mutter verabreichten Medikamentes bestimmt und mit der Konzentration im mütterlichen Blut verglichen. Diese Angaben sind als Einzelmessungen allerdings nur von begrenztem Wert, und das Verhältnis der Konzentration im Nabelschnurblut zur Konzentration im mütterlichen Blut variiert in Abhängigkeit vom Zeitintervall zwischen Verabreichung und Geburt. Rückschlüsse aus diesem Konzentrationsverhältnis auf den Transport des Medikamentes durch die Plazenta sind nicht zulässig. Je nach Zeitabstand ist die Konzentration im fetalen Plasma niedriger, gleich hoch oder auch höher als im mütterlichen Blut (1).

Im folgenden sollen einige Prinzipien des Medikamentenübertritts vom mütterlichen Organismus zum Feten diskutiert werden. Für die Abschätzung der auf den

* Mit Unterstützung des Schweizerischen Nationalfonds

Feten übertretenden Menge sowie deren pharmakologische Wirkung kommt folgenden Faktoren besondere Bedeutung zu:

1. dem Konzentrationsverlauf im mütterlichen Plasma, bestimmt durch Resorption, Verteilung auf den extravasalen Raum, Verstoffwechselung und Ausscheidung;
2. der Permeabilität der Plazenta;
3. der Retention und eventuellen Biotransformation der Substanz durch das Plazentagewebe;
4. der Verteilung im fetalen Organismus;
5. der Verstoffwechselung und Ausscheidung durch den Feten.

Die doppelseitige In-vitro-Perfusion eines Kotyledons der menschlichen Plazenta hat sich als sehr nützlich erwiesen für die Untersuchung der Permeabilität der Plazenta wie auch des Stoffwechsels von Medikamenten in der Plazenta (4). Aus der Verknüpfung von experimentellen Daten zur Permeabilität der Plazenta mit Daten zur Pharmakokinetik im mütterlichen Organismus lassen sich klinisch wichtige Vorhersagen über die Einwirkung von Medikamenten auf den fetalen Organismus treffen. Es soll gezeigt werden, daß die hämochoriale Plazenta des Menschen ein hohes Maß an Permeabilität aufweist und für die meisten Medikamente kein wesentliches Diffusionshindernis darstellt. Damit werden andere Faktoren, wie insbesondere der Konzentrationsverlauf im mütterlichen Plasma sowie die Durchblutung der Plazenta von der mütterlichen und fetalen Seite, zu den bestimmenden Parametern für den Medikamentenübertritt.

In-vitro-Perfusion eines isolierten Kotyledons der mütterlichen Plazenta

Bei der von uns vor 20 Jahren beschriebenen Methode wird nach Katheterisierung einer Arterie und Vene auf der Chorionplatte der Plazenta der nachgeschaltete Zottengefäßraum, der dem fetalen Strömungskompartiment der Plazenta entspricht, perfundiert. Durch Einführen von 2 – 4 feinen Kathetern durch die Deziduaplatte in den intervillösen Raum kann das mütterliche Strömungskompartiment des gleichen Bereiches der Plazenta durch einen zweiten separaten Perfusionskreislauf perfundiert werden. Durch getrennte Probenentnahmen vom venösen Abstrom aus dem fetalen und dem mütterlichen Kompartiment bei gleichzeitiger Bestimmung der Strömungsrate können Austauschvorgänge für Testsubstanzen wie auch die Retention dieser Stoffe durch das Plazentagewebe mit eventuellem Abbau oder Umbau untersucht werden (7).

Die Plazentamembran, die mütterliches und fetales Blut voneinander trennt, ist ein komplexes Gebilde aus verschiedenen Gewebsbestandteilen, deren wichtigste der Synzytiotrophoblast, die Basalmembran und das Endothel der Kapillaren im Inneren der Zotten sind (Abb. 1). Es sei in diesem Zusammenhang daran erinnert, daß die aus mehreren Gewebsschichten aufgebaute Barriere über einen aufwendigen und sehr aktiven Eigenstoffwechsel verfügt. Die enzymatische Umwandlung von Stoffen oder aber der Verbrauch von Substanzen wie Sauerstoff und Glucose durch das Plazentagewebe kann zur bestimmenden Größe dafür werden, wieviel einer Substanz, die über den mütterlichen Blutstrom an die Austauschmembran geführt wird, den fetalen Blutstrom erreicht. In der menschlichen Plazenta wie auch in den Plazenten verschiedener Tierspezies konnte gezeigt werden, daß mehr als 50% der Glucose wie auch des Sauerstoffs für den Eigenbedarf des Plazentagewebes benötigt wird und der Rest, d. h. weniger als die Hälfte, für die Versorgung der fetalen Gewebe übrigbleibt (3).

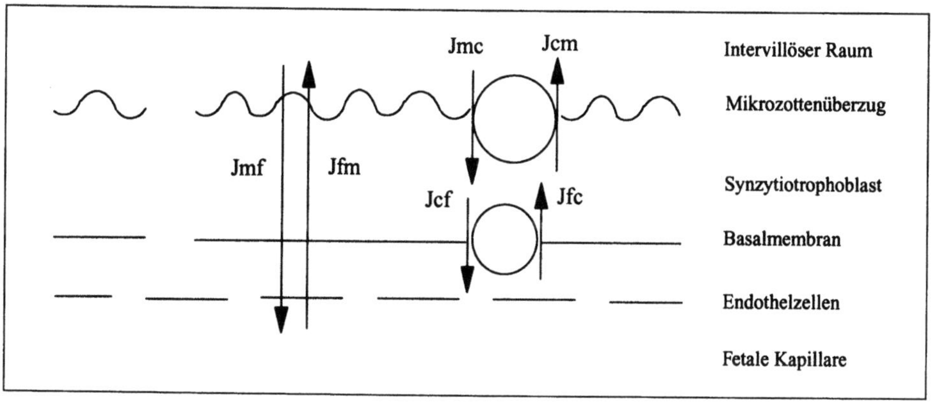

Abb. 1. Plazentaschranke: Verschiedene Passagewege für den Stoffaustausch zwischen mütterlichem und fetalem Blut (*Jmf*, *Jfm* = Flux aus dem mütterlichen in den fetalen bzw. aus dem fetalen in den mütterlichen Kreislauf; *Jmc*, *Jcm* = Flux aus dem mütterlichen Kreislauf in die Zelle bzw. aus der Zelle zurück in den mütterlichen Kreislauf; *Jcf*, *Jfc* = Flux aus der Zelle in den fetalen Kreislauf bzw. aus dem fetalen Kreislauf in die Zelle)

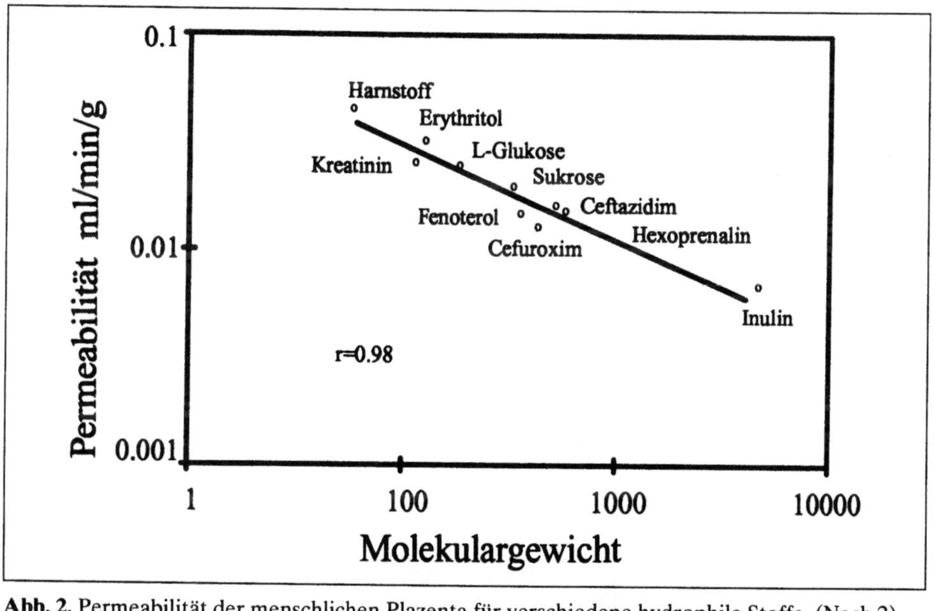

Abb. 2. Permeabilität der menschlichen Plazenta für verschiedene hydrophile Stoffe. (Nach 2)

Der Austausch von Stoffen zwischen dem mütterlichen und fetalen Blutkreislauf durch die Plazenta erfolgt in der Regel in beiden Richtungen entsprechend einem Konzentrationsgefälle; die Stoffbewegung kann sowohl transzellulär als auch durch extrazelluläre wassergefüllte Räume erfolgen (siehe Abb. 1). Der transzelluläre Weg, bei dem die Zellmembran passiert wird, steht in erster Linie lipidlöslichen Substanzen offen, während vorwiegend hydrophile Moleküle durch wassergefüllte Kanäle oder Poren passieren, die in der hämochorialen Plazenta des Menschen einen Durchmesser von bis zu 10 nm erreichen und somit für wasserlösliche Moleküle bis zu einem Molekulargewicht von 5 000 kein nennenswertes Diffusionshindernis darstellen (2). Transzellulär ablaufende Carrier-abhängige spezifische Transportmechanismen spielen für den Übertritt von Medikamenten keine nennenswerte Rolle.

Die mit Hilfe der doppelseitigen In-vitro-Perfusion von menschlichem Plazentagewebe für eine Vielzahl von vorwiegend hydrophilen Substanzen mit unterschiedlichem Molekulargewicht im Bereich von 60 (Harnstoff) bis 5 000 (Inulin) gemessene Permeabilität zeigt eine direkte Korrelation mit der Molekülgröße. Unterschiede in der Permeabilität sind somit in erster Linie Folge der durch die Molekülgröße bedingten Molekularbewegung. Die Porenweite in der Plazentabarriere stellt in diesem Bereich keinen limitierenden Faktor dar und bleibt somit für die Permeabilität ohne Bedeutung (Abb. 2). Die wenigen vorliegenden Daten aus In-vivo-Untersuchungen über die Permeabilität der menschlichen Plazenta für hydrophile Stoffe zeigen eine weitgehende Übereinstimmung mit den in vitro ermittelten Befunden (8).

Die Permeabilität für vier verschiedene Betamimetika mit einem Molekulargewicht von 300 – 500 wurde mit radioaktiv markierten Substanzen in der In-vitro-Perfusionsanordnung untersucht (8). Nach Injektion eines Bolus von 300 µl in den intervillösen Raum wurde der venöse Abstrom auf der fetalen Seite über 4 Minuten gesammelt und die Gesamtradioaktivität in Prozent des injizierten Bolus ausgedrückt (Tabelle 1). Für die Substanzen Fenoterol, Ritodrin und Salbutamol wurde ein Transfer von 2,3, 2,4 und 2,8% gemessen, während der Transfer von Hexoprenalin mit 1,1% gegenüber den anderen Betamimetika deutlich vermindert war. Der gleichzeitig für Antipyrin, eine im Gegensatz zu den Betamimetika lipidlösliche Substanz, gemessene Übertritt war mit 21,1 bis 24,2% fast 10mal so hoch.

Tabelle 1. Transplazentare Diffusion von vier Betamimetika nach Bolusinjektion in den intervillösen Raum (Mittelwerte ± SEM). (Nach 8)

		Venöser Abstrom, intervillöser Raum (%)	Venöser Abstrom, fetaler Kreislauf (%)	Gesamtwiederfindungsrate (%)
^{3}H-Fenoterol	(n = 14)	86,7 ± 1,02	2,3 ± 0,37	93,4 ± 1,39
^{3}H-Ritodrin	(n = 17)	92,0 ± 0,85	2,4 ± 0,27	91,5 ± 1,03
^{14}C-Hexoprenalin	(n = 17)	90,7 ± 1,21	1,1 ± 0,20	92,8 ± 1,50
^{3}H-Salbutamol	(n = 12)	87,6 ± 1,27	2,8 ± 0,29	87,7 ± 1,79
^{14}C-Albumin	(n = 24)	93,7 ± 1,00	0,2 ± 0,03	95,5 ± 1,1

Tabelle 2. Transfer von Betablockern nach Bolusinjektion sowie bei konstanter Substratkonzentration im intervillösen Raum. (Mittelwert ± SD). (Nach 5)

Betablocker	Anzahl Experimente	Transfer (%) Bolus[a]	Steady-state[b]	p	Gesamtwiederfindungsrate
Celiprolol	2	2,3	3,1		84,8
		2,5	3,4		71,5
Atenolol	6	4,4 ± 1,1	6,0 ± 1,2	n. s.	80,6 ± 7,2
Timolol	5	21,9 ± 4,9	20,6 ± 5,4	n. s.	80,7 ± 13,6
Labetalol	5	9,7 ± 2,0	16,6 ± 4,6	<0,02	52,3 ± 15,5
Propranolol	10	8,4 ± 3,1	17,9 ± 6,8	<0,01	38,2 ± 9,3

[a] in Prozent des Bolus innerhalb 10 min nach Injektion
[b] in Prozent der pro Zeiteinheit auf der mütterlichen Seite infundierten Menge

Ähnliche Transferzahlen wurden nach Bolusinjektion der Betablocker Celiprolol und Atenolol erzielt, die ebenfalls hydrophil sind und eine vergleichbare Molekülgröße wie die untersuchten Betamimetika haben (Tabelle 2). Für die Betablocker Timolol, Propranolol und Labetalol dagegen wurde ein deutlich höherer Transfer gemessen. Dieser Unterschied war nicht durch Unterschiede in der Molekülgröße zu erklären, sondern ist vielmehr Ausdruck einer deutlich höheren Lipidlöslichkeit dieser Substanzen. Interessant ist der Vergleich zwischen den Transferraten nach Bolusinjektion sowie bei kontinuierlicher Infusion der Testsubstanz in den intervillösen Raum, wodurch eine konstante Konzentration im mütterlichen Kompartiment entsteht. Während für die Betablocker Celiprolol, Atenolol und Timolol kein Unterschied zwischen Bolusinjektion und kontinuierlicher Infusion beobachtet wurde, war der Transfer für Labetalol und Propranolol bei kontinuierlicher Infusion - ausgedrückt in Prozent der pro Zeiteinheit infundierten Menge - fast doppelt so hoch wie nach Bolusinjektion. Die Berechnung der im venösen Abfluß auf der Seite der Injektion sowie auch auf der fetalen Seite zurückgewonnenen Gesamtradioaktivität in Prozent des injizierten Bolus ergab für Labetalol und Propranolol während 10 Minuten 52 bzw. 38% der injizierten Menge. Es fand sich somit im Gegensatz zu den anderen drei Betablockern eine erhebliche Retention im perfundierten Gewebe. Diese Gewebsbindung erklärt den niedrigeren Transfer nach Bolusinjektion im Vergleich zur kontinuierlichen Infusion. Erst nach Aufsättigung des Gewebes durch die kontinuierliche Infusion wird die in Folge der Lipidlöslichkeit zu erwartende hohe Permeabilität erkennbar.

Der Einfluß der Gewebsbindung auf die Kinetik des Transfers wird in Abb. 3 deutlich. Während nach 60 Minuten kontinuierlicher Infusion in den intervillösen Raum der prozentuale Transfer der Substanzen Timolol, Propranolol und Labetalol gleich hoch ist und ein Mehrfaches des Transfers der hydrophilen Betablocker

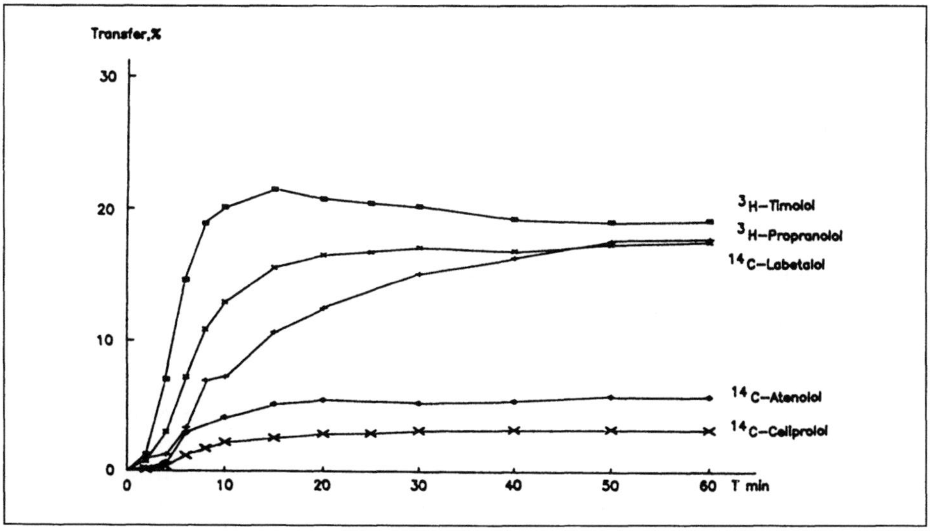

Abb. 3. Transfer von fünf Betablockern von der mütterlichen auf die fetale Seite (ausgedrückt in Prozent der auf der mütterlichen Seite infundierten Menge). Es handelt sich um Mittelwerte von jeweils 10 Versuchen mit Propranolol, 6 Versuchen mit Atenolol, 5 Versuchen mit Timolol und Labetalol sowie 2 Versuchen mit Celiprolol. (Nach 5)

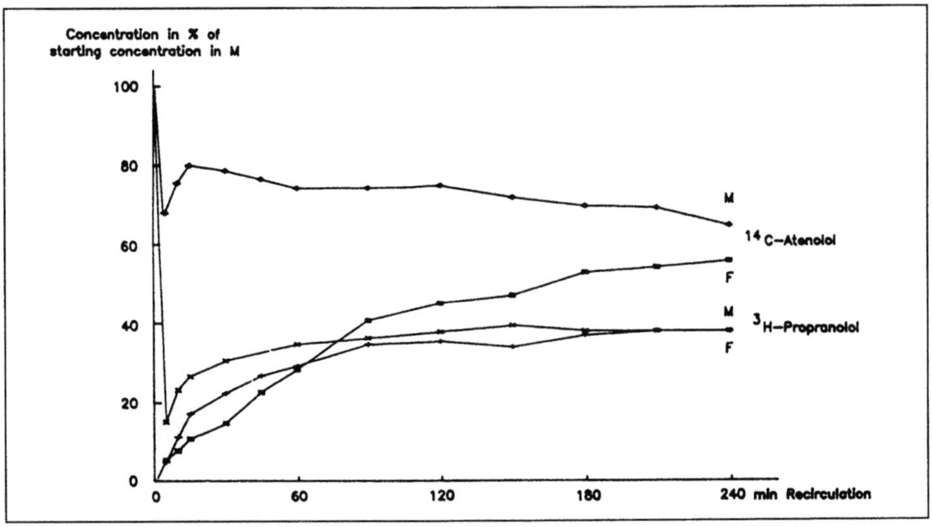

Abb. 4. Transfer von Atenolol und Propranolol von der mütterlichen auf die fetale Seite mit Rezirkulation beider Kreisläufe. Die Konzentration ist in Prozent der Ausgangskonzentration im mütterlichen Kreislauf angegeben. (Aus 5)

Atenolol und Celiprolol beträgt, bestehen nach 10 Minuten kontinuierlicher Infusion beträchtliche Unterschiede. Der Transfer von Propranolol beträgt etwa nur $^1/_3$ des gleichzeitig gemessenen Transfers von Timolol. Dies ist die Folge der unterschiedlichen Gewebsretention für diese beiden Substanzen.

Durch eine Modifikation der Versuchsanordnung mit Rezierkulation von 500 ml Medium im mütterlichen Kompartiment und 100 ml Medium im fetalen Kompartiment konnte der Einfluß des Konzentrationsverlaufs auf der mütterlichen Seite auf den Transfer in das fetale Kompartiment gezeigt werden (5). Nach Zugabe der gleichen Menge unterschiedlich radioaktiv markierten Atenolols und Propranolols fällt die Konzentration von Atenolol während 4stündiger Rezirkulation nur geringfügig auf 70% der Ausgangskonzentration ab, während Propranolol infolge der Bindung an das Plazentagewebe einen starken initialen Konzentrationsabfall erkennen läßt um dann während der restlichen Versuchsdauer bei knapp 40% konstant zu bleiben (Abb. 4). Diese Unterschiede in der Kinetik im mütterlichen Kompartiment sind entscheidend für die während der Versuchsdauer auf die fetale Seite übertretende Gesamtmenge. Der Konzentrationsverlauf im fetalen Kompartiment zeigt für Atenolol entsprechend dem hydrophilen Charakter des Moleküls einen langsamen, aber kontinuierlichen Anstieg, ohne daß nach 4 Stunden ein kompletter Ausgleich zwischen mütterlicher und fetaler Konzentration erreicht wird. Im Gegensatz dazu verläuft der Konzentrationsanstieg für Propranolol, einer lipidlöslichen und somit schnell diffundierenden Substanz, sehr viel steiler, nach einer Stunde ist der Ausgleich zwischen mütterlicher und fetaler Konzentration bereits erreicht. Trotz der Unterschiede in der Diffusionsrate ist die Endkonzentration im fetalen Kompartiment, ausgedrückt in Prozent der initialen Konzentration, für Atenolol deutlich höher als für Propranolol, und die von der mütterlichen auf die fetale Seite übergetretene Gesamtmenge Atenolol, gemessen als Fläche unter der Konzentrationskurve, ist deutlich größer als die von Propranolol (siehe Abb. 4).

Zusammenfassung

Die mit Hilfe der doppelseitigen In-vitro-Perfusion eines isolierten Kotyledons der menschlichen Plazenta ermittelten Daten, die inzwischen auch durch In-vivo-Versuche während Kaiserschnittentbindungen weitgehend bestätigt werden konnten, zeigen daß die hämochoriale Plazenta des Menschen eine hohe Permeabilität auch für hydrophile Moleküle aufweist. Es ist somit für die Mehrzahl der an die Mutter verabreichten Medikamente mit einem Übertritt in den fetalen Kreislauf zu rechnen. Angesichts der hohen Permeabilität der Plazentaschranke sind pharmakokinetische Daten, etwa der Verlauf der Plasmakonzentration im mütterlichen Blut oder die Bindung von Medikamenten an das Plazentagewebe, von entscheidender Bedeutung für den Übertritt von der Mutter auf den Feten. Bei kontinuierlicher intravenöser Verabreichung mit einem konstanten Spiegel im mütterlichen Plasma kommt es zu einer mehr oder weniger raschen Aufsättigung sowohl im fetalen Blut als auch im fetalen Gewebe mit einer Angleichung der Spiegel im fetalen Kompartiment an die entsprechenden Konzentrationen im mütterlichen Plasma und in den mütterlichen Geweben. Dagegen ist bei intermittierender Verabreichung eines Medikamentes, sei es durch orale Einnahme oder durch intramuskuläre oder intravenöse Injektion mit Konzentrationsspitzen und anschließendem raschen Abfall der Konzentration im mütterlichen Plasma mit sehr viel geringerem Übertritt in das fetale Kompartiment zu rechnen. Diese grundsätzlichen Erkenntnisse sollten bei der Selektion wie auch bei der Applikationsform von Medikamenten in der Schwangerschaft Berücksichtigung finden. Wird primär die Behandlung der Mutter beabsichtigt und soll die Auswirkung des Medikamentes auf den Feten möglichst gering gehalten werden, sollten Medikamente gewählt werden, die eine geringe Durchtrittsrate durch die Plazenta aufweisen oder aber von der Plazenta metabolisch neutralisiert werden. Gleichzeitig sollte die Applikation intermittierend erfolgen, mit kurzzeitigen Konzentrationsspitzen und raschem Abfall der Konzentration im mütterlichen Plasma. Wird dagegen eine Aufsättigung der fetalen Gewebe mit einem an die Mutter verabreichten Medikament beabsichtigt, so erscheint die kontinuierliche intravenöse Infusion mit einem konstanten Spiegel im mütterlichen Plasma die beste Form der Verabreichung.

Literatur

1. Schneider H (1990) Pharmakotherapie bei der Hochrisikogeburt. In: Kaulhausen H (Hrsg.) Hochrisikogeburt (1989) Thieme, Stuttgart, S 113–122
2. Schneider H (1991) The role of the placenta in nutrition of the human fetus. Am J Obstet Gynecol 164: 967–973
3. Schneider H (1992) Maturation of the supply of glucose to the fetus during pregnancy. Proceedings of the 1st Int. Symposium on Diabetes and Pregnancy, Tel Aviv, Israel, May 1992 (in press)
4. Schneider H, Huch A (1985) Dual in vitro perfusion of an isolated lobe of human placenta. In: Schneider H, Dancis J (eds) In vitro perfusion of human placental tissue. Karger, Basel, S 40–47
5. Schneider H, Proegler M (1988) Placental transfer of β-adrenergic antagonists studied in an in vitro perfusion system of human placental tissue. Am J Obstet Gynecol 159: 42–47
6. Schneider H, Wagner G (1992) Fetale und neonatale Herzrhythmusstörungen: Diagnostik und Therapie. Perinatal Medizin 4: im Druck
7. Schneider H, Panigel M, Dancis J (1972) Transfer across the perfused human placenta of antipyrine, sodium and leucine. Am J Obstet Gynecol 114: 822–828

8. Sodha RJ, Schneider H (1983) Transplacental transfer of beta-adrenergic drugs studied by an in vitro perfusion method of an isolated human placental lobule. Am J Obstet Gynecol 147: 303–310

Anschrift des Verfassers:
Prof. Dr. H. Schneider
Universitäts-Frauenklinik und
Kantonales Frauenspital
Schanzeneckstrasse 1
CH-3012 Bern

Diskussion

Aus dem *Auditorium* wird gefragt, an welcher Stelle Fenoterol in das Transferschema einzuordnen sei und weiter, ob bei diesen Berechnungen auch das Kompartiment Fruchtwasser eine Rolle spiele.

Schneider entgegnet, daß Fenoterol vom Löslichkeitsverhalten und von der Molekülgröße dem Atenolol gleichen würde, also der Substanz, die über eine längere Zeit eine hohe Konzentration halten würde. Deshalb sei auch bei anhaltend hohen Spiegeln mit einem hohen Transfer zu rechnen und dies, obwohl die Permeabilität als solche eine vergleichsweise geringe sei. Auf die zweite Frage bestätigt er die Wichtigkeit des Kompartimentes Fruchtwasser und räumt die natürliche Einschränkung von in vitro Modellversuchen ein. Trotzdem seien gerade diese wichtig, um gewisse pharmakokinetische Rückschlüsse und Analogien ziehen zu können. Er verweist auf den folgenden Vortrag von Prof. Dancis, daß mit Rechenmodellen klar gezeigt werden konnte, daß die in vitro Situation in weiten Bereichen die in vivo Situation gut widerspiegelt. Aber auch das Fruchtwasser sei ein zusätzliches wichtiges Kompartiment, in das bei manchen Medikamenten lange abgegeben würde. Zum Teil seien die Konzentrationen höher als im Feten, so daß es zu einem umgekehrten Transfer über den Feten und die Plazenta an die Mutter käme, was die Wichtigkeit des Fruchtwassers als drittes Kompartiment unterstreiche.

Modellvorstellungen zur Wirkungsweise der pulsatilen Tokolyse

L. Spätling, F. Fallenstein

Universitäts-Frauenklinik Bochum

Die hohen subjektiven und objektiven Nebenwirkungen der Tokolyse mit Betamimetika lassen sich in erster Linie durch eine Reduzierung der Dosis vermindern. Dies kann man entweder durch die Reduktion der aktuell applizierten Dosis oder durch eine schnelle Reduktion und Verkürzung der Therapie erreichen.

Mit dieser Motivation entstand die Modellvorstellung der pulsatilen Tokolyse, die hier zu Beginn des Abschnittes „Pharmakologische Grundlagen" dargestellt werden soll.

Betamimetika leiten sich ja bekanntlich vom Adrenalin ab, einem Hormon, das ein typisches „Akuthormon" darstellt und im täglichen Leben schlagartig, bolusförmig, pulsatil den Stoffwechsel auf den sich plötzlich ändernden Bedarf einstellt.

Die wehenhemmende Therapie aber wurde und wird meist kontinuierlich durchgeführt, obwohl ein negativer Effekt auf das zyklische AMP (1,4) und auf die Betarezeptorendichte (2) bekannt ist. So stellten wir 1984 das Konzept der Bolustokolyse vor (5), (Abb. 1). Die Stimulation der Myometriumzelle mit einem Betamimetikum ist nur notwendig, wenn eine Kontraktion besteht oder im Entstehen begriffen ist. Es kann angenommen werden, daß der intrazelluläre Effekt einer Stimulation mit Betamimetika auch dann noch vorhanden ist, wenn die Serumkonzentration des Stimulus schon abgefallen ist.

Für die dieser Idee folgenden klinischen Untersuchungen wurde die Hypothese formuliert, daß mit einer pulsatilen Applikation der gleiche therapeutische Erfolg erzielt werden kann wie mit der kontinuierlichen Applikation, jedoch mit wesentlich geringerer Substanzmenge (Abb. 2). Die klinischen Ergebnisse werden im Abschnitt über die Bolustokolyse dargestellt (siehe S. 127).

Aufgrund von Annahmen, Berechnungen, Selbstversuchen und vorhandenen pharmakologischen Daten (3) wurde folgendes Dosierschema aufgestellt: Entsprechend dem Gewicht der Patientin (<60, 60–80, >80 kg) wird an der Boluspumpe (Partusisten, Boehringer Ingelheim) ein Einzelbolus von 3, 4 oder 5 µg Fenoterol (Perfusor Bolustokolyse, Braun AG, Melsungen) eingestellt. Unter CTG-Kontrolle wird mit einem 3-Minuten-Intervall begonnen und, sobald eine nachlassende Wehentätigkeit erkannt wird, das Intervall auf 6 Minuten verdoppelt. Nach 12 Stunden sollte man, wenn es möglich ist, die Dosis weiter reduzieren, indem das Intervall auf 12 Minuten verdoppelt wird. Nach 24 Stunden sollte auf einen 24minütigen Bolusabstand eingestellt und nach 48 Stunden, wenn es möglich ist, die Therapie beendet werden. Eine orale Nachbehandlung wird nicht empfohlen, da hierbei wesentlich höhere Serumspiegel erreicht werden als bei der Bolustokolyse (siehe S. 185 Beitrag Fallenstein et al.: Mütterliche und fetale Herzfrequenz unter kontinuierlicher und pulsatiler Tokolyse).

Aufgrund der diskontinuierlichen Applikation ist zu erwarten, daß die Fenoterolkonzentration im Serum zeitlichen Schwankungen unterliegt. Abbildung 3 zeigt

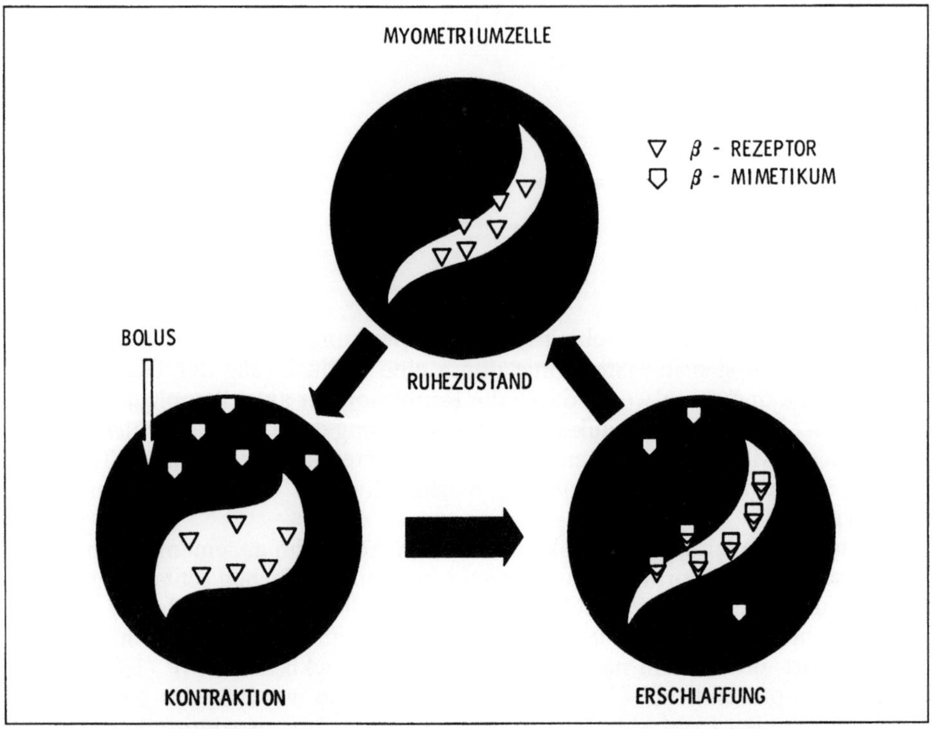

Abb. 1. Gedankenmodell der Wirkungsweise eines kurzandauernden Agens-Rezeptorkontaktes an der Myometriumzelle

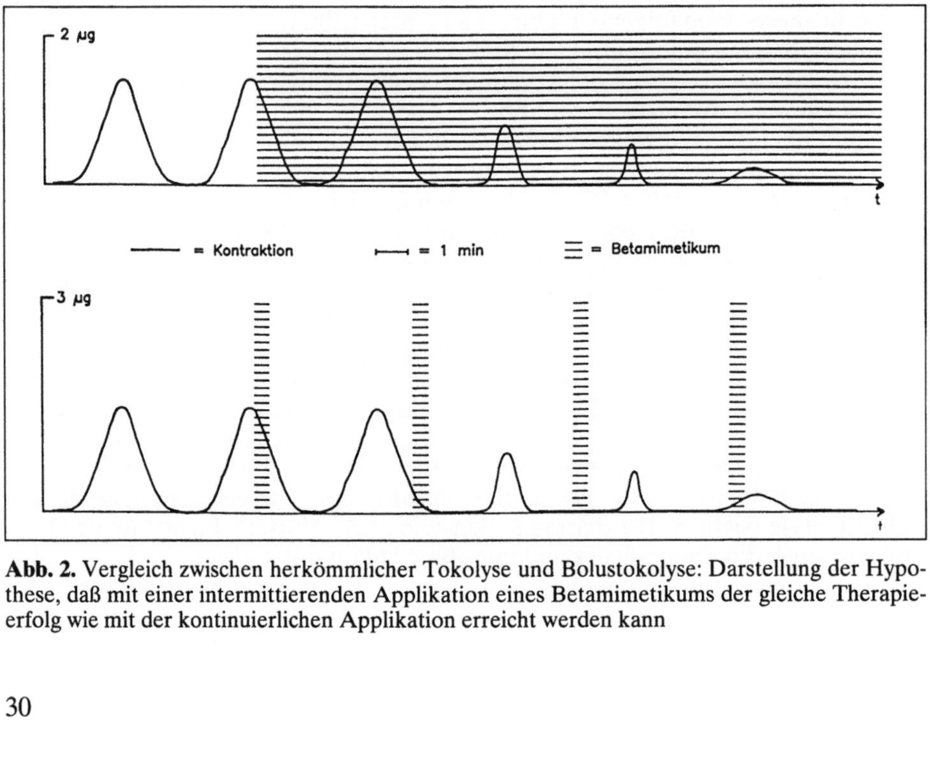

Abb. 2. Vergleich zwischen herkömmlicher Tokolyse und Bolustokolyse: Darstellung der Hypothese, daß mit einer intermittierenden Applikation eines Betamimetikums der gleiche Therapieerfolg wie mit der kontinuierlichen Applikation erreicht werden kann

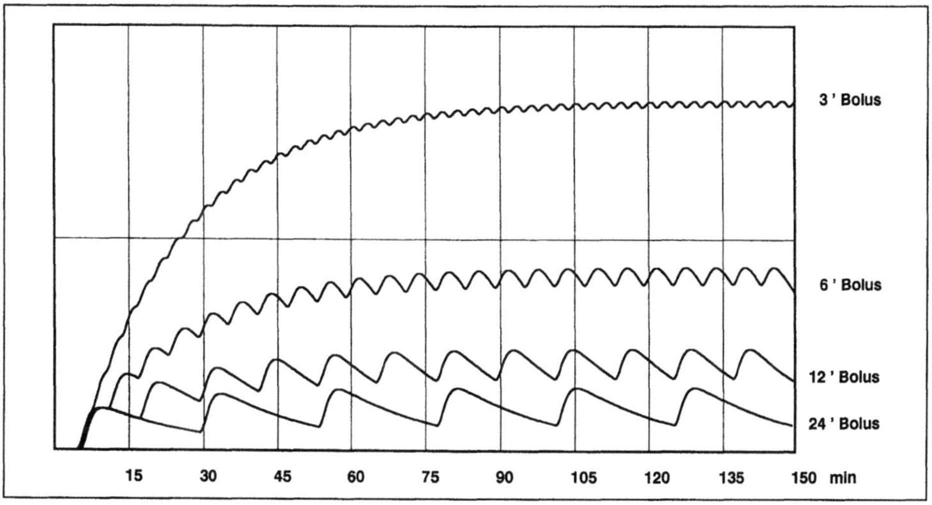

Abb. 3. Theoretischer Verlauf des Fenoterolspiegels für verschiedene Bolusintervalle bei einer Halbwertszeit von 15 Minuten

den theoretischen Verlauf des Fenoterolspiegels für verschiedene Bolusintervalle, wobei eine Halbwertzeit von 15 Minuten zu Grunde gelegt wurde. Bei den langen Bolusintervallen, besonders bei 24 Minuten, zeigen sich deutliche Unterschiede zwischen abklingenden Werten vor dem Ende des Bolusintervalls und dem raschen Wiederanstieg unmittelbar nach Bolusinjektion. Dies führt zu regelmäßig wiederkehrenden Konzentrationsspitzen, die für eine wehenhemmende Wirkung ausreichen können, wobei jedoch die Gesamtmenge wegen der Infusionspausen reduziert wird. Werden die Bolusintervalle im Vergleich zur Halbwertzeit relativ kurz gewählt, so verkleinern sich die Konzentrationsschwankungen. Bei einer Bolustokolyse mit 3-Minuten-Intervallen besteht praktisch kein Unterschied mehr zu einer der kontinuierlichen Tokolyse entsprechenden Dosierung.

Sicher kann auch bei einem kurz wirksamen Betamimetikum wie Fenoterol mit einem Bolusintervall von 3 Minuten, welches ja zu Beginn der Tokolyse eingestellt wird, und einer Halbwertszeit von knapp 20 Minuten keine pulsatile Tokolyse erreicht werden. Aufgrund von Berechnungen zeigt sich bei diesem Intervall ein eher konstanter Fenoterolserumspiegel. Ausgeprägte Pulsationen sind erst ab einem Intervall von 6 Minuten sichtbar (siehe Abb. 3).

Offen bleibt die Frage, ob das Dosierschema, das wir unserer Therapie zu Grunde gelegt haben, noch optimiert werden kann.

Literatur

1. Berg G, Andersson RGG, Ryden G (1982) Effects of selective betaadrenergic agonists on spontaneous contractions, cAMP levels and phosphodiesterase activity in myometrial strips from pregnant women treated with terbutaline. Gynecol Obstet Invest 14: 56–64
2. Berg G, Andersson RGG, Ryden G (1985) Beta-adrenergic receptors in human myometrium during pregnancy: changes in the number after beta-mimetic treatment. Am J Obstet Gynecol 151: 392–6
3. Rominger KL (1978) Zur Pharmakokinetik von Partusisten. In: Jung H, Friedrich E (Hrsg.)

Fenoterol (Partusisten) bei der Behandlung in der Geburtshilfe und Perinatologie. Thieme, Stuttgart, S. 15–20
4. Ryden G, Andersson RGG, Berg G (1982) Is the relaxing effect of betaadrenergic agonists on human myometrium only transitory? Acta Obstet Gynecol Scand 108 (Suppl): 47–51
5. Spätling L, Fallenstein F, Huch R, Huch A (1984) Bolustokolyse: Eignet sich eine intermittierende Betamimetikaapplikation zur Wehenhemmung? Berichte Gynäkologie Geburtshilfe 120: 512

Anschrift des Verfassers:
Priv.-Doz. Dr. L. Spätling
Universitäts-Frauenklinik Bochum
Marienhospital Herne
Hölkeskampring 40
4690 Herne

Diskussion

Schneider bedankt sich und verweist auf die im Vortrag aufgeworfenen Fragen zu den Dosierungsmöglichkeiten.

Rominger fragt, aus welchem Grunde denn eine Vergrößerung der Boli einen Sinn machen könnte und, ob entsprechende klinische Erfahrungen vorlägen.

Spätling verweist auf Romingers Darstellungen, aus denen auf eine eventuelle Wirkung der Spitzenkonzentrationen geschlossen werden könnte. Er greift das Gedankenmodell auf, daß nur die Spitzenkonzentrationen den intrazellulären Mechanismus antriggerten, der dann länger anhalten würde, als die für die Reaktion notwendige Konzentration im Plasma vorhanden sei.

Erfassung und Darstellung von Konzentrations-Effekt-Beziehungen am Beispiel betamimetischer Substanzen

R. Hildebrandt[1], H. Weitzel[1], U. Gundert-Remy[2]

[1]Frauenklinik und Poliklinik im Klinikum Steglitz der FU Berlin
[2]Inst. f. Arzneimittel des Bundesgesundheitsamtes, Berlin

Einführung

Die Erfassung und Beschreibung von Konzentrations-Effektbeziehungen dient der Vorhersage der Stärke und des Zeitverlaufs von Medikamenteneffekten, die nach Gabe einer bekannten Dosis und Applikationsform erwartet werden (4). Solche Prädiktionen setzen die Verknüpfung von Dosis und Konzentration einerseits sowie von Konzentration und Effekt andererseits in allgemeiner Form im Sinne einer mathematischen Funktion voraus. Die Begriffe Dosis, Konzentration und Effekt sowie die Modellvorstellungen der Pharmakokinetik – soweit sie für das Thema von Bedeutung sind – und der Pharmakodynamik sind Gegenstand dieses Beitrages.

Pharmakokinetik

Der pharmakodynamische Effekt wird ausgelöst durch Substanzmoleküle, die am Ort der Effektentstehung oder -auslösung vorhanden sind. Reversibilität der Effekte vorausgesetzt, liegt es nahe, anzunehmen, daß die Stärke des Effekts zu einem gegebenen Zeitpunkt von der Substanzkonzentration am Effektort abhängt. Es stehen nun im wesentlichen zwei Möglichkeiten zur Verfügung, die Substanzkonzentration am Effektort aus der leicht zugänglichen und meßbaren Plasmakonzentration abzuschätzen.

1. Im Zustand des Fließgleichgewichts – Steady-state –, das durch die Applikation einer intravenösen Dauerinfusion erzeugt werden kann, findet definitionsgemäß keine Nettoaufnahme in den bzw. Nettoausscheidung aus dem Körper statt. Auch ein Nettoaustausch zwischen verschiedenen Körperregionen erfolgt dann nicht, so daß eine direkte Proportionalität zwischen der Konzentration im Plasma (c_{ss}) und der Konzentration am Effektort angenommen werden kann.
2. Erfolgt die Gabe der Substanz einmalig, d. h. zu einem Zeitpunkt oder diskontinuierlich, so kann ein Steady-state nicht entstehen.
   Es wird nun zunächst angenommen, daß sich die Substanzmenge in einem ihr ohne weitere Transportprozesse zugänglichen Raum instantan und homogen verteilt. Diesen Raum nennt man das zentrale Verteilungsvolumen oder zentrale Kompartiment. Die Substanzkonzentration in diesem Raum zum Zeitpunkt der Bolusgabe ist in der Regel als Plasmakonzentration meßbar bzw. nach der Gleichung

$$\text{Konzentration} = \frac{\text{Dosis}}{\text{Verteilungsvolumen}} \tag{1}$$

bei bekannter Größe des Verteilungsvolumens zu berechnen. Erfolgt die Elimination aus diesem zentralen Kompartiment als Prozeß erster Ordnung, so kann der Verlauf der Konzentrations-Zeitkurve im zentralen Kompartiment mit einer e-Funktion beschrieben werden. Der wichtige kinetische Parameter, der aus diesem Konzept abgeleitet wird, ist die Halbwertszeit. Wenn der Verlauf einer Plasmakonzentrations-Zeitkurve nicht mit einer einzigen e-Funktion ausreichend gut zu beschreiben ist, wird die Existenz weiterer Verteilungsräume angenommen. Umgekehrt tritt ein solches Seitenkompartiment nur dann in Erscheinung, wenn es einen ausreichend großen Anteil der applizierten Dosis aufnehmen kann und wenn das Studiendesign, d. h. die Dichte der Meßpunkte, eine Erkennung ermöglicht. Aus Aufnahme- und Ausscheidungsraten sowie der Größe der Verteilungsvolumina lassen sich die Substanzmengen und -konzentrationen zu jedem Zeitpunkt schätzen. Der zeitliche Verlauf von Anstieg und Abfall der Konzentrationen in den Seitenkompartimenten muß und wird nicht mit dem im zentralen Kompartiment übereinstimmen.

Für den Fall, daß das t_{max} der Effektausprägung gleich dem der Konzentration im zentralen Kompartiment ist, kann angenommen werden, daß der Effektort in diesem zu finden ist. Andernfalls ist letzterer in einem Seitenkompartiment, dem Effektkompartiment, zu suchen, welches mit einem der Seitenkompartimente der Kinetik identisch sein kann, aber nicht muß.

Zusammenfassend kann festgehalten werden, daß die Konzentration am Effektort nicht direkt meßbar ist. Es können jedoch – ein geeignetes Studiendesign vorausgesetzt – unter Vorgabe von pharmakokinetischen/-dynamischen Modellen Schätzungen vorgenommen werden.

Pharmakodynamik

Ein häufig verwendetes Modell zur Beschreibung der Beziehung von Konzentration und Effekt ist das E_{max}-Modell (4). Die ihm zugrundeliegenden Denkkonzepte (1) sollen im folgenden erläutert und seine Formel hergeleitet werden.

In diesem Modell wird angenommen, daß die Wirkung von Pharmaka auf einer reversiblen Interaktion des Fremdmoleküls mit einer spezifischen Struktur im Körper – dem Rezeptor – beruht.

Diese Interaktion zwischen dem Pharmakon (D) und dem Rezeptor (R) soll den Gesetzen einer bimolekularen reversiblen Reaktion folgen, für die das Massenwirkungsgesetz

$$R + D = RD \quad (2)$$
$$[R]\;[D] = K[RD] \quad (3)$$
$$[R] + [RD] = [r] \quad (4)$$

gilt. K bzw. 1/K ist die Affinitätskonstante und [r] ist die Gesamtzahl der vorhandenen Rezeptoren.

Diese Bedingung ist für die sogenannten β-Adrenergika sicher erfüllt. Die verschiedenen Unterklassen der Betarezeptoren (β_1, β_2) sind mit Hilfe von Bindungsstudien hinsichtlich ihrer Eigenschaften (3), ihres Vorkommens im Körper (3) und ihrer Funktionsfähigkeit in Abhängigkeit vom Alter (7,5) und von der Dauer der Exposition (Toleranzentwicklung) gut charakterisiert. Als Mechanimus der Toleranzentwicklung wurde die Änderung des Funktionszustandes (Entkoppelung der Adenylatzyklase, Internalisierung der Rezeptoren) als Frühantwort bei Rezeptorbesetzung und die Abnahme der Zahl der Rezeptoren bei anhaltender Stimulation beschrieben (2).

Die nächste Vorstellung ist das Konzept des Stimulus (1). Dieser ist eine theoretische Größe, quasi eine Zwischenstufe auf Rezeptorebene zwischen dem Zustand der Anlagerung des Pharmakons an den Rezeptor und der Auslösung des Effekts. Der Stimulus (S) ist direkt proportional zur Anzahl der besetzten Rezeptoren, als Proportionalitätsfaktor wird die „intrinsic activity" (a) eingeführt.

$$S = a\,[RD] \qquad (5)$$

Sind alle Rezeptoren besetzt, so muß der Stimulus ein Maximum erreichen. Dieses ist aber ebensowenig wie die aktuelle Größe des Stimulus und die Zahl der besetzten und insgesamt verfügbaren Rezeptoren absolut zu bestimmen, sondern nur vergleichend für verschiedene Substanzen einer Familie anzugeben.

Der dritte Punkt betrifft den Zusammenhang zwischen dem Stimulus und dem pharmakologischen Effekt. Dieser Punkt umfaßt die infolge der Pharmakon-Rezeptor-Interaktion in der Zelle und im Gesamtorganismus ausgelösten Vorgänge. Allgemein läßt sich zusammenfassen, daß die Beziehung zwischen Stimulus und Effekt beeinflußt wird durch Art, Zustand und Ausgangslage des Effektorsystems sowie der Regulation und Gegenregulation im Gesamtorganismus. Vielfältige Befunde aus pharmakologischen Experimenten gerade auch über die Effekte der Besetzung von Betarezeptoren zeigen, daß schon allein die Vorgänge in der Zelle äußerst komplex sind. Dennoch kann eine direkte Proportionalität zwischen der Größe des Stimulus und der des Effektes angenommen werden.

Beispiel

Die intrazellulären Vorgänge, die in der Folge der Rezeptorbesetzung zum Effekt führen, sollen anhand der β_2-vermittelten Relaxation der glatten Muskulatur erläutert werden.

Es wird heute angenommen, daß schon die Vorstellung, die Besetzung des Betarezeptors mit einem Agonisten habe die Bildung von cAMP zur Folge, zu einfach ist. Die Aktivierung der Adenylatzyklase scheint vielmehr über den Zwischenschritt eines Komplexes aus einem Guaninnukleotid-bindenden Protein und GTP abzulaufen (2).

Zusätzlich wird die Menge des intrazellulären cAMP auch von der unabhängig vom System der Betarezeptoren regulierten Phosphodiesterase bestimmt. Im weiteren Verlauf beeinflußt das cAMP die Interaktion zwischen Kalzium, das als Kalzium-Calmodulin vorliegt, und dem Enzym MLCK (myosin light chain kinase). Durch die Hemmung dieser Interaktion bleibt die durch die MLCK vermittelte Phosphorylierung des Myosins und damit die Kontraktion aus (8). Die Vorgänge in der glatten Muskelzelle allein von der Rezeptorbesetzung bis zur Auswirkung auf den Aktivitätszustand des Myosins sind also schon sehr komplex, und dies ist nur der Haupthandlungsstrang. Jeder Schritt wird noch zusätzlich durch gesonderte Mechanismen reguliert. Ähnliches gilt dann weiter für die eigentliche Interaktion zwischen Aktin und Myosin, der Mechanik des gesamten Muskels etc.

Konzentrations-Effektbeziehung, E_{max}-Modell

Die vierte und letzte Vorstellung ist die des Effektmaximums. Dies ist ein grundlegendes Denkkonzept, das den verschiedensten Modellvorstellungen in der Naturwissenschaft zugrunde liegt. Ebenso wie die maximale Größe des Stimulus ist auch das Effektmaximum nicht unmittelbar zu bestimmen. Es läßt sich aber das Verhältnis aus dem Effekt zu einem gegebenen Zeitpunkt (E) und dem maximalen Effekt (E_{max}) ausdrücken als

$$\frac{E}{E_{max}} = \frac{S}{S_{max}} = \frac{[RD]}{[r]} \tag{6}$$

Nach Gleichung (3) und (4) läßt sich der Quotient aus [RD] und [r] entsprechend

$$\frac{[RD]}{[r]} = \frac{1}{1+\frac{K}{[D]}} \tag{7}$$

durch die Affinitätskonstante und die Substanzkonzentration ausdrücken, so daß der Zusammenhang zwischen Substanzkonzentration ([D], C) und Effekt in der Form

$$E = E_{max} \frac{[D]}{[D]+K} = E_{max} \frac{C}{C+EC_{50}} \tag{8}$$

gegeben ist.

Die Auflösung nach E gibt die Form, in der das E_{max}-Modell in der Regel präsentiert wird. In den hier mit E_{max} bezeichneten Term ist die Substanzeigenschaft eingegangen, die weiter oben als „intrinsic activity" bezeichnet wurde. Auch diese ist nicht absolut bestimmbar, sondern innerhalb einer Substanzfamilie für eine Substanz nur im Vergleich mit den anderen Vertretern festzulegen. E_{max} ist in vielen Fällen nicht mit gemessenen Daten zu belegen, weil dieser Zustand nicht mit dem Leben vereinbar wäre. Man braucht hier nur an beliebige Herz-Kreislaufparameter zu denken. Der Term EC_{50} benennt die Konzentration, die notwendig ist, um 50 Prozent des substanzspezifischen Maximaleffektes zu erzielen und ist ein Maß für die Affinität der Substanz zum Rezeptor.

Die Eigenschaften dieses Modells, dieser mathematischen Funktion, sind folgende:

1. Ist die Konzentration $c = 0$, so ist kein Effekt zu erwarten.
2. Im Konzentrationsbereich von 20 – 80 Prozent des Effektmaximums besteht eine lineare Beziehung zwischen dem Logarithmus der Konzentration und dem Effekt.
3. Im Bereich oberhalb von 80 Prozent des Effektmaximums ist ein erheblicher Konzentrationszuwachs erforderlich, um einen weiteren Zuwachs an Effekt zu erzielen.

Die Konstanten, die den Kurvenverlauf bestimmen, sind E_{max} und EC_{50}.

Die abschließende Demonstration von Befunden zur Konzentrations-Wirkungsbeziehung von Fenoterol soll insbesondere das unterschiedliche Ausmaß der Effekte in Abhängigkeit vom Lebensalter (Erwachsene versus Feten) und das Phänomen der Toleranzentwicklung illustrieren.

Die Befunde wurden an 15 schwangeren Frauen erhoben, denen Fenoterol als intravenöse Dauerinfusion mit einer konstanten Rate von 1 oder 2 µg/min über 2 Stunden appliziert wurde. Die Patientinnen erhielten das Medikament zur Behandlung ihrer vorzeitigen Wehen, die Therapie wurde nach Ende der Beobachtungsphase fortgeführt. Die Blutentnahmen zur Spiegelbestimmung von Fenoterol, Kalium und Glucose und die Messung der Herzfrequenz erfolgten simultan vor und 20, 40, 60, 90 und 120 min nach Beginn der Infusion. Während der zweistündigen Beobachtungsphase wurde eine CTG-Ableitung mitgeführt.

Die Beziehung zwischen der Steigerung der mütterlichen und fetalen Herzfrequenz ($HF_{ss} - HF_0$) und der Plasmakonzentration von Fenoterol im Steady-state, das nach 2 Stunden erreicht war, zeigen, daß der Fet auf Konzentrationen, die de-

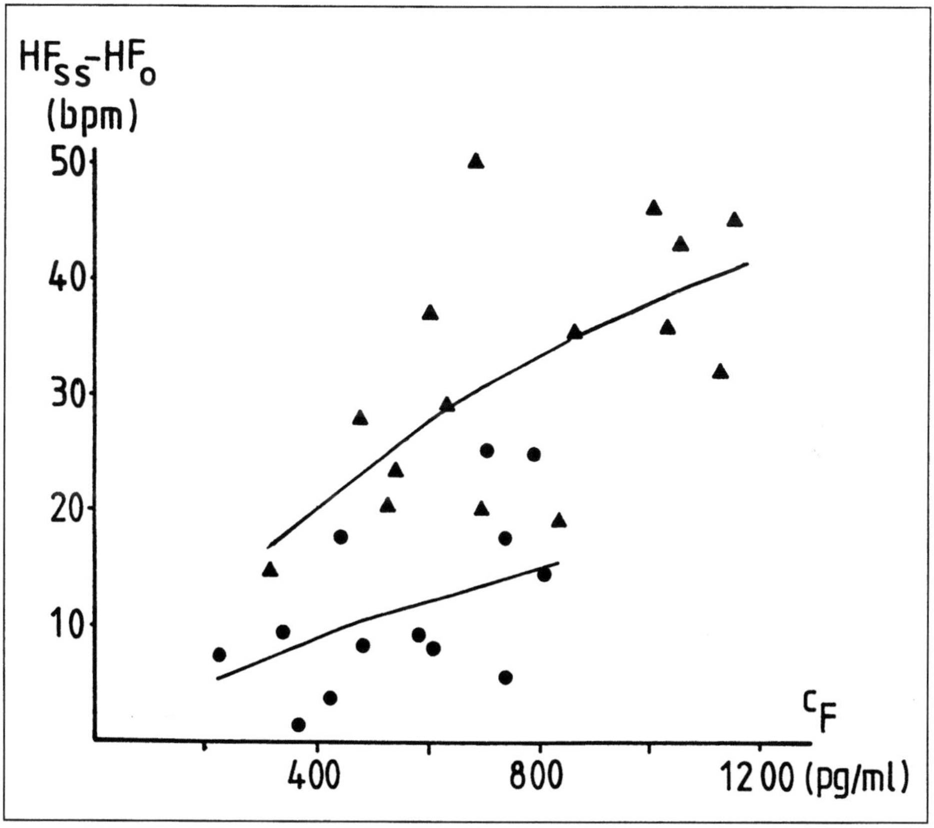

Abb. 1. Mütterliche (▲, n = 15) und fetale (●, n = 13) Herzfrequenz unter Dauerinfusion mit Fenoterol. Aufgetragen ist die Steigerung der Herzfrequenz *($HF_{ss} - HF_0$)* gegen die gemessenen mütterlichen und geschätzten fetalen Plasmakonzentrationen *(c_F)* im Steady-state und die mit dem E_{max}-Modell geschätzte Konzentrations-Effektbeziehung im beobachteten Konzentrationsbereich.

nen der Mutter vergleichbar sind, mit einer geringeren Frequenzsteigerung antwortet (Abb. 1). Die beobachteten mütterlichen Frequenzanstiege betrugen bis zu 50 bpm bei Konzentrationen zwischen 320 und 1164 pg/ml. Im Gegensatz dazu betrugen bei vergleichbaren Konzentrationen die Frequenzanstiege bei den Feten der SSW 23 - 36 maximal 25,3 bpm. Die transplazentare Passage von Fenoterol war von uns unter der Geburt mit ca. 70 Prozent ermittelt und die Fenoterolkonzentrationen im fetalen Plasma daher mit 70 Prozent der mütterlichen Konzentrationen angenommen worden.

Die Beziehung zwischen Konzentration und Effekt war in beiden Fällen mit einem E_{max}-Modell zu beschreiben. Die Schätzwerte von E_{max} und EC_{50} lagen bei 85,4 bpm und 1253,9 pg/ml für die Mutter und 40,0 bpm und 1341,4 pg/ml für den Feten. Dieser Unterschied in der Höhe von E_{max} kann auf eine geringere Anzahl an Betarezeptoren beim Feten oder auf eine verminderte Ansprechbarkeit zurückzuführen sein, d. h. ein Unterschied der Effektorsysteme ergibt unterschiedliche Konzentrations-Effektbeziehungen. Es gibt Hinweise darauf, daß auch noch beim Neugeborenen die Anzahl der Betarezeptoren geringer ist als beim Erwachsenen (7).

Die Toleranzentwicklung des Effekts auf die Herzfrequenz konnten wir bei den schwangeren Frauen, die wir auch zu Beginn der Exposition untersuchen konnten, als Abnahme des Effekt-Konzentrationsverhältnisses im Verlauf mehrerer Tage unter kontinuierlicher Infusionsbehandlung zeigen. Entsprechendes fand sich auch in bezug auf die Kaliumkonzentration. Gerade bezüglich der Kaliumkonzentration ist es jedoch fraglich, ob die Toleranzentwicklung allein als Ergebnis der Down-Regulierung der Rezeptorzahl und -funktion zu verstehen ist oder ob hier nicht andere Regulationsmechanismen dafür sorgen, daß das Gleichgewicht zwischen intra- und extrazellulärer Elektrolytkonzentration erhalten bleibt bzw. wiederhergestellt wird. In klinischen Studien zur Wirksamkeit der Betamimetika in der Asthmatherapie war die Toleranzentwicklung nicht übereinstimmend nachweisbar.

Insbesondere hinsichtlich der therapeutisch erwünschten Effekte wie der Bronchodilatation meint man hier keine Toleranzentwicklung erwarten zu müssen (6), wobei der Eigendynamik der Erkrankung eine modifizierende Rolle zugeschrieben wird.

Literatur

1. Brink FG v.d. (1977) General theory of drug-receptor interactions. In: Rossum JM van (ed) Kinetics of drug action. Springer, Berlin Heidelberg New York, pp 169–193
2. Harden TK (1983) Agonist-induced desensitization of the β-adrenergic receptor-linked adenylate cyclase. Pharmacological Reviews 35: 5–32
3. Heinsimer JA, Lefkowitz RJ (1982) Adrenergic receptors: biochemistry, regulation, molecular mechanism and clinical implications. J Lab Clin Med 100: 641–658
4. Holford NHG, Sheiner LB (1981) Understanding the dose-effect relationship: Clinical application of pharmacokinetic-pharmacodynamic models. Clinical Pharmacokinetics 6: 429–453
5. O'Hara N, Daul AE, Fesel R, Siekmann U, Brodde O-E (1985) Different mechanisms underlying reduced β_2-adrenoceptor responsiveness in lymphocytes from neonates and old subjects. Mechanism of Ageing and Development 31: 115–122
6. Lipworth BJ, Struthers AD, McDevitt DG (1989) Tachyphylaxis to systemic but not to airway responses during prolonged therapy with high dose inhaled Salbutamol in asthmatics. Am Rev Respir Dis 140: 586–592
7. Roan Y, Galant SP (1982) Decreased Neutrophil beta adrenergic receptors in the neonate. Pediatr Res 16: 591–593
8. Stull JT, Blumenthal DK (1980) Regulation of contraction by myosin phosphorylation. A comparison between smooth and skeletal muscles. Biochem Pharmacol 29: 2537–2543

Für die Verfasser:
Frau Dr. med. R. Hildebrandt
Frauenklinik und Poliklinik im
Klinikum Steglitz der FU Berlin
Hindenburgdamm 30
1000 Berlin 45

β-Adrenoceptors in the Human Myometrium: Responses Depending on Different Stimuli

G. Berg

Dept. of Obstetrics and Gynecology,
Linköping University, Linköping, Sweden

Introduction

The concept of receptors in human pharmacology has existed since the early 20th century and was introduced by Langley, after studies on the function of the autonomous nervous system and by Ehrlich after studies on the kinetics and effects of different drugs. It took until 1948 before the hypothesis of the adrenergic receptor system was presented.

Ahlquist (1) was the first to characterize the different types of adrenergic receptors, α and β, the two of them later being further subdivided into β_1 and β_2 (17) and α_1 and α_2 adrenoceptors (9).

Sutherland and co-workers (23) showed that, when stimulated, the β-adrenoceptors respond with an intracellular increment in the second messenger cAMP (cyclic Adenosine MonoPhosphate) as a result of a degradation of ATP over ADT (Adenosin Tri Phosphate and Adenosine Di Phospate) to AMP and, at the same time, phosphate ions are freed for energy. cAMP in turn activates specific protein kinases that specifically inhibit the smooth muscle contraction through an inhibition of Ca^{++} ions (either via an increased outlet of ions out of the smooth muscle cell or via an increased storage of Ca^{++} in granules within the cell). cAMP is degraded by PDE (phosphodiesterase) to the inactive monophosphate (5' AMP).

This whole chain of reactions is started when the β_2 adrenoceptor is stimulated and when this stimulation activates adenylate cyclase through a Gs-protein activation.

In experimental studies on human myometrium from pregnant women, a high correlation between the increment in cAMP and muscle relaxation has been shown (2,4). It was noted that if the stimulation continued, the muscle could not keep the relaxed state nor continue to produce cAMP. Similar results had previously been shown in different animals models (13). This response was initially named tachyphylaxis of the β-adrenergic system.

Soon after the new selective β-mimetics were introduced in the treatment of asthmatic disease, the drugs were tested in the treatment of preterm labor. The rationale was that the uterine muscle is the body's largest smooth muscle and therefore a suitable target for β-mimetics.

In one of the few controlled studies on the effect of a β-mimetic drug in treatment of preterm labor, Ingemarsson (12) was able to show that terbutaline was significantly better than placebo in preventing preterm birth. Several other drugs with similar action on the β–receptors have also been used, ritodrine being the most commonly used in the USA and fenoterol the most used β-mimetic in Germany.

After the introduction of β-mimetic drugs, adverse effects on the mother and fetus were registered. Especially, the risk for maternal pulmonary edema was a threat to the use, at least with the high doses recommended in the USA (3). A further disadvantage was found in the clinical setting, the only temporary effect. Also, epidemiological studies had shown that, in spite of the introduction of the β-mimetics, the rate of preterm birth had not been reduced at all. One explanation could be the phenomenon of desensitization reducing the long-term relaxating effect after continuous receptor stimulation. The short-term effect has never been questioned.

Experimental studies on the desensitization

The phenomenon of desensitization has been studied in different species, with most studies being performed on rat uteri (14).

In order to understand what happens during treatment in vivo, we studied β-adrenoceptor response in both leucocytes and myometrium in women treated with terbutaline and found a high correlation (r = 0,96) between receptor response in leucocytes and myometrial tissue, expressed in cAMP increment after β-adrenoceptor stimulation. Thus, the β-adrenoceptors in peripheral blood could «mirror» the local situation in the uterus.

In women treated with terbutaline for preterm labor, a desensitization of the β-adrenoceptor response was seen after 3–5 days when the dose was «moderate» (2.5–5 μg/min, infusion). When higher doses were used, the desensitization seemed to appear already within the first 12–24 h (6).

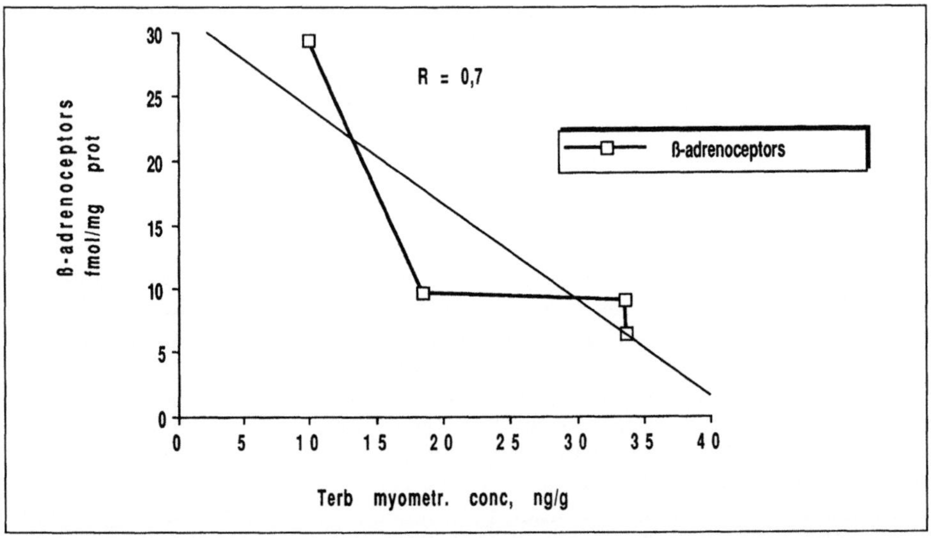

Fig. 1. Correlation between number of β-adrenoceptors, determined with [^{3}H] dihydroalprenolol binding (15) and terbutaline *myometrial* concentration determined by gas chromatography plus mass spectrometry in four women delivered by cesarean section after failed tocolytic treatment with intravenous terbutaline. Gestational age varied between 26 and 33 weeks.
The correlation coefficient R and the calculated correlation line are marked in the figure.

In women who were delivered by cesarean section, the number of β_2-adrenoceptors was determined with a radioligand method. Also, in some of the treated women, both β_2-adrenoceptor numbers and the content of terbutaline were determined with a plasma terbutaline concentration analysis. In short, the results showed that the higher the concentration of terbutaline in the muscle, the more pronounced the down-regulation of β-adrenoceptors (Fig. 1).

Casper and coworkers (15,10) have also studied the desensitization in vivo (animal model) and in vitro (in myometrium from pregnant women). In their in vitro studies they could show that isoproterenol, when administered continuously, caused a rapid desensitization (within 20–30 min), whereas the relaxing properties of the drug were maintained if the administration was intermittent, i. e., with 30 min boluses. In a later study on a sheep model, they found that the commonly used β-mimetic drug ritodrin caused a desensitization whether it was administered continuously or intermittently. However, isoproterenol was effective when administered intermittently. They explained the differences between the drugs as due to the relatively long half-life (4 h) of ritodrin, which results in a more rapid desensitization.

What causes the desensitization?

A number of theories about the mechanism of desensitization have been presented. In short, the desensitization can be seen as a protection within the organism against overstimulation, whether the stimuli are endogenous or exogenous. It is therefore likely to find the cause within the organism itself. A direct toxic effect of the drug is not likely.

When discussing the β-adrenoceptor, the «effector» is cAMP, and either an increased destruction of cAMP or a direct effect caused by cAMP on adenylate cyclase or the receptor itself would seem plausible.

In previous studies on human myometrium from pregnant women treated with β-mimetics for at least 7 days, we have found an increase in PDE (phosphodiesterase) capable of destructing cAMP (5). Also, a reduced number of β-adrenoceptors was recorded in women treated with intravenous terbutaline (7). Thus, both mechanisms have been shown. Whether the production of adenylate cyclase is affected is, however, not clear.

Although we, to some extent, know how the desensitization manifests itself, we do not, at the moment, know how it is initiated. It seems logical that the effector, cAMP, could be involved since even a selective cAMP stimulation with forskolin, while avoiding the receptor site, results in a down-regulation of the receptor complex (11).

Theories on the mechanism of down-regulation

Recently, a complex view of the mechanism of desensitization of the β-adrenoceptor has been presented by Lefkowitz et al. (18). The desensitization acts on different levels, the G proteins, adenylate cyclase and, beyond the receptor, on the phosphodiesterase.

Receptor uncoupling diminishes the receptor's ability to activate G proteins and, therefore, the effectors. This phenomenon occurs rapidly, within seconds to minutes. Sequestration or internalization also occurs within minutes, and the receptors are transiently removed from the cell membrane without being destroyed. The process of the correctly named down-regulation usually requires exposure of the agonist for more than 1 h. The down-regulation can involve changes in the rate of either production of or degradation of receptors. This down-regulation can be either independent or dependent of cAMP.

As long as the mechanism of desensitization is unclear, the way to avoid it must be empirical. However, with today's knowledge, a few methods could be suggested.

Different pharmacological agents that counteract the desensitization

The increased degradation of cAMP by PDE could pharmacologically be counteracted with well-known anti PDE drugs such as papaverine and theophylline. In clinical practice, however, teophylline has not been as successful as could be expected, probably because its own cAMP-increasing effect results in an even more rapid and pronounced desensitization.

Papaverine, on the other hand, is a pharmacologically complicated drug with a complex pharmacokinetic pattern. When administered orally, its resorption varies between 5–80% in different individuals (8). Local subcutaneous injections are painful and, even when injected, the absorption varies. New phosphodiesterase inhibitors have been developed that have better pharmacokinetic properties. One drug, used in psychiatry, rolipram, could be of interest if the problem of side-effects on the central nervous system is overcome (19).

Corticosteroids have been used in combination with β-mimetics to induce pulmonary maturity in the unborn infants. Some preliminary studies have shown that the combination of β-mimetics and corticosteroids reduces the desensitization by an «up-regulation» of the number of β–adrenoceptors. However, the severe complication with fluid retention increasing the risk for pulmonary edema makes extensive use less attractive.

A development of better administration techniques with intermittent administration of, preferably, short-acting drugs seems more physiological. Our own results indicate a connection between the amount of locally distributed drug and the rate and degree of desensitization as presented above.

Which route of administration?

In a way, oral treatment could be seen as an intermittent administration of the drug. However, pharmacokinetic properties of the tablets usually result in an even plasma concentration over the day. Also, the initial high dose necessary to arrest labor is seldom achieved.

How about subcutaneous injections? If the drug is readily absorbed from the subcutaneous tissue, and if the woman has a normal peripheral blood circulation, this route is possibly safer in many aspects than the intravenous route.

Subcutaneous terbutaline has been used quite successfully to prevent preterm birth (22). Also, an intermittent schedule has been presented using a low, continuous dose and additional boluses depending on the typ and the frequency of the woman's contractions (16). The possible draw back of subcutaneous terbutaline would be the relatively long half-life of the drug.

The use of intermittent fenoterol has been thoroughly studied by Spätling et al. (21), who have also presented promising results when comparing continuous and intermittent intravenous fenoterol. Although they were unable to show statistical differences in terms of prolonging pregnancy, their data clearly showed benefits in terms of less side-effects and a trend towards overall improved results of the intermittent regime.

Other approaches and future aspects of preterm labor

The uterine contractility is not solely regulated through the adrenergic system. Both oxytocin receptors and the different types of prostaglandins play an important role in human myometrial contractions during labor. Thus, a broader understanding of the normal physiological initiation of labor is necessary in order to improve future therapy of potential prematurity. Also, one must understand that treatment of preterm labor is treatment of a symptom, not a cause. Recent studies (20) have shown that up to 30% of women presenting with preterm labor have a subclinical, local infection, either in the liquor or in the membranes. Small, undetectable (on ultrasound) placental bleedings could also trigger uterine contractions through the cascade of prostaglandin release.

The treatment of preterm labor and potential preterm birth is complex and will, in the future, probably combine different approaches on arresting uterine contractions, for example, by using intermittent β-mimetics, prostaglandin-inhibitors and, possibly, oxytocin-receptor-blocking peptides. Further research is indeed needed.

References

1. Ahlquist RP (1948) A study of the adrenotropic receptors. Am J Physiol 153: 586–9
2. Andersson RGG, Berg G, Johansson SRM, Rydén G (1980) Effects of non-selective and selective beta adrenergic agonists on spontaneous contractions and cyclic AMP levels in myometrial strips from pregnant women. Gynecol Obstet Invest 11: 286–93
3. Beall MH, Edgar B, Paul RH, Smith-Wallace T (1985) A comparsion of ritodrine, terbutaline and magnesium sulphate for the suppression of preterm labor. Am J Obstet Gynecol 153: 854–9
4. Berg G, Andersson RGG & Rydén G (1982) Effects of selective Beta adrenergic agonists on spontaneous contractions, cAMP levels and phosphodiesterase activity in myometrial strips from pregnant women treated with terbutaline. Gynecol Obstet Invest 14: 56–64
5. Berg G, Andersson RGG & Rydén G (1983) In vitro study of phosphodiesterase-inhibiting drugs: A complement to beta-symphatomimetic drug therapy in premature labor? Am J Obstet Gynecol 145: 802–6
6. Berg G, Andersson RGG & Rydén G (1984) β-adrenoceptor function of leucocytes in pregnant women treated with terbutaline because of preterm labour. Acta Obstet Gynecol Scand 63: 555–61
7. Berg G, Andersson RGG & Rydén G (1985) β-adrenergic receptors in human myometrium during pregnancy: changes in the number of receptors after β-mimetic treatment. Am J Obstet Gynecol 151: 392–5

8. Berg G, Jönsson KÅ, Hammar M & Norlander B (1988) Variable bioavailability of papaverine. Pharmacol Toxicol 62: 308–10

9. Bottari SP, Vokaer A Kaviez E, Lescrainier JP & Vaquelin GP (1983) Differential regulation of α-adrenergic subclasses by gonadal steroids in human myometrium. J Clin Endocrinol Metab 57: 937–41

10. Casper RF & Lye SJ (1986) Myometrial desensitization to continuous but not to intermittent β-adrenergic agonist infusion in the sheep. Am J Obstet Gynecol 154: 301–5

11. Dokhac L, Mokthari A & Harbon S (1986) A reevaluated role for cyclic AMP in uterine relaxation. Differential effects of isoprotenerol and forskolin. J Pharmacol Exp Ther 252: 800–9

12. Ingemarsson I (1976) Effect of terbutaline on premature labor. A double blind study. Am J Obstet Gynecol 125: 520–4

13. Johansson SRM & Andersson RGG (1978) Effects of Isoprenaline on the time course of the cyclic AMP level in rat uterus. Acta Pharmacol et Toxicol 42: 347–53

14. Johansson SRM & Andersson RGG (1981) Mechanisms of β-adrenergic desensitization in rat myometrium. Acta Pharmacol et Toxicol 49: 241–7

15. Ke R, Vohra M & Casper R (1984) Prolonged inhibition of human myometrial contractility by intermittent isoproterenol. Am J Obstet Gynecol 149: 841–4

16. Lam F, Gill PJ, Smith M, Kitzmiller J & Katz M (1987) Comparison of ambulatory subcutaneous portable terbutaline pump and oral terbutaline treatment for long-term tocolysis: a randomized clinical trial. Abstract Am Col Obstet Gynecol March 1987

17. Lands AM, Arnold A, McAuliff JP, Luduena FP & Brown TG (1967) Differentiation of receptor systems activated by sympathomimetic amines. Nature 214: 597–601

18. Lefkowitz RJ; Hausdorff WP & Caron MG (1990) Role of phosphorylation in desensitization of the β-adrenoceptor. TIPS 11: 190–4

19. Leroy MJ, Cedrin I Breullier M Giovagrandi Y & Ferré F (1989) Correlation between selective inhibition of the cyclic nucleotide phosphodiesterases and the contractile activity in human pregnant myometrium near term. Biochem Pharmacol 38: 9–15

20. Romero R & Mazor M (1988) Infection in preterm labor. Clin Obstet Gynecol 31: 553–97

21. Spätling L, Fallenstein F, Schneider H & Dancis J (1989) Bolus tocolysis: Treatment of preterm labor with pulsatile administration of a β-adrenergic agonist. Am J Obstet Gynecol 160: 713–7.

22. Stubblefield PG & Heyl PS (1982) Treatment of premature labor with subcutaneous terbutaline. Obstet Gynecol 59: 457–62

23. Sutherland EW & Robinson GA (1966) The role of cyclic 3'5'-AMP in response to catecholamines and other hormones. Pharmacol Rev 18: 145–51

Author's address:
G. Berg
Dept. of Obstetrics and Gynecology
Linköping University
Linköping, Sweden

Discussion

Schneider asks for good clinical data supporting the mentioned protective effect of corticosteroids against desensitization. It would be a chronical observation that giving steroids for induction of fetal lung maturation there is more activity in the uterus. He asks whether Berg would have an explanation for this contradiction.

Berg regrets. He would have seen the same animal data on the steroids and points out that in some situations this would not work probably because of the need of much higher doses of steroids to block the prostaglandin effect on the receptor. Most probably steroids would work as well as Indomethacine. It would not be possible to give much higher doses of corticosteroids than doing today without any risk for the mothers's health.

Bolus Administration of Zidovudine During Pregnancy

J. Dancis

New York University School of Medicine, New York, USA

This paper does not directly address the question of bolus tocolytic therapy. It examines the relative advantages of continuous intravenous infusion vs bolus oral administration of zidovudine (ZDV), previously known as azidothymidine (AZT) in the treatment of the HIV-infected woman during pregnancy. In an attempt to evaluate these two modes of therapy without risk to the mother and the intrauterine patient, we have studied the placental transfer and metabolism of the drug using an in vitro perfusion technique. Schneider and Proegler have used in vitro perfusion to compare bolus and continuous administration of beta-adrenergic antagonists (5).

First, some background information concerning pediatric AIDS in the U.S.A. According to the Centers for Disease Control, almost 3000 cases have been reported. With the virtual elimination of transfusion-associated infection, most new infections are transmitted by the HIV-infected woman to her offspring before or during birth. Approximately, one out of every three such offspring is infected and it is not possible, at present, to predict which will be infected.

ZDV has proven effective in relieving clinical symtoms, prolonging life and, probably, in reducing the viral load. It also has adverse effects manifest primarily in the hematopoietic system. The potential toxicity for the fetus has not been clearly defined. The dilemma facing the clinician forced to decide whether or not to treat the mother during pregnancy is readily apparent. The objective of our studies was to evaluate the relative exposure of the fetus to the drug following continuous vs bolus administration, in the hope that this information would aid the clinician.

ZDV is an analogue of thymidine that is phosphorylated by the host and incorporated into viral DNA, thus blocking further proliferation. The molecular weight is 267.2; it is not protein-bound and has limited lipid-solubility (octanol: water partition coefficient, 1.04).

Using the perfused human placenta, we demonstrated that ZDV was readily transferred across the placenta in either direction at a rate that was 60% faster than L-glucose, a water-soluble molecule (octanol: water partition, .012) that is transferred by simple diffusion. The higher transfer rate of ZDV was attributed to its greater lipid-solubility. Transfer was proportional to the transplacental gradient and was not saturable. The ZDV retained in the placenta was extensively metabolized, particularly to the phosphate derivatives, including the antiviral triphosphate, but most of the transferred drug remained intact (1).

An attempt has been made to project from this basic information the effect on fetal blood levels of continuous vs bolus administration of ZDV to the pregnant female. In this extrapolation, it is presumed that fetal metabolism will not significantly affect the calculation. It is a reasonable assumption because glucuronidation with renal excretion is the major mechanism for disposal post-partum, and glucuronidation is generally suppressed ante-partum.

The continuous infusion of ZDV will maintain a constant concentration in maternal blood. With the transplacental gradient directed toward the fetus, ZDV will diffuse across the placenta until the fetal concentration approximates the maternal. As a result, mother and fetus will, probably within a few hours, be exposed to similar circulating concentrations of ZDV.

When ZDV is given orally every 4 to 8 h, as is commonly prescribed, the maternal concentration and transplacental gradient changes rapidly with time. Diffusion across the placenta will vary, in rate and direction, with the gradient. These conditions were mimicked in the perfusion system by reproducing the rapidly changing maternal concentration following a single dose of ZDV and measuring the accumulation of ZDV in the recirculated fetal perfusate (Fig. 1).

The following features should be noted:

1. As the maternal concentration increases, the fetal concentration increases progressively.
2. The trend is reversed when the maternal concentration falls and transfer actually reverses direction when the maternal concentration falls below the fetal.
3. The maximal fetal concentration in this single dosage cycle is well below the maternal. The curves suggest that, with a sufficient interval of time between doses, there will be no cumulative effect.

Extrapolation from perfusion of the isolated placenta to the in vivo complexity of pregnancy requires assumptions that can only be tested in vivo. What message, then, can be given to the clinician with confidence?

If the decision has been made to treat both mother and fetus, and if it is considered that similar concentrations in maternal and fetal blood are required to achieve this goal, ZDV should be administered by continuous intravenous infusion. If the decision has been made to treat the mother for her benefit and possibly to reduce the transmission of virus with minimal exposure of the fetus to the drug, intermittent therapy should be used.

Support for these general conclusions has begun to appear in the literature. ZDV has been administered by continuous infusion to pregnant monkeys. The fetal concentration approximated that in the mother within hours (3). Seven pregnant women, near term, were given ZDV orally (4). The fetal blood concentration at delivery showed no evidence of a cumulative effect following repeated doses. The fetal concentration was about the same as the mother's, a relation that would be expeceted if samples were drawn any time after 1.5 to 2 hours after the last dose. Under clinical conditions, it is unlikely that ZDV was given orally during the last stages of Labor. In another report, a woman was given a single oral dose of ZDV and the maternal concentration followed sequentially (6). The mother was delivered 90 minutes after receiving ZDV, at which time the maternal and fetal concentrations were almost the same, with the fetal being slightly higher (0.48 μM/L vs 0.43 μM/L). Fitting the maternal data into the perfusion model yielded curves very similar to those presented in Fig. 1 with the fetal concentration higher than the maternal at 0.57 μM/L.

These brief reports are consistent with key elements of the predictions made from the perfusion data. Given orally, there is no cumulative effect after repeated doses; the maternal concentration is about the same as the fetal, with the latter being slightly higher. What is lacking in the complete validation of the model are sequential determinations of the fetal concentration during the first 90 min following ZDV administration. It will require a concerted and directed effort on the part of clinical investigators to collect that information.

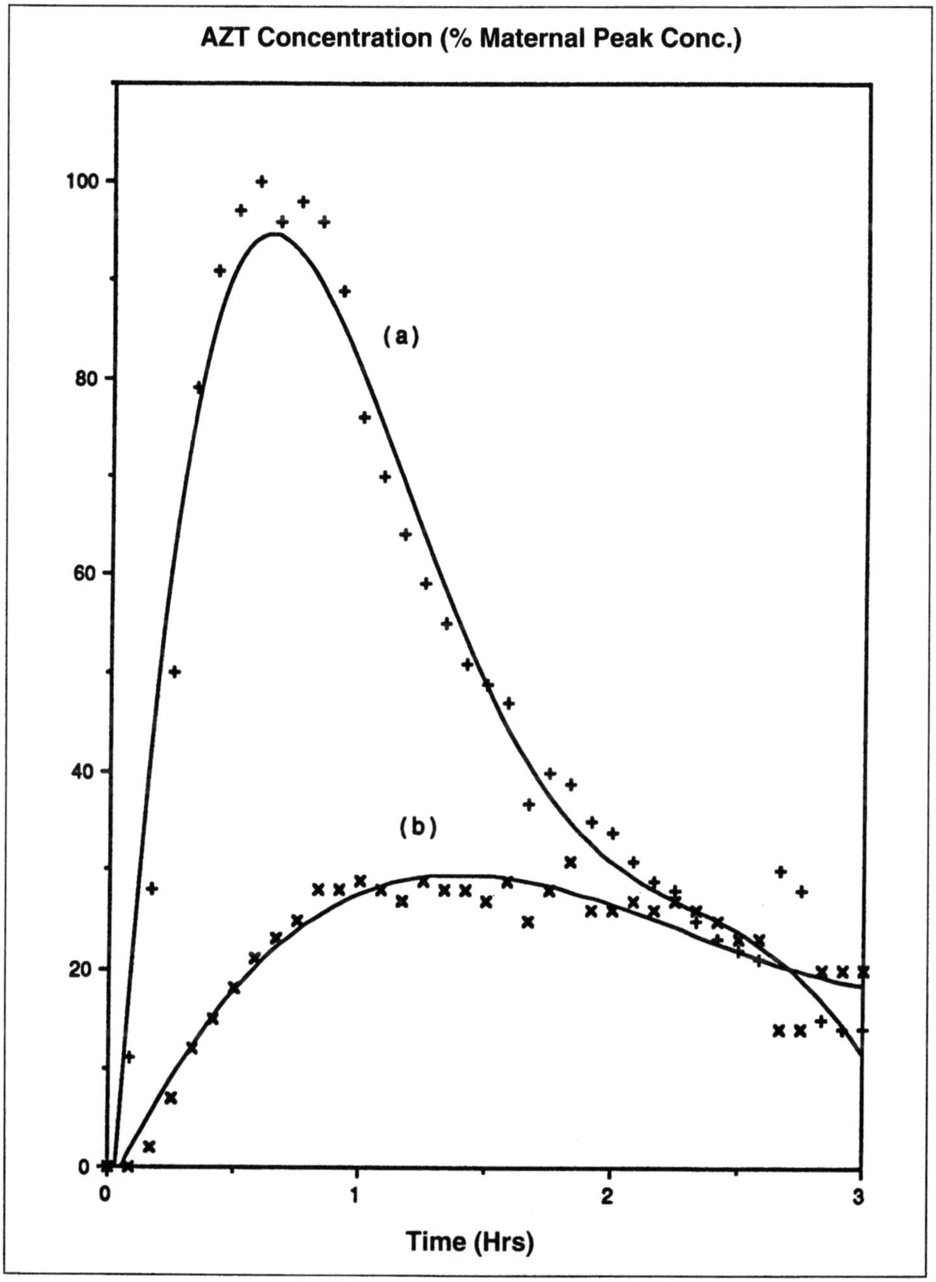

Fig. 1. Maternal and fetal concentrations of ZDV following bolus administration as measured in the perfusion system.
The concentrations in the maternal perfusate a) duplicated those found in vivo following an oral dose. The fetal concentrations b) were measured in the recirculated fetal perfusate (2).

Experimental models are useful when investigations under natural conditions are difficult or impossible. Technical and ethical considerations are major obstacles to the study of drugs during pregnancy. It appears that data obtained for ZDV by perfusing human placenta in vitro can be profitably used by the clinician and clinical investigator. Whether the same approach can be applied to other drugs, including tocolytic agents, will require individual evaluation of several factors: the pharmacological profile in the mother and fetus, placental transfer and metabolism, and therapeutic considerations.

References

1. Liebes L, Mendoza S, Wilson D, Dancis J (1990) Transfer of zidovudine (AZT) by human placenta. J Infect Dis 161: 203–207
2. Liebes L, Mendoza S, Lee JD, Dancis J (1992) Further observations on zidovudine (AZT) transfer and metabolism of human placenta: Estimates of fetal serum concentrations from a perfusion model. (Submitted)
3. Lopez-Anaza A, Unadkat JD, Schuman LA, Smith AL (1990) Pharmacokinetics of zidovudine (azidothymindine) 1. Transplacental transfer. J Acquired Immune Deficiency Syndromes 3: 959–964
4. O'Sullivan MJ, Boyer P, Scott G, Parks W, Weller S, Blum M R, Balskey J, Gillespie S, Mitchel C, Bryson YT (1992) A phase 1 study of the pharmacokinetics and safety of zidovudine in third trimester HIV-1 infected pregnant women and their infants. Pediat Res 31: 173A
5. Schneider H, Proegler M (1988) Placental transfer of beta-adrenergic antagonist studied in an in vitro perfusion system of human placental tissue. Am J Obstet Gynecol 159: 42–47
6. Schuman P, Kauffman R, Crane LR, Philpot D (1990) Pharmacokinetics of zidovudine (ZDV) during pregnancy. Int. Congress on AIDS, San Francisco Abstract F 13.17

Author's address:
J. Dancis, M. D.
Professor of Pediatrics
New York University School of Medicine
550 First Avenue
New York, NY 10 016
U.S.A.

Discussion

Berg wonders which doses would be necessary for the maternal health.
Dancis: „The concentration that has been labeled is therapeutic, it is 3 to 5 µmol. There is evidence in the literature that the effect is related to the circulating plasma concentration. I know what your are thinking and I wish I knew the answer. If it is the triophosphate that is the effective antiviral and it's in the tissues, how much do you need there. There is an interesting counterpart to this. The next of the analogues that is being used now is DDI and there the curative antiviral is again the triophosphate which has a very long tissue halflife and so they can extend to 12 hours, even 24 hours and thereby get away with practically no effect on the fetus."

Schneider verweist auf einen anderen Bereich, in dem diese Überlegungen von Bedeutung sein könnten, und auf die Toxoplasmose bzw. die intrauterine Behandlung von Feten mit Antitoxoplasmosemedikamenten.

Tokographie: Methoden und Beurteilung

Die Entwicklung der Wehenaufzeichnungen unter Berücksichtigung der vorzeitigen Wehentätigkeit

K. Baumgarten

em. Vorstand der Geburtshilflichen-Perinatologischen-Gynäkologischen Abteilung am Wilhelminenspital in Wien

Einführung

Der Uterus kontrahiert sich während des gesamten Lebens seiner Trägerin. Intensität, Frequenz und Rhythmus sind in der Geschlechtsreife zyklusabhängig und erreichen die höchsten Intensitäten während der Menstruation. Auch während der gesamten Schwangerschaft ist der Uterus niemals vollkommen ruhig gestellt, sondern unterliegt arrhythmischen und rhythmischen Kontraktionen. Die arrhythmischen Kontraktionen können ebenso wie die rhythmischen von verschiedenen Stellen des Uterus ausgehen und führen schließlich zu einer Gesamtkontraktion des Organs, zumeist im Sinne des dreifach absteigenden Gradienten nach Caldeyro-Barcia. Die rhythmischen Kontraktionen sind, von verschiedenen Stellen des Uterus ausgehend, als Lokalkontraktionen zu deuten und wurden erstmals von Alvarez (Alvarez-Wellen) beschrieben (1).

Die Gesamtkontraktionen des schwangeren Uterus, zumeist schmerzlos, nehmen mit zunehmendem Schwangerschaftsalter an Häufigkeit zu und gehen schließlich in rhythmische und schmerzhafte Kontraktionen über. Braxton-Hicks war es, der die Schwangerschaftskontraktionen erstmals beschrieb (2). Sobald die Kontraktionen am Termin rhythmisch und im Sinne von Totalkontraktionen auftreten, verschwinden die Alvarez-Wellen, wodurch der Beginn der Eröffnungsperiode im Tokogramm ziemlich genau festgelegt werden kann.

Es war ein lang gehegter Wunsch, Methoden zu finden, um diese verschiedenen Kontraktionen des Uterus graphisch darstellen und gleichzeitig aus solchen Kurven den Ablauf der Geburt studieren zu können.

Der Ursprung der Tokodynamometrie war zunächst in dem Wunsch der Geburtshelfer verankert, bei notwendigen Zangenoperationen Auskunft darüber zu erhalten, welche Zug- und Druckkraft noch tolerabel war, um den kindlichen Schädel zu entwickeln, ohne den Fetus zu gefährden.

Kristeller entwickelte hierzu eine erste Federmeßeinrichtung am Forzeps (3). Diese „dynamische Vorrichtung" ließ den Erfinder einen Zug von 35 Pfund als für den Fötus noch gefahrlos beschreiben, Zugstärken bis zu 45 Pfund waren nicht mehr bedenkenlos, zuweilen aber für die Extraktion noch notwendig.

Wenig später berichtete Joulin über ähnliche Ergebnisse, welche er mit dem Meßgerät nach Chassagny an einer Zange durchführte (4). Der Unterschied bestand darin, daß er nicht die Zugkraft während der Zangenoperation registrierte, sondern erstmals die vom Kopf während einer Kontraktion auf die ruhiggehaltene Zange ausgeübte Schubkraft: Damit wandte er eigentlich die erste Tokodynamometrie an. Kurz danach beschäftigte sich Duncan eingehend mit solchen Meßvorrichtungen.

Die Möglichkeiten der Registrierung uteriner Kontraktionen sind vielfach, folgende Methoden wurden im Laufe der Zeit entwickelt:

1. Die *Messung des Uterusinnendruckes*, welcher sich durch die Kontraktionen bzw. Erschlaffung dieses Hohlmuskels gesetzmäßig verändert (5).
2. Die *Messung der Veränderung der Lage und der Form der Gebärmutter*, bedingt durch deren Motilität, mittels sogenannter Drucküberträger (Transducer) über die Bauchdecke der Mutter. Je nach Konstruktion wird der Krümmungsradius oder die Wandhärte des Uterus registriert (6, 7).
3. Die *Messung des Elektropotentials des Muskels* durch indirekte oder direkte Spannungsableitung, ähnlich dem Elektrokardiogramm (7).
4. Die *direkte Messung der Veränderung der Muskelspannung* durch die Bauchdecke hindurch (Mikroballonmethode nach Caldeyro-Barcia) (8).
5. *Intravillöse Druckmessung.* Hier handelt es sich um eine offene Kathetertechnik, die – eher durch Zufall entstanden – die Druckverhältnisse im intravillösen Raum der Plazenta, durch Uteruskontraktionen bedingt, zu registrieren gestattet (9).
6. *Druckmessung in den Gefäßen der Plazenta.* Auch hier handelt es sich um eine Open-end-Technik, die ausschließlich der Uterusmotilitätsregistrierung in der Plazentarperiode dient (9).

Interne Wehenmessung

Die älteste Methode einer Tokometrie geht auf Schatz (5) zurück, der im Jahre 1873 erstmals den intrauterinen Druck mittels Ballontechnik bestimmte. Die von Duncan und anderen schon vor diesem Zeitpunkt diskutierten Methoden waren so ungenau, daß eine wissenschaftliche Verwertung nicht möglich war. Immerhin aber errechnete er 1868 schon einen Druck von 17 Pfund als zum spontanen Blasensprung notwendig, und einen Druck von 40 Pfund als zur Austreibung des Föten erforderlich. 1870 vermutete Haughton, daß zur Amniorhexis pro Flächeneinheit (Quadratinch) ein Druck von 1,2 Pfund erforderlich sei. Wirklich exakte Messungen und Registrierungen der Wehentätigkeit unter der Geburt gehen aber auf Schatz zurück, der im Prinzip all das, was wir in den späteren Jahren durch moderne, exakte Methoden in der Wehenregistrierung erkannt haben, bereits darstellte, wenn er auch nicht immer die richtige Interpretation fand. Sein System zur Druckmessung ist in Abb. 1 dargestellt. Es unterscheidet sich in nichts von den heutigen Geräten zur intrauterinen Druckmessung, wenn auch Druckkammer und Registrierstreifen wesentlich primitiver waren (Kymographion mit berußtem Papier). In Abb. 2 von rechts nach links jeweils registriert erkennt man nicht nur die charakteristischen Formen der Eröffnungs- und Austreibungswehen; auch Tonusberechnungen und Veränderungen des Tokogramms nach Blasensprengung hat Schatz bereits registriert. Bis in die 70er Jahre sind diese Ballonmethoden noch angewandt worden (Westermark, Vasenius, Acconci, Doenhoff). Lindgren registrierte mit verschiedenen kleinen Ballons die Druckwelle am Uterus (Abb. 3) und bestätigte die Untersuchungen von Caldeyro-Barcia über den dreifach absteigenden Gradienten (8).

Eine sogenannte offene Kathetertechnik, wie wir sie heute zur intrauterinen Druckmessung allgemein verwenden, hat als erster Wielloch 1927 beschrieben (10), als er zur Druckentlastung bei akutem Hydramnion durch die transabdominale Punktionsnadel einen Katheter einführte und über ein Manometer den sich beim Abfließen des Fruchtwassers verändernden Druck registrierte. Diese Methode griffen Alvarez und Caldeyro-Barcia 20 Jahre später auf (11). Sie verwen-

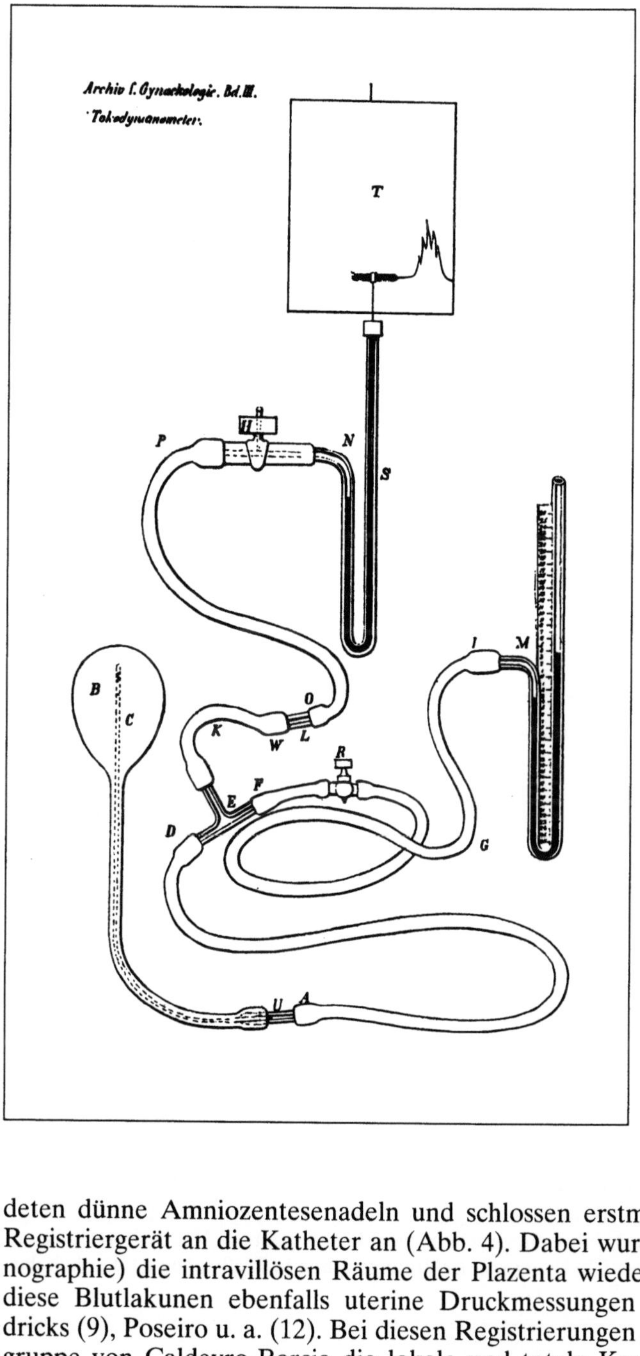

Abb. 1. Transzervikale Ballontechnik nach Schatz (*A* Anschluß an ein Schlauchsystem, *B* flüssigkeitsgefüllte Tierblase, *E* T-Stück mit Zuführung der Flüssigkeitssäule zum Kymographen *[T]* bzw. zu einem Manometer *[M]*. (Aus 5)

deten dünne Amniozentesenadeln und schlossen erstmals ein hochentwickeltes Registriergerät an die Katheter an (Abb. 4). Dabei wurden (vor der Ära der Sonographie) die intravillösen Räume der Plazenta wiederholt punktiert und über diese Blutlakunen ebenfalls uterine Druckmessungen ermöglicht (9, 11) Hendricks (9), Poseiro u. a. (12). Bei diesen Registrierungen fiel zunächst der Arbeitsgruppe von Caldeyro-Barcia die lokale und totale Kontraktionsbereitschaft des Uterus auf (Alvarez-Wellen und Braxton-Hicks-Kontraktionen); (Abb. 5 und 6).

Da sich der transabdominale Weg als für die Routine ungeeignet erwies, versuchten Williams und Stallworthy (13), Embrey (30) und Carey (14) diesen Weg durch den transzervikalen zu ersetzen. Erste Versuche einer transzervikalen

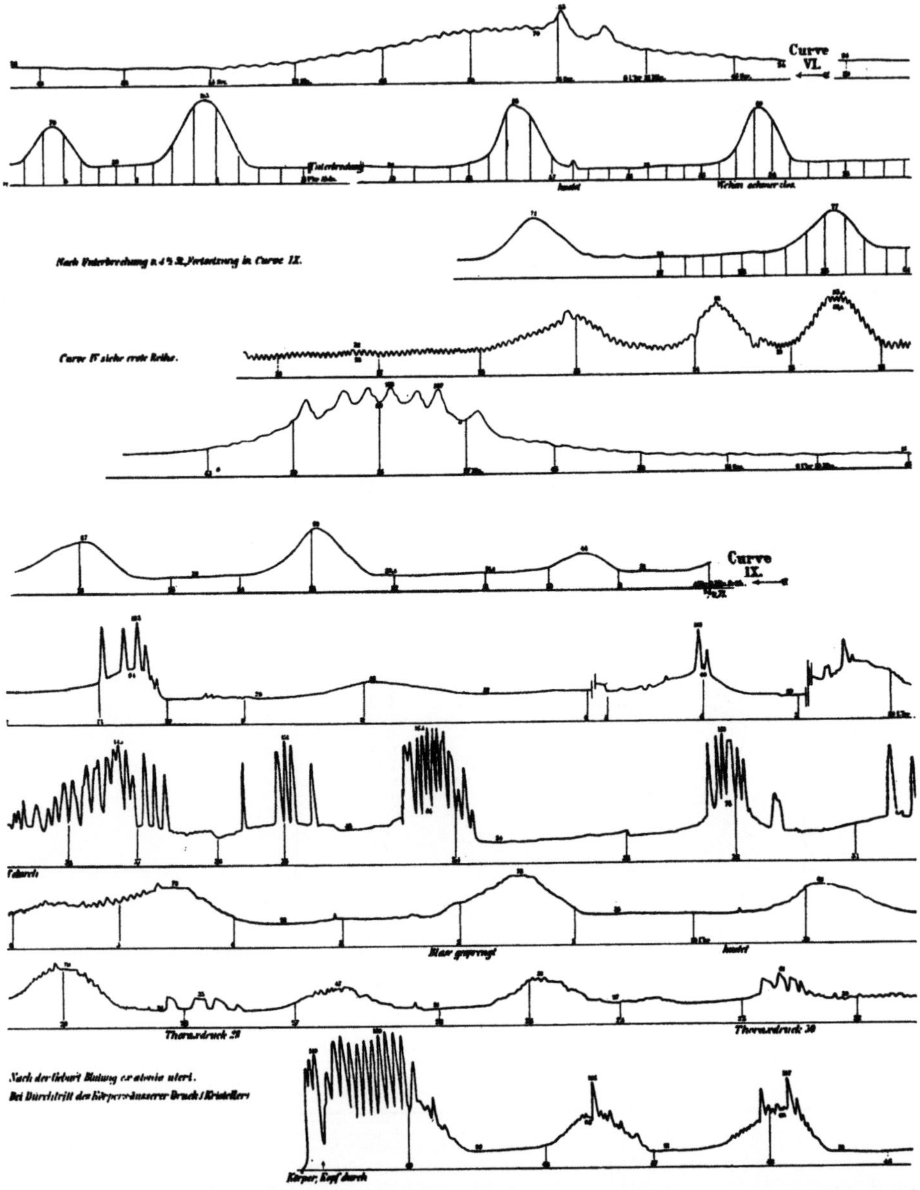

Abb. 2. Die erste transzervikal gewonnene Druckkurve nach Schatz im Jahre 1872. Die Registrierung erfolgt von rechts nach links entsprechend der damals geübten Registriertechnik mit Hilfe eines Kymographions. Der Übergang von Eröffnungswehen in Preßwehen ist deutlich dargestellt, ebenso der Austritt des Kindes. (Aus 5)

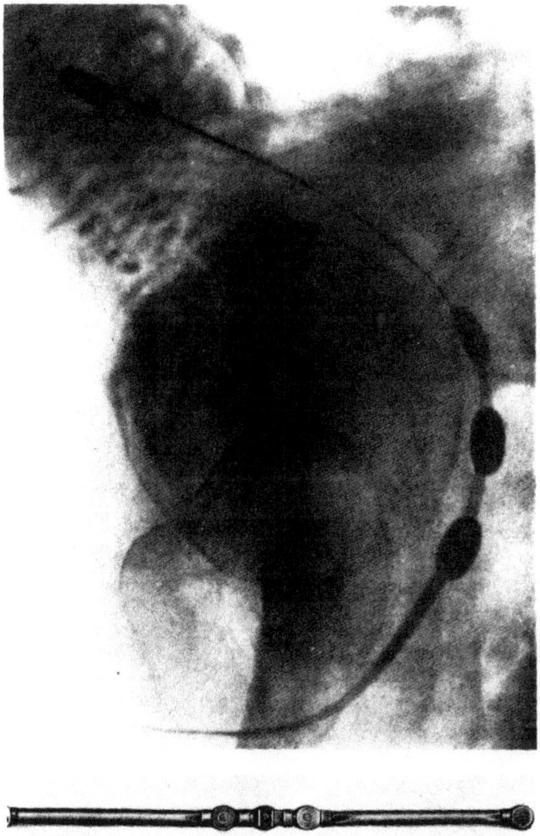

Abb. 3. Registrierung der Druckwelle am Uterus mit verschiedenen kleinen Ballons nach Lindgren (28)

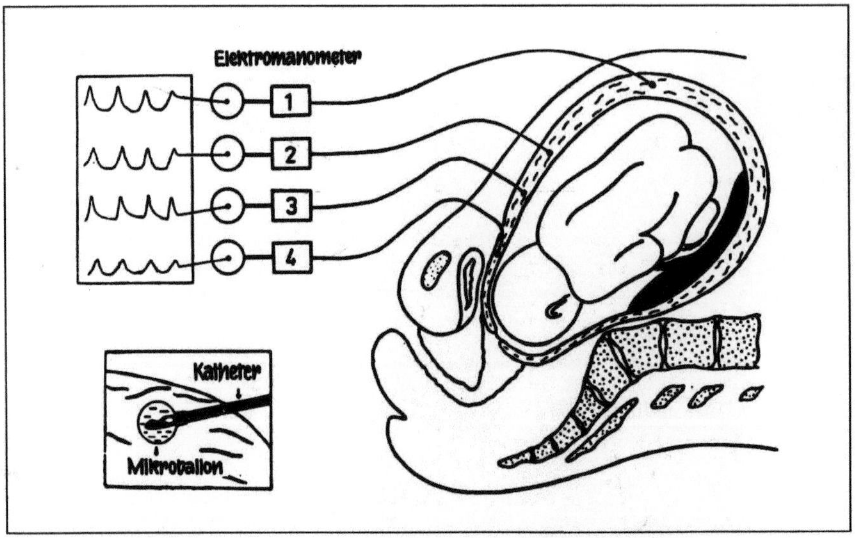

Abb. 4. Mikroballonmeßtechnik nach Caldeyro-Barcia: Der Uterus ist mit vier transabdominalen Kathetern „gespickt". (8)

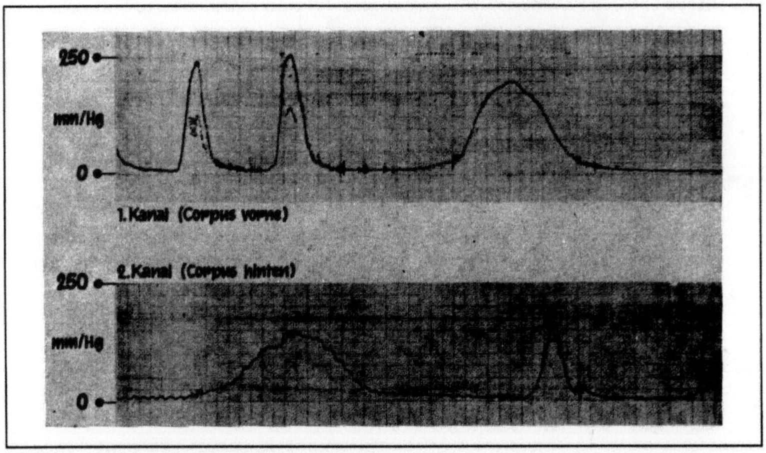

Abb. 5. Simultanregistrierte intramyometrale Druckmessung („open-end-Technik") als Beispiel für unkoordinierte Lokalkontraktionen (registriert von Baumgarten bei Hendricks). (Aus 25)

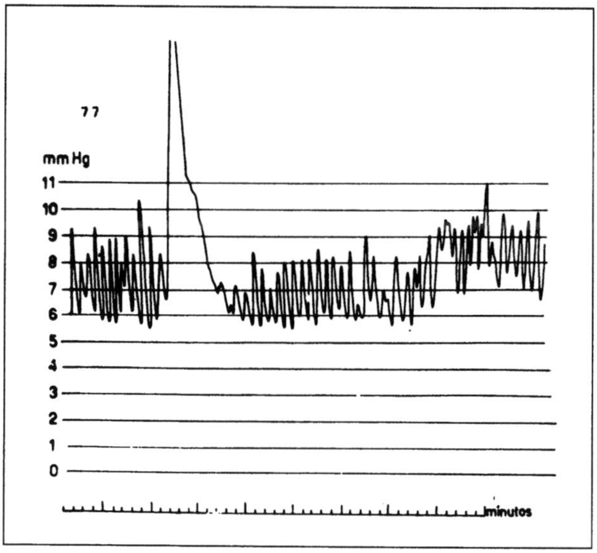

Abb. 6. Ausschnitt aus der ersten Registrierung eines intraabdominal abgeleiteten intrauterinen Druckes nach Alvarez und Caldeyro-Barcia. Beachte die Alvarez-Wellen sowie die einzelnen nach Braxton-Hicks beschriebenen Totalkontraktionen. (Aus 11)

Druckmessung mit gleichzeitiger Druckregistrierung bei hoher Blasensprengung führten Bösch und Mitarbeiter durch (15). Da damals (in den 50er Jahren) noch eine berechtigte Scheu vor vorzeitiger Amniotomie bestand und zur hohen Blasensprengung verschiedene, auch nicht ungefährliche Führungsinstrumente – u. a. der Drew-Smythe-Metallkatheter – verwendet wurden, fand diese Methode keine Liebhaber. Wir haben 1964 einen ersten brauchbaren Weg vorschlagen können (16), der die transabdominale Technik zur Geburtsüberwachung heute weitgehend verdrängt hat. Unsere Methode wurde schließlich von Hon (17) weiterentwickelt, der anstelle der dünnen Metallkanüle ein gebogenes Plastikrohr verwendet, durch welches ein halbsteifer Polyvinylkatheter am vorliegenden Kindesteil vorbei hochgeschoben wird. Diese Methode hat sich als Routinetechnik für die intrauterine Druckmessung bewährt.

Da immer wieder zu Recht betont wurde, daß jede Methode der kontinuierlichen Wehenregistrierung eine Belästigung der Mutter darstellt, die sie zwingt, während der gesamten Eröffnungsperiode im Bett zu bleiben, war die Entwicklung der telemetrischen Übertragung der Druckkurven auf einen Kardiotokographen als bahnbrechender Fortschritt anzusehen (Abb. 7). Dadurch ist eine nahezu vollkommene Unabhängigkeit der Gebärenden vom Kreißzimmer gewährleistet und die Wehenregistrierung dennoch kontinuierlich und exakt möglich. Beispiele für telemetrische Überwachung über direktes Fetalelektrokardiogramm und transzervikale Flüssigkeitsdruckmessung sind in den Abb. 8 und 9 wiedergegeben. Studien über den Kontraktionsablauf am Uterus in der Plazentarperiode gehen auf Alvarez und Caldeyro-Barcia zurück (11), die den Druck in einem Nabelschnurgefäß nach Abnabelung des Feten mit Hilfe der „Open-end"-Technik möglich machten (Abb. 10).

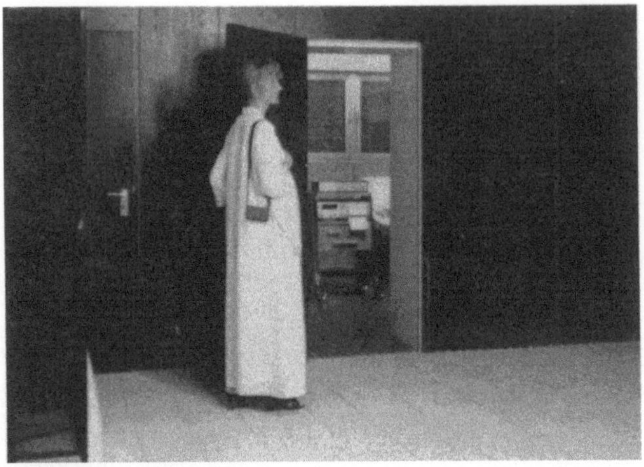

Abb. 7. Telemetrische Übertragung der Uteruskontraktionen und der fetalen Herzfrequenz über einen intrauterinen Katheter und eine direkte Skalpelektrode. In der Umhängetasche ist der Sender untergebracht (Aus 29)

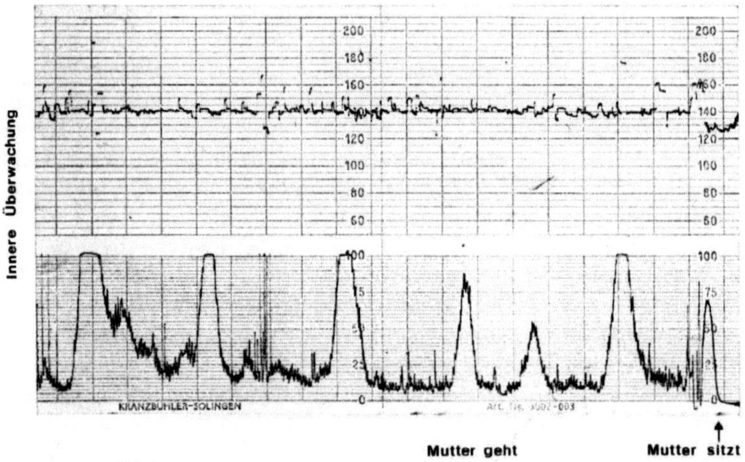

Abb. 8. Telemetrisch übertragenes Kardiotokogramm. (Aus 29)

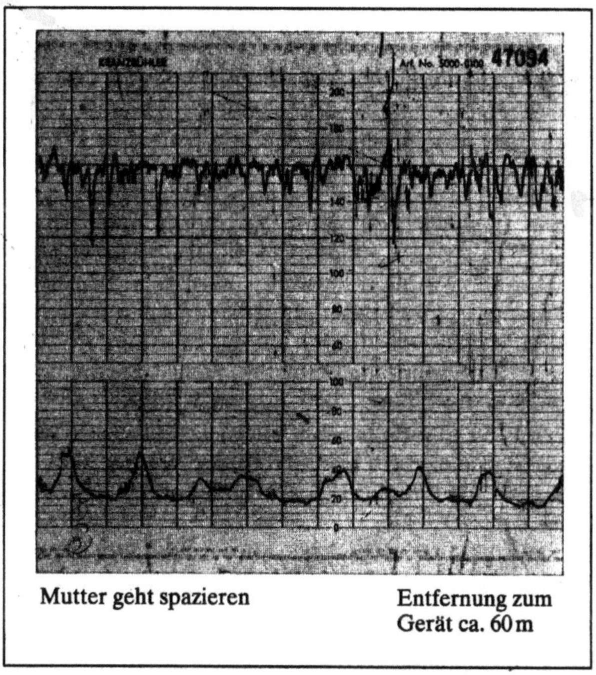

Abb. 9. Telemetrisches CTG in der Eröffnungsperiode (DIP O, Saltatorische Oszillation, 40. SSW). (Aus 29)

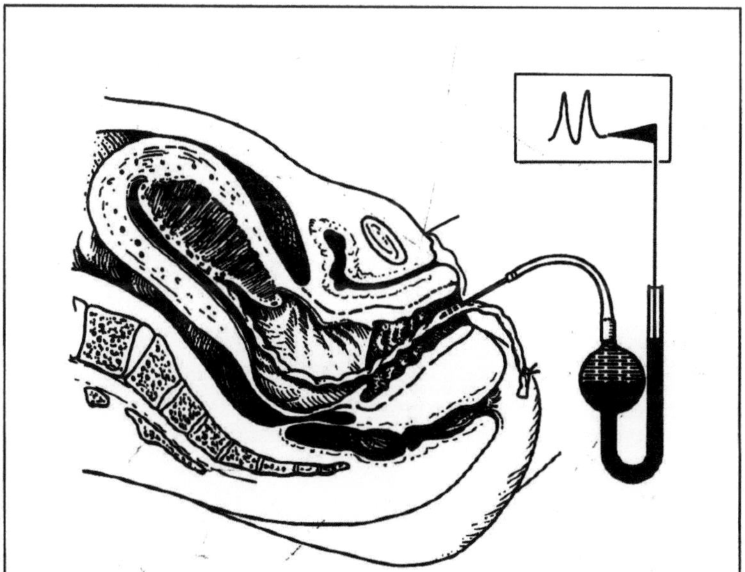

Abb. 10. Registrierung der Uteruskontraktionen in der Plazentarperiode über die Messung der Druckverhältnisse innerhalb der Plazenta. Der Druck wird in einem Nabelschnurgefäß gemessen. (Aus 11)

Externe Wehenmessung

Da hierzu aufwendigere Geräte Voraussetzung sind, versteht sich von selbst, daß die Entwicklung dieser Art von Wehenmessung wesentlich später einsetzte als jene der Flüssigkeitsdruckmessung. Erste Berichte stammen von Schaeffer (6) und von Boukoemsky (7) im Jahre 1896. Diese Geräte registrierten die Veränderungen des Krümmungsradius des Uterus, litten aber noch an beträchtlicher Ungenauigkeit der Wiedergabe. Federmeßgeräte nach Rübsamen (18) sowie Membranmechanismen nach Fabre bzw. Crodel waren bereits in der Lage, die Hebung und Senkung der Uteruskuppe, also den Krümmungsradius bzw. seine Veränderung, zu registrieren. Dodek konnte mit einer verbesserten Technik bereits ausgezeichnete graphische Darstellungen in den 20er Jahren dieses Jahrhunderts vorzeigen (19). Die ersten für gewisse Routineuntersuchungen – etwa im Sinne der heutigen Nonstreßtests (Schwangerschafts-CTGs) – geeigneten Geräte stammen von Lorand und Jaquet (20). Sie hatten allerdings den Nachteil, daß das Kymographion (das Registriergerät) mit dem Rezeptor eng verbunden war, so daß das gesamte, etwa 1 kg schwere Gerät der Mutter auf das Abdomen aufgesetzt werden mußte.

Das erste brauchbare Gerät, das Rezeptor und Registratur voneinander trennte, stammt von Malmström in den späten 50er Jahren (21). Der Rezeptor bestand aus einer Gummiblase, die ständig unter gleichen Gasdruck gehalten wurde. Über ein geschlossenes Schlauchsystem war die Registrierung mit einem Tintenschreiber möglich (Abb. 11). Die externen Druckabnehmer sind heute auf elektronischer Basis stark verbessert worden, sie sind wesentlich empfindlicher bezüglich der Registrierung und erheblich widerstandsfähiger in der Anwendung, so daß – ruhige Lage der Mutter vorausgesetzt – sehr gute Kurven dargestellt werden können.

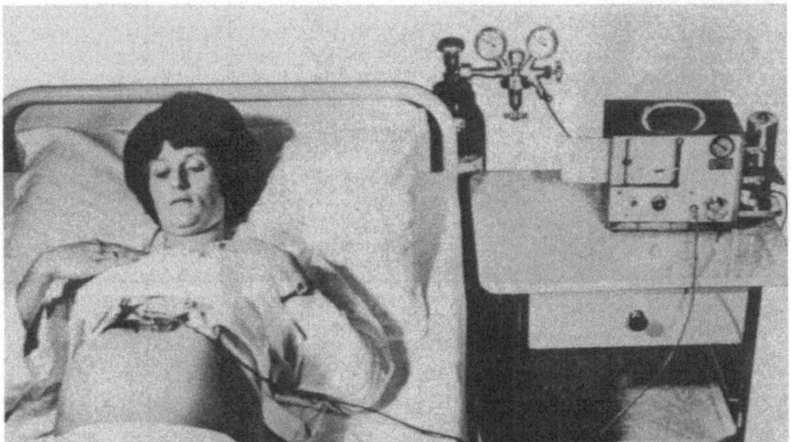

Abb. 11. Erstes brauchbares Registriergerät zur externen Tokometrie nach Malmström. (Aus 29)

Reynolds, der mit Hilfe der externen Technik die Erforschung der Wehenphysiologie beträchtlich weitergebracht hat, drückte erstmals aus, welche Grenzen der externen Tokometrie gesteckt sind (22): Unter Verwendung eines einzigen Rezeptors ist es möglich, die absolute Größe der Wehenfrequenz und die relative Größe der Intensität zu berechnen. Die Intensität einer Uteruskontraktion kann entsprechend der Definition von Caldeyro-Barcia mit der externen Methode niemals gemessen werden, und daher sind auch alle anderen Parameter – wie Uterusaktivität und Uterusarbeit – nicht zu messen. Auch der Tonus kann nur relativ beurteilt werden. Unter der Voraussetzung, daß die Adjustierung der Nullinie unverändert bleibt, lassen sich Tonusschwankungen jedoch erkennen. Bei Lageänderung der zu untersuchenden Mutter verändert sich die Grundlinie, und deren Beurteilung wird nicht mehr möglich (Abb. 12).

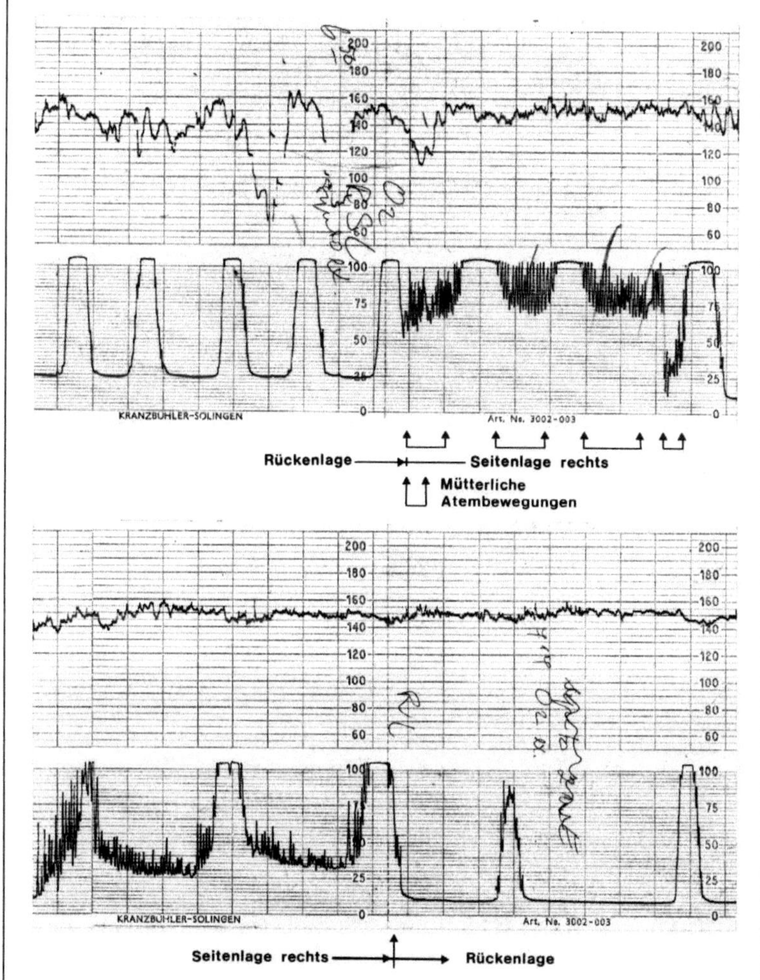

Abb. 12. Veränderung des externen Tokogramms bei Lagewechsel: scheinbare Tonusänderung. (Aus 29)

Die Elektrohystographie wird von Krämer auf S. 91 beschrieben. Sie geht auf Polaillon aus dem Jahr 1880 zurück.

Eine weitere Entwicklung des Elektrohystrogramms sollte die Vektographie darstellen (Levi-Solal (23), Larks u. a. (24)).

Intramyometrale Druckmessung

Ihr verdanken wir eine ganze Reihe von neuen Erkenntnissen zur Entstehung der Uterusmotilität (Caldeyro-Barcia (8)), vor allem Erkenntnisse über den Ablauf der Druckwellen am Uterus, die zur Prägung des Begriffes des „dreifach absteigenden Gradienten" geführt haben (Abb. 13).

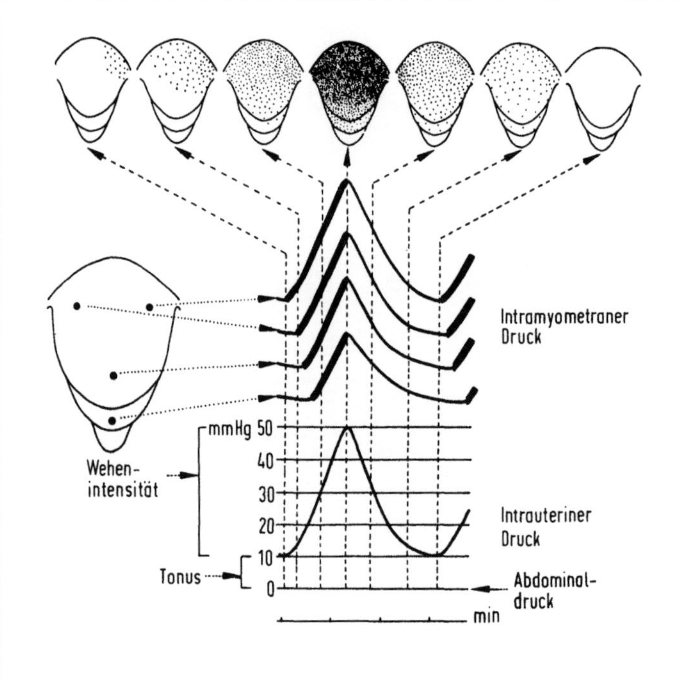

Abb. 13. Dreifach absteigender Gradient (DAG) oder „Triple descending gradient" (TDG). (Nach 8)

Die intravillöse Druckmessung ist lediglich von theoretischem Interesse. Sie wurde oben kurz beschrieben.

Die Druckmessung in den Gefäßen der Plazenta war für die Kenntnis der Uterusmotilität post partum von großer Bedeutung. Sie widerlegte die bislang vermutete „Ruhepause" des Uterus zwischen dem Ende der Austreibungs- und der Plazentarperiode (siehe Abb. 10).

Abschließend noch einige Worte über die normale und pathologische Wehentätigkeit, deren Kenntnis Voraussetzung ist für eine exakte Indikationsstellung zur Tokolyse, welcher Art auch immer.

Vorgeburtswehen („false labour")

Allgemein wird heute angenommen, daß eine Tokolyse nur dann sinnvoll ist, wenn die Wehen bereits zervixwirksam sind. Der Begriff der „zervixwirksamen Wehen" ist jedoch äußerst unglücklich gewählt. Es gibt, und das wissen wir seit den Arbeiten von Caldeyro-Barcia, keine Wehen, die nicht zervixwirksam sind. Was unter Zervixwirksamkeit heute verstanden werden will, ist eine nach vorhandenen – und registrierten – Wehen erkannte Veränderung an der Portio im Sinne einer Reifung derselben. Ist die Portio in diesem Sinne aber bereits verändert, und treten neuerlich Wehen auf, so muß die erst jetzt einsetzende Tokolyse schlechtere Ergebnisse bringen, als wenn bei Wehentätigkeit und „unreifer" Portio schon eine Tokolyse angewandt worden ist. Aus den nachfolgenden Beiträgen werden sich möglicherweise neue Erkenntnisse darüber ergeben, wann der ideale Zeitpunkt zur Tokolyse gegeben ist. Ohne Kenntnis solcher neuer Forschungsergebnisse sind immer noch zwei Dinge für die Indikationsstellung der Tokolyse wichtig:

a) Das externe Tokogramm mit Vorhandensein von Alvarez-Wellen (Abb. 14) war für den Autor ein Beweis, daß eine Tokolyse noch nicht erforderlich ist, auch wenn regelmäßige Wehen vorhanden waren.

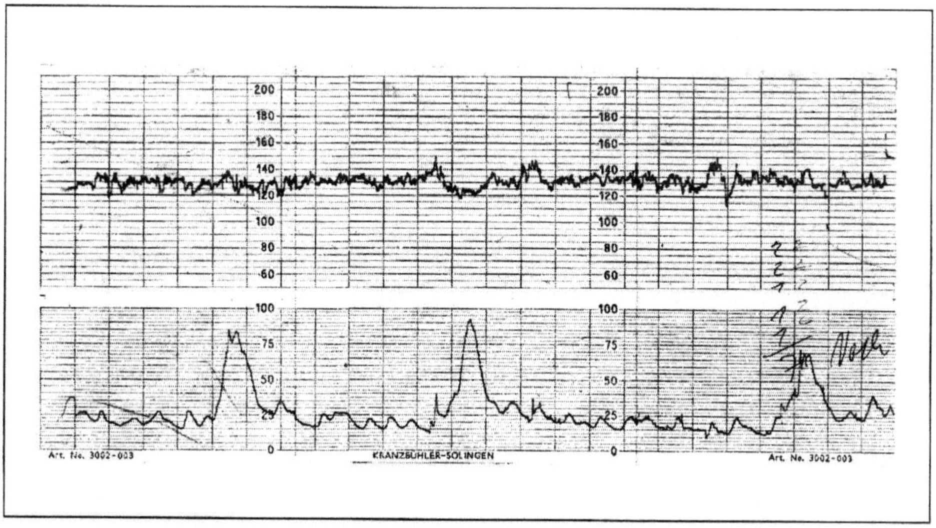

Abb. 14. Gutes externes Kardiotokogramm. Zu beachten sind die Alvarez-Wellen und die deutlichen Akmen der Braxton-Hicks-Kontraktionen: Aufgrund der noch deutlich vorhandenen Alvarez-Wellen ist leicht zu erkennen, daß die Frau sich noch nicht unter der Geburt befindet (Beispiel für sog. „false labour"). (Aus 29)

b) 1967 berichtete der Autor erstmals über die sogenannten klassischen Wehentypen (25, Abb. 15). Waren in einem externen Tokogramm überwiegend die Wehentypen I und II, die auf noch vorhandene Koordinationsstörungen im Erregungsablauf am Uterus hinwiesen – vorhanden, so schien dem Autor eine Tokolyse noch nicht erforderlich zu sein, auch wenn die Wehentätigkeit rhythmisch war.

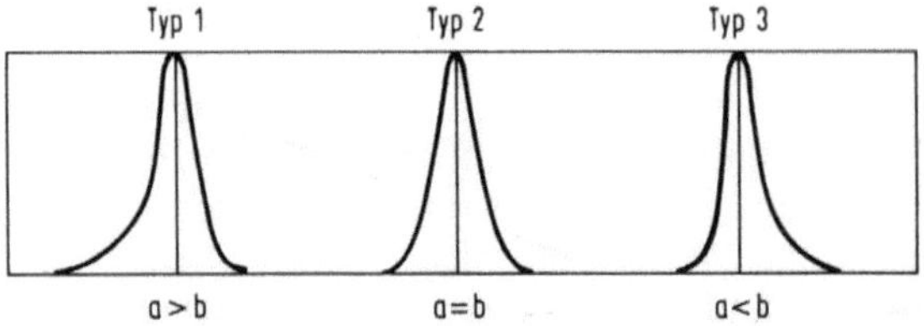

Abb. 15. Die drei klassischen Wehentypen: Typ I beginnt mit verzögertem Druckanstieg und raschem Druckabfall. Typ II verhält sich in der An- und Abstiegsphase gleich. Typ III führt zu einem raschen Druckanstieg und einem verzögerten Druckabfall. (Aus 25)

Wir konnten damals zeigen, daß bei hohem Anteil der Wehen vom Typ III, die allein durch den normal ablaufenden dreifach absteigenden Gradienten entstehen, die Geburtsdauer kurz, bei niedrigem Anteil der Wehen vom Typ III diese über Gebühr lang war (Abb. 16).

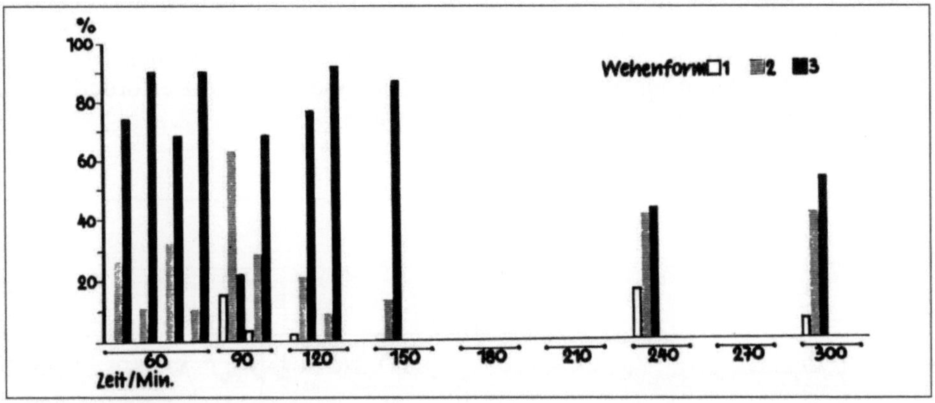

Abb. 16. Verhältnis der Summe der drei Wehentypen in Prozent bei 11 Geburten mit verschiedener Geburtsdauer. Je höher der Prozentsatz der Wehen vom Typ III, um so kürzer ist die Geburt. (Aus 25)

An dieser Stelle sei nebenbei auch auf die Entstehung der Dystokien hingewiesen und auf die Bedeutung der Tokolyse zur Unterdrückung der (Schmerz-)Dystokie mit dem Ziel einer Wehenregulierung ohne Hemmung derselben.

Mit der inneren Druckmessung lassen sich Frühgeburtswehen von Wehen am Termin unterscheiden. Bei Frühgeburtswehen ist der innere Druck höher als bei Geburten am Termin. Die Wehendauer ist in der Regel ebenfalls kürzer als jene am Termin.

Dies erklärt sich aus der Abhängigkeit des Uterusinnendruckes von der Größe der inneren Oberfläche des Uterus und der Muskelmasse. Bei annähernd gleichbleibender Uterusmuskelmasse im letzten Trimenon der Schwangerschaft, aber noch geringerer innerer Oberfläche in der Frühgeburtsperiode muß der Uterusinnendruck höher sein als bei Wehen am Termin. Frühgeburtswehen imponieren rein optisch als schlanke, dafür hohe Druckkurven. Dieses Bild ist allerdings bei externer Ableitung der Wehen nur schwer, bei innerer Druckmessung hingegen leicht zu erkennen. Die „echten“ Intensitäten der Eröffnungsperiode liegen bei Frühgeburtswehen zwischen 60 und 80, bei Wehen am Termin zwischen 30 und 50 mm Hg.

Auf die Möglichkeiten der Erkennung der Frühgeburtlichkeit durch computerisierte Wehenformanalyse wird im Beitrag von Schneider (S. •) hingewiesen. Inwiefern hier ein Zusammenhang mit der von Mendez-Bauer definierten Größe der Uteruseffizienz (Differenz der Zervixdilatation in cm : Uterusarbeit in der dieser Phase × 10^5, angegeben in Madrideinheiten) besteht, wird zu diskutieren sein (Abb. 19).

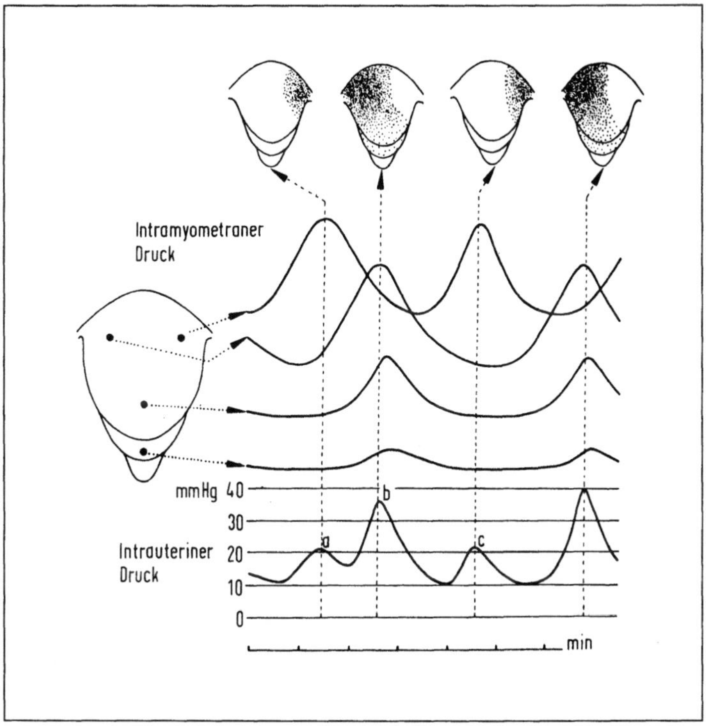

Abb. 17. Entstehung der Inkoordination I. Grades. (Aus 8) Caldeyro-Barcia, R., H. Alvarez, J. J. Poseiro)

Der Vollständigkeit halber sollen zum Abschluß dieses Übersichtsbeitrages noch die Begriffe der Uterusarbeit und des Wehentätigkeitsindexes in Erinnerung gerufen werden.

Unter Uterusarbeit versteht man die Summe der Intensitäten während einer gesamten Geburt, berechnet vom Beginn der aktiven Phase an, d. h. ab einer Muttermundsweite von 2 cm (nach Friedmann (26)). Für das Reifen der Zervix ist wahrscheinlich eine wesentlich höhere Uterusarbeit erforderlich als für die Geburt. Furey u. a. errechneten für diese Zervixreifung eine Uterusaktivität in Höhe von 7000 bis 18 000 mm Hg (27). Für eine durchschnittlich lange Eröffnungsperiode hingegen reicht eine Uterusarbeit von ca. 5000 mm Hg. Der Wehentätigkeitsindex, errechnet aus

$$\frac{\text{Wehendauer} \times \text{Wehenamplitude} \times \text{Wehenfrequenz}}{100 \times \text{Basaltonus}}, \qquad 12$$

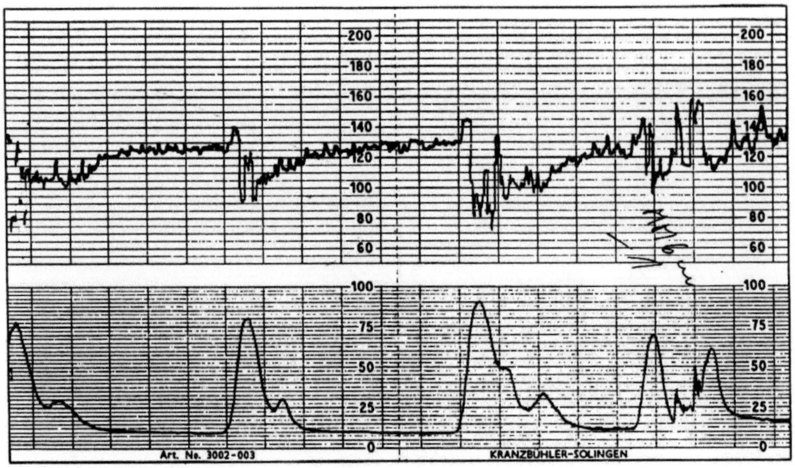

SPONTANE WEHENTÄTIGKEIT

Abb. 18. Inkoordination I. und II. Grades. (Aus 25)

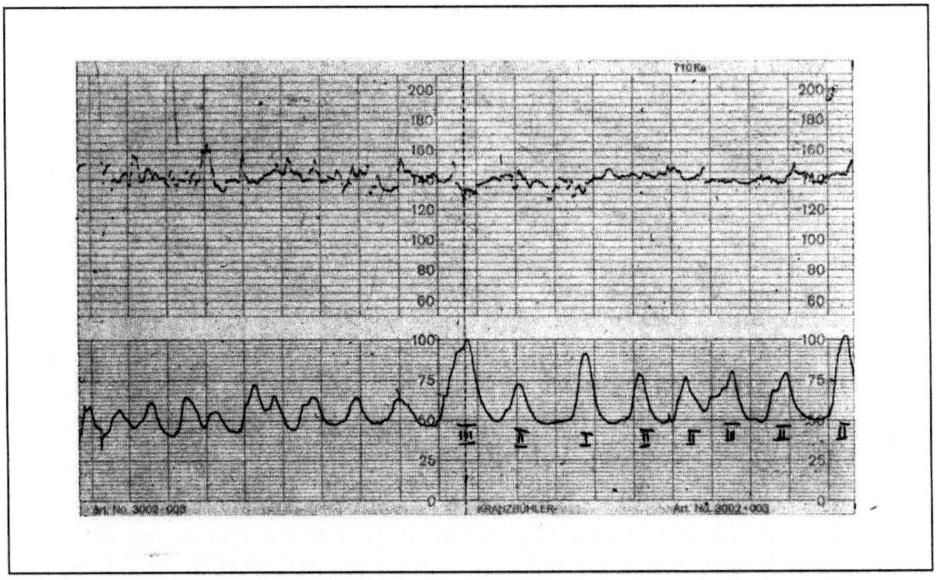

Abb. 19. Beispiel für eine tokographisch erfaßbare Feststellung des Geburtsbeginnes. Die Alvarez-Wellen schwinden, die Braxton-Hicks-Kontraktionen werden rhythmisch. (Aus 29)

war für die Indikationsstellung zur Tokolyse ebenfalls nicht uninteressant, da bei Werten unterhalb des Grenzwertes eine Tokolyse trotz regelmäßiger Wehen nicht erforderlich schien.

Aus dem Besprochenen geht hervor, daß zur Stunde eine exakte Indikationsstellung zur Tokolyse noch immer nicht möglich ist. Einzelne Hinweise aber, wie etwa das externe Tokogramm mit Vorhandensein von Alvarez-Wellen bzw. die prozentuale Verteilung der Wehentypen, können die Indikationsstellung beeinflussen.

Literatur

1. Alvarez H, Caldeyro-Barcia, R (1950) Contractility of the human uterus recorded by new methods. Surg Gynec and Obst 91: 1
2. Braxton-Hicks J (1872) On the contractions of the uterus throughout pregnancy: their physiological effects and their value in the diagnosis of pregnancy. Transactions of the obstetrical society of London 13: 216
3. Kristeller S (1861) Dynamometrische Vorrichtung an der Geburtszange. Mschr f Geburtskunde 17: 166
4. Joulin J (1867) Mémoire sur l'emploie de la Forceps en Obstétrique. Arch Gén de med 119: 149
5. Schatz F (1872) Beiträge zur physiologischen Geburtskunde. Arch. Gyn 3: 174
6. Schaeffer O (1896) Experimentelle Untersuchungen über die Wehentätigkeit des menschlichen Uterus. A Hirschwald, Berlin
7. Boukoemsy FW (1896) Über Anaesthesierung durch Aether und Chloroforminhalationen bei normalen Geburten. Mschr Gebh Gyn 3: 197
8. Caldeyro-Barcia R, Poseiro JJ (1965) In: Greenhill JP: Textbook for obstetrics. Chapter 14: The powers and mechanism of labor. WP Saunders, Philadelphia
9. Hendricks CH, Eskes, TKAB, Saameli K (1927) Uterine contractility at delivery and in the puerperium. Amer J Obstet Gynec 83 (1962) 890
10. Wieloch J (1927) Über die Messung des Druckes im normal graviden und hydramniotischen Uterus. Zbl Gyn 51: 129
11. Alvarez H, Caldeyro-Barcia R (1949) La fisiologica del alumbramiento estudiada mediante al registro de la presion intralacentaria. Arch Ostet Ginec 8: 12
12. Poseiro JJ (1971) Compression of the aorta or iliac arteries by the contracting human uterus during labour. In: Caldeyro-Barcia R: Effects of labour on fetus and mother. Pergamon Press, New York
13. Williams EA und Stallworthy JA (1952) A simple method of internal tocography. Lancet 7: 330
14. Carey HM (1954) An improved technique for the induction of labour. J Obst Gyn Brit Emp 61: 59
15. Bösch K, Ikle A und Käser O (1954) Fortlaufende Fruchtwasserdruckmessungen und simultane externe Tokodynamometrie sub partu. Schw Med Wschr 30: 850
16. Baumgarten K (1969) Eine einfache, sichere und billige Drahtelektrode zur Registrierung der direkten foetalen Elektrocardiographie. Med Markt 12: 533
17. Hon EH (1963) Instrumentation of fetal heart rate and fetal electrocardiography. Amer J Obstet Gynec 86: 772
18. Rübsamen W (1920) Die externe Hysterographie als klinisch experimentelle Testmethode für die Bestimmung der Wertigkeit von Wehenmitteln. Arch Gynäk 112: 459
19. Dodek SM (1932) A new method for graphically recording contractions of the parturient human uterus. Surg Gynec Obstet 55: 45
20. Lorand S (1937) Die tokographische Einteilung der Wehentypen bei normalen und pathologischen Geburten. Zbl Gynäk 61: 1291
21. Malmström T (1957) The parturiometer. A tocographic device. Acta obstet gynec scand 36: 3
22. Reynolds SRM, Heard OO, Bruns P, Hellmann CM (1948) A multichannel strain gage tocodynamometer: An instrument for studying patterns of uterine contractions in pregnant women. Bull Johns Hopkins Hosp 82: 466

23. Levy-Solal E, Morin P (1957) Des anomalies fonctionnelles de l'utérus parturient controlées par le vecto-utérographie. Gynaecologia 144, Suppl: 96
24. Larks SD (1958) Vektor-Hysterographie. Nature 181: 67
25. Baumgarten K (1967) Die Beeinflussung der Uterusmotilität. Monographie Brüder Hollinek, Wien
26. Friedman EA (1954) The graphic analysis of labour. Amer J Obstet Gynec 68: 1568
27. Furey T, Aladjem S (1980) Labor, delivery and the puerperium. In: Aladjem S: Obstetrical practice. Mosby Comp, St. Louis
28. Lindgren L (1955) The lower parts of the uterus during the first stage of labour in occipito-anterior vertex presentation. Studies by means of intrauterine tocography. Acta obstet gynec scand 34, Suppl 2: 1
29. Baumgarten K, Cetius K (1984) Die Geburt und ihre Überwachung in: Klinik der Frauenheilkunde Schwalm, Döderlein u. Wulf: Urban & Schwarzenberg 1984
30. Embrey MP (1958) A simplified internal tocograph – J Obst Gyn Brit Emp 65: 529

Anschrift des Verfassers:
Prof. Dr. med. K. Baumgarten
Blutspendezentrale Ö.R.K
Wiedenerhauptstraße 32
A-1040 Wien

Theorien zur Entstehung uteriner Kontraktionen

A. Hasenburg, E. Siegmund-Schulze, F. Fallenstein, L. Spätling

Forschungsabteilung der Universitäts-Frauenklinik Bochum

Bei der Erforschung von Wehen steht die Frage nach ihrer Entstehung und Ausbreitungsrichtung im Vordergrund. Untersuchungen an Primaten von Ivy und Mitarbeitern (11) gaben bereits 1931 erste Hinweise auf einen Beginn der Wehen im Bereich der Tuben mit konzentrischer Ausbreitung der Kontraktionen in Richtung auf das untere Uterinsegment. Caldeyro, Alvarez und Reynolds (4) fanden dann 1950 beim Menschen durch kombinierte interne und externe Wehenableitung unter der Geburt eine fundale Dominanz der normalen Wehentätigkeit, d. h., die Kontraktionsintensität war im Fundusbereich deutlich stärker als in allen anderen Uterusabschnitten. Die Untersuchungen dieser Autoren zeigten außerdem bei gutem Geburtsfortschritt eine hohe absolute Intensität der Kontraktionen und eine Synchronisation zwischen den verschiedenen Uterusabschnitten. Ein langsamer oder stagnierender Geburtsfortschritt dagegen war gekennzeichnet durch die fehlende fundale Dominanz und fehlende Synchronität der Kontraktionen.

Untersuchungen derselben Arbeitsgruppe im Jahre 1954 ließen bei Messungen des Amniondruckes im Vergleich zu intramuskulären Ableitungen annehmen, daß der Uterus jeweils einen Schrittmacher im rechten und linken Tubenwinkel besitzt. Nach der daraufhin entwickelten Theorie des „dreifach absteigenden Gradienten" breiten sich die Kontraktionen in absteigender Richtung aus, wobei sowohl die Dauer als auch die Intensität der Wehen im Fundusbereich am größten sind und zum unteren Uterinsegment in beiderlei Hinsicht abnehmen.

Nach Alvarez und Caldeyro-Barcia (1) beginnt bei normalen Entbindungen jede Wehe nur in einem „pacemaker", wobei die Schrittmacher wechseln können, aber nicht miteinander interferieren, d. h. sich nicht gegenseitig in der Potentialausbreitung behindern.

Die Theorie des „pacemaker" war in der Folge jedoch nicht unumstritten und wird bis heute kontrovers diskutiert (2, 3, 9, 13, 16–18, 21, 22). Ein anatomisches Substrat, vergleichbar dem Sinusknoten des Herzens, oder ein entsprechendes Reizleitungssystem wurde nicht gefunden. Eine „Pacemaker-Zelle" konnte weder elektrophysiologisch noch histologisch nachgewiesen werden (18).

Durch Untersuchungen mit Hilfe von Mikroableitungen an einzelnen Muskelfasern wurden jedoch Hinweise gefunden, daß Uterusmuskelfasern – ähnlich wie der Sinusknoten am Herzen – selbst Erregungen bilden können (22). Die dafür typischen Schrittmacherpotentiale können nach Jung (14) von beliebigen Muskelstellen in Abhängigkeit von der Gesamterregbarkeit des Uterus ausgehen und sind nicht auf bestimmte Bezirke begrenzt. Auch scheint die Fähigkeit zur Bildung eines lokalen Erregungszentrums wechselweise von Muskelzellen übernommen werden zu können. Dies wurde durch elektrohysterographische Untersuchungen von Boemi und Mitarbeitern (3) bestätigt.

Heute besteht kein Zweifel mehr daran, daß die Uterusmuskulatur zur autonomen Bildung von Erregungen befähigt ist. Es fehlt jedoch ein eigenes koordinierendes Leitungssystem, das die Erregungswelle wie am Herzen in einer ständig definierten Richtung über den Uterus steuert (12).

Im Gegensatz zum quergestreiften Muskel hat die glatte Muskelzelle eine weniger differenzierte Gesamtorganisation, besitzt dafür aber mehr Elementarfunktionen. Sie ist nicht nur in der Lage, Erregungen zu bilden und weiterzuleiten, sondern bildet gleichzeitig auch den Rezeptor für regulativ-humorale oder vegetativnervöse Einflüsse (14). Von diesen Umgebungsfaktoren wie der Konzentration bestimmter Hormone, der muskulären Vordehnung sowie metabolischen, zirkulatorischen und auch fetalen Einflüssen hängt der Ort der Potentialentstehung ab.

Noradrenalin als Neurotransmitter des sympathischen Nervensystems führt durch Stimulation an Alpharezeptoren zur Kontraktion von Muskelfasern. Die Empfindlichkeit der Alpharezeptoren wird dabei durch Östrogene gesteigert (Tabelle 1). Adrenalin dagegen hat eine überwiegende Affinität zu Betarezeptoren und erreicht durch ihre Stimulation eine Hemmung der Kontraktilität von glatten Muskelfasern. Dieser Effekt wird durch Progesteron unterstützt (13, 14). Oxytocin senkt das Membranpotential der Muskelfasern und führt damit zu einer Erhöhung der Erregbarkeit und Kontraktionsbereitschaft (14).

Tabelle 1. Wirkung verschiedener Hormone am Myometrium

Hormon	Rezeptor	Modulatoren	Kontraktion
Adrenalin	β	Progesteron	↓
Noradrenalin	α	Östrogene	↑
Oxytocin	Gap-junctions (?)	Prostaglandine	↑
		Östrogene	↑
		Progesteron	↓

Bei gleichmäßig optimierter Homöostase unter der Geburt führen lokale Erregungen dann zu einer raschen myometralen Ausbreitung über den gesamten Uterus und damit zu koordinierten Kontraktionen.

Was bleibt von der Theorie des „dreifach absteigenden Gradienten"?

Trotz Entdeckung der multifokalen Erregungsbefähigung des Myometriums weisen zahlreiche Untersuchungen (1, 5, 6, 14, 15) darauf hin, daß die normale Uteruskontraktion in der Nähe einer Tubenecke beginnt, da hier die niedrigsten Erregungsschwellen liegen und die Potentiale sich am leichtesten auslösen lassen (17). Die Erregungsausbreitung erfolgt dann synzytial in Richtung auf das untere Uterinsegment (17).

Nach Husslein (10) wird diese Erregungsleitung durch Gap-junctions reguliert. Gap-junctions sind Kanäle vom Zytoplasma einer Zelle zur anderen, die ein elektrisches und metabolisches Ankoppeln ermöglichen (Abb. 1).

In der glatten Muskulatur des Myometriums konnte folgendes nachgewiesen werden (8, 19):

- Myometrane Gap-junctions sind während der Schwangerschaft nur in sehr geringer Konzentration vorhanden;
- sie nehmen in Terminnähe an Häufigkeit und Ausdehnung zu;
- während der Geburt weisen sie ein Konzentrationsmaximum auf;
- innerhalb von 1–2 Tagen nach der Geburt werden sie nahezu vollständig abgebaut.

a 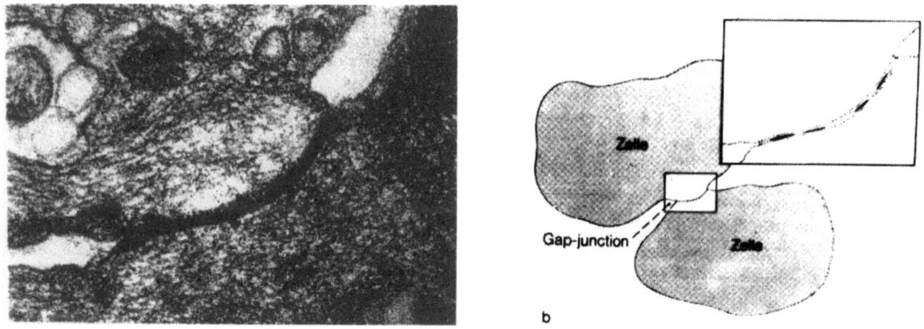

Abb. 1. Gap-junction: **a** elektronenmikroskopische Darstellung (143 000fach), (nach 8), **b** schematische Darstellung (nach 10)

Nach einer Hypothese von Verhoeff und Garfield (20) stellen Gap-junctions außerdem Oxytocinrezeptoren dar (siehe Tabelle 1). Die Formation dieser Gap-junctions im Myometrium soll durch Östrogene und Prostaglandine gefördert und durch Progesteron gehemmt werden (7).

Die Bedeutung myometraner Gap-junctions liegt u. a. in der Erhöhung der elektrischen Kommunikation zwischen einzelnen Zellen. Dadurch kann es zu einer raschen und synchronisierten Ausbreitung von Erregungen und damit zu einer einheitlichen Ausrichtung der Kontraktionen kommen.

Während sich das bisher Beschriebene auf die Entstehung der physiologischen Wehentätigkeit am Termin bezieht, darf nicht vergessen werden, daß bei vorzeitiger Wehentätigkeit eine Vielzahl weiterer Faktoren eine wichtige Rolle spielt. An dieser Stelle sei besonders auf die erhöhte Kontraktionsbereitschaft bei Magnesiummangel, die Prostaglandinwirkung auf Zervix und Myometrium bei lokalen und systemischen Infektionen sowie eine psychische Instabilität der Schwangeren verwiesen.

Zusammenfassend läßt sich für die „normale" Geburt jedoch folgendes feststellen:

- Das Myometrium besitzt eine Omnipotenz zur myogenen Erregungsbildung und Erregungsleitung. Die Erregungsbildung wird in Abhängigkeit von Umgebungsbedingungen modifiziert.
- Die Prädilektionsstellen der Erregungsentstehung liegen in den Tubenwinkeln, d. h. die Kontraktionen beginnen vorwiegend im Fundus, wobei hier sowohl die Dauer als auch die Intensität am größten sind.
- Die Reizweiterleitung erfolgt synzytial und wird um den Geburtstermin durch Gap-junctions reguliert.

Literatur

1. Alvarez H, Caldeyro-Barcia R (1954) The Normal and abnormal Contractile Waves of the Uterus During Labor. Gynaekologia 138: 190–212
2. Baumgarten K (1967) Die Beeinflussung der Uterusmotilität. Brüder Hollinek,Wien
3. Boemi P, Reitano S, Rizzari G (1987) Clinical experimental considerations on the presence of set uterine pacemakers. Clin Exp Obstet Gynecol 14: 23–32

4. Caldeyro R, Alvarez H, Reynolds SRM (1950) A better understanding of uterine contractility through simultaneous recording with an internal and a seven channel external method. Surgery Gynecol Obstet 91: 641–650
5. Caldeyro-Barcia R, Poseiro JJ (1960) Physiology of the uterine contraction. Clin Obstet Gynecol 3: 386–408
6. Danders R (1990) Simultane Wehenaufzeichnung durch vier externe Druckaufnehmer. Med. Dissertation, Ruhr-Universität Bochum
7. Garfield RE, Kannan MS, Daniel EE (1980) Gap junction formation in myometrium control by estrogens, progesterone and by prostaglandins. Amer J Physiol 238: 681
8. Garfield RE, Hayashi RH (1981) Appearance of gap-junctions in the myometrium of women during labor. Amer J Obstet Gynec 140: 254–260
9. Huber R (1958) Zur Frage nach dem „pacemaker" am menschlichen Uterus. Fortschr Geburtsh Gynäkol 7: 99
10. Husslein P (1990) Physiologische Grundlagen der Wehentätigkeit und Methoden der Geburtseinleitung. In: Künzel W, Wulf KH (Hrsg) Physiologie und Pathologie der Geburt I. Urban & Schwarzenberg, München Wien Baltimore, S. 43–66
11. Ivy AC, Hartmann CG, Koff A (1931) The contractions of the monkey uterus at term. Amer J. Obstet 22: 388–399
12. Jung H (1965) Erregungsphysiologie des Uterus. Arch Gynäkol 202: 14
13. Jung H (1972) Zur Physiologie des Uterus-Muskels unter Berücksichtigung zellulärer und neurohumoraler Regelvorgänge bei der Ruhigstellung des schwangeren Uterus. In: Saling E (Hrsg) Perinatale Medizin, Bd. 2., Thieme, Stuttgart, S 76–82
14. Jung H (1981) Physiologie und Pathologie der Wehentätigkeit. In: Käser O, Friedberg V, Ober KG, Thomsen K, Zander J (Hrsg) Gynäkologie und Geburtshilfe. Thieme, Stuttgart New York, S 10.6–10.20
15. Larks SD and Dasgupta K (1958) Wave forms of the electrohysterogram in pregnancy and labor. Am J Obstet Gynecol 75: 1069–1077
16. Larks SD, Dasgupta K, Assali NS, Morton DG and Bellamy AW (1959) The human electrohysterogram: electrical evidence for the existence of pacemaker function in the parturient uterus. J Obstet Gynaecol Brit Emp 66: 229–238
17. Reynolds SMR (1956) Tubal and uterine movements during the extrous cycle. In: Hoeber PB (ed) Physiology of the uterus. Medical Book Department of Harper & Brothe, New York, pp 1–71
18. Shulman J, Romney S (1970) Variability of uterine contractions in normal human parturition. Obstet Gynecol 36: 215–221
19. Verhoeff A, Garfield RE, Ramondt J, Wallenburg HCS (1985) Electrical and mechanical uterine activity and gap junction in peripartal sheep. Amer J. Obstet Gynec 153: 447
20. Verhoeff A, Garfield RE (1986) Ultrastructure of the myometrium and the role of gap-junctions in myometrial function. In: Huszar G (ed) The Physiology and Biochemistry of the Uterus in Pregnancy and Labor. CRC Press, Boca Raton, pp 74–88
21. Wolfs G, Rottinghuis H (1970) Electrical and Mechanical Activity of the Human Uterus During Labor. Arch Gynäkol 208: 373–385
22. Wolfs G (1972) Physiology of uterine contractions. In: Jung H (Hrsg) Methoden der pharmakologischen Geburtseinleitung und Uterusrelaxation. Thieme, Stuttgart, S. 13–21

Anschrift des Verfassers:
Frau Dr. med. A. Hasenburg
Universitäts-Frauenklinik Bochum
Forschungsabteilung
Marienhospital Herne
Hölkeskampring 40
4690 Herne 1

Diskussion

Berg: „It was very interesting. I have a few comments. You mentioned the gap-junctions and I do agree, they intend to increase in number towards term but they express this as an effect of or coupled with oxytocine receptors. I disagree with that because the oxytocine receptors are an entity in its own. Furthermore you can find vasopressine receptors which also seem to increase near term and furthermore the alpha-adrenergic receptor system seems to increase and the beta-receptor system decreases which leaves actually the whole of uterus more susceptible to any time of stimulation, any kind of stimulus. So in a way one could say that the nearer the term the easier it is that from any direction the trigger triggers the start of contractions. And especially the comment on the gap-junctions seems to be correct but the oxytocine receptors are an entity of their own."

Jung dankt für den schönen Überblick über die erregungsphysiologischen Erkenntnisse der letzten Jahrzehnte, die unser Verständnis für Erregungs- und Kontraktionsabläufe unter der Geburt beeinflußt hätten. Er weist darauf hin, daß den Erregungsabläufen bei der Frühgeburt andere Mechanismen zugrunde liegen könnten. Er erwähnt die unterschiedlichen Druckverhältnisse bei der Frühgeburt, wie es in dem Vortrag von Baumgarten dargestellt wurde und die unterschiedliche Rezeptorensituation. Auch sollten Ergebnisse aus Untersuchungen mit Muskelstreifen ebenfalls mit Vorsicht diskutiert werden.

Vierkanaltokographie unter der Geburt*

R. Danders[1], A. Hasenburg[2], F. Fallenstein[2], L. Spätling[2]

[1] Abt. für Geburtshilfe und Frauenheilkunde, Knappschaftskrankenhaus Langendreer, Univ.-Klinik Bochum; [2] Universitäts-Frauenklinik Bochum

Einführung

Vor dem Hintergrund der klassischen Hypothesen von Caldeyro-Barcia war es eines unserer Anliegen, zu überprüfen, ob mit einer simultanen Aufzeichnung des externen Wehendrucks an vier Stellen über dem Uterus, der sogenanntenVierkanaltokographie, Aussagen zu den Wehenursprungsorten und zur Wehenausbreitung möglich sind. Im Vordergrund stand hierbei die Frage, ob die Vierkanaltokographie spezifische Informationsmuster liefern kann, die mit den Geburtsverläufen korrelieren.

Material und Methode

Wir führten 54 Messungen unter der Geburt in verschiedenen Geburtsstadien durch. Die Patientinnen waren durchschnittlich 26 Jahre alt (20–38). Die Schwangerschaftsdauer betrug im Median 40 Schwangerschaftswochen (34–42). Das Patientenkollektiv setzte sich aus 28 Erstgebärenden, 17 Zweitgebärenden, 6 Drittgebärenden und 3 Viertgebärenden zusammen. 20 Messungen wurden in der frühen Eröffnungsperiode durchgeführt (Muttermundsweite 2–3 cm), 16 Messungen in der mittleren Eröffnungsperiode (Muttermundsweite 5–6 cm) und 18 Messungen in der späten Eröffnungsperiode (Muttermundsweite 8–10 cm). Die Dauer einer Messung betrug durchschnittlich 30 Minuten. Von den in die Untersuchungsreihe aufgenommenen Entbindungen wurden 7 mit einem Kaiserschnitt und 2 durch Vakuumextraktion beendet. Die übrigen 45 waren Spontangeburten.

Während der Messungen wurde ein Protokoll über Lagewechsel der Patientin, vaginale Untersuchungen und andere Besonderheiten geführt.

Die für die Vierkanaltokographie eingesetzten Wehendruckaufnehmer sind speziell für diese Anwendung entwickelt worden und zeichnen sich durch eine besonders leichte und flache Bauform aus (1). Diese wird durch die Verwendung eines piezokeramischen Elements erreicht (Abb. 1). Die vier Transducer wurden in einem gedachten Quadrat etwa eine Handspanne voneinander entfernt um den Nabel herum plaziert und mit einem elastischen Gewebeschlauch gehalten.

Die Meßdaten wurden mit Hilfe eines tragbaren Computers aufgezeichnet und für die spätere visuelle Auswertung ausgedruckt (Abb. 2).

Die zeitliche Reihenfolge des Wehenbeginns an den vier Uterusabschnitten wurde durch die Zuordnung von Rangzahlen dargestellt. Der Transducer mit dem frühesten Einsatz erhielt den Rangplatz 1, der folgende den Rangplatz 2, die Rangplätze 3 und 4 wurden den Transducern mit dem vorletzten bzw. letzten Ein-

* Mit Unterstützung der Deutschen Forschungsgemeinschaft

satz zugeordnet. Wenn eine zeitliche Trennung des Einsatzes zwischen den einzelnen Uterusabschnitten nicht möglich war, erhielten die entsprechenden Transducer mittlere Rangzahlen.

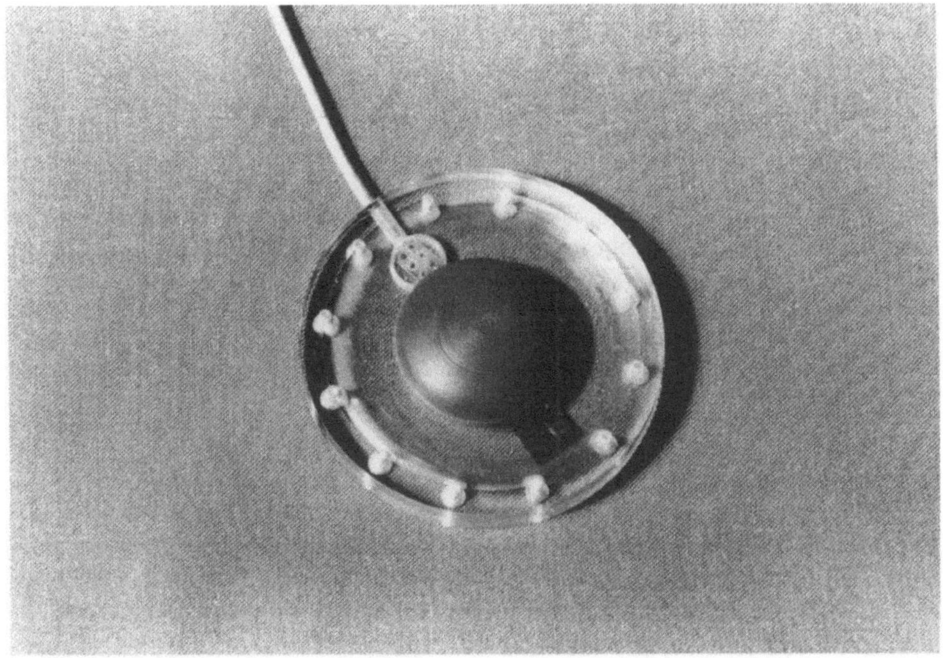

Abb. 1. Piezokeramischer Wehensensor für die Vierkanaltokographie. (Aus 1)

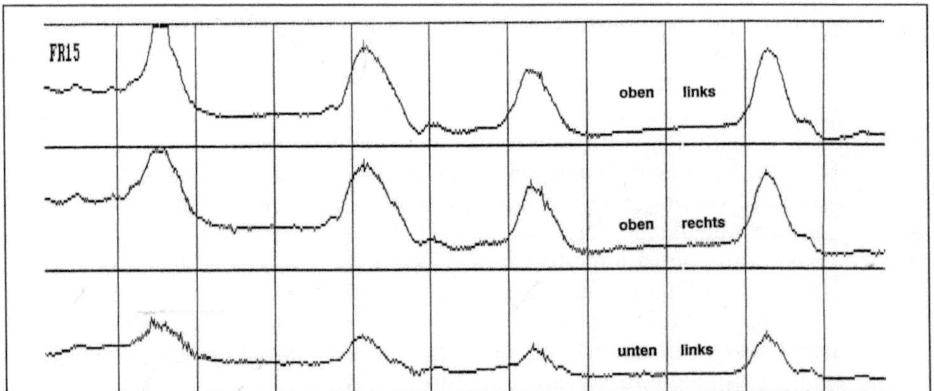

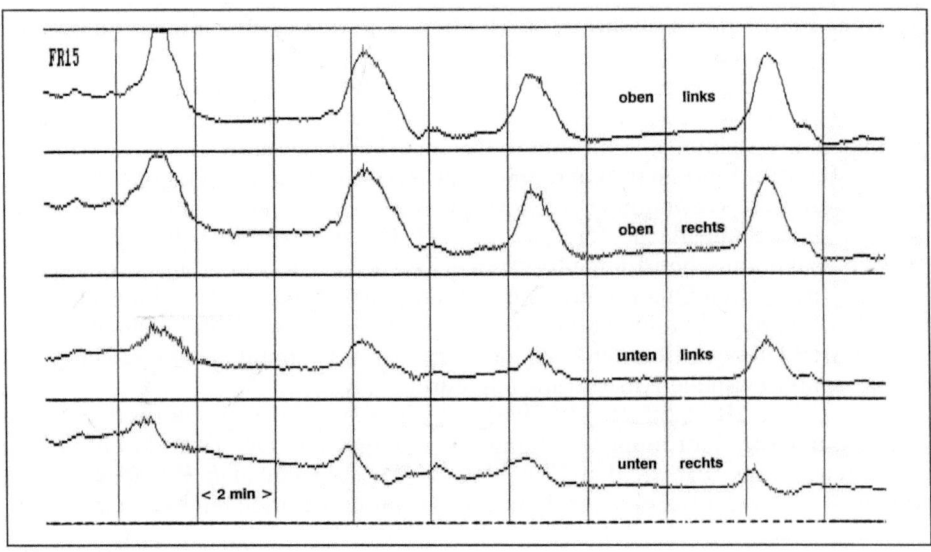

Abb. 2. Ausschnitt aus einem Vierkanaltokogramm

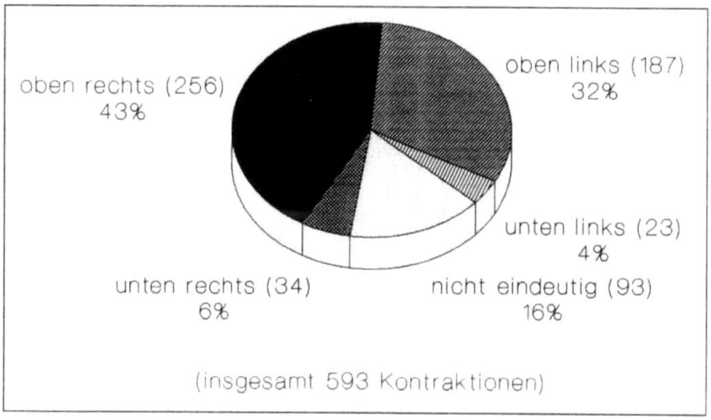

Abb. 3. Verteilung der Wehenursprungsorte aller registrierter Kontraktionen

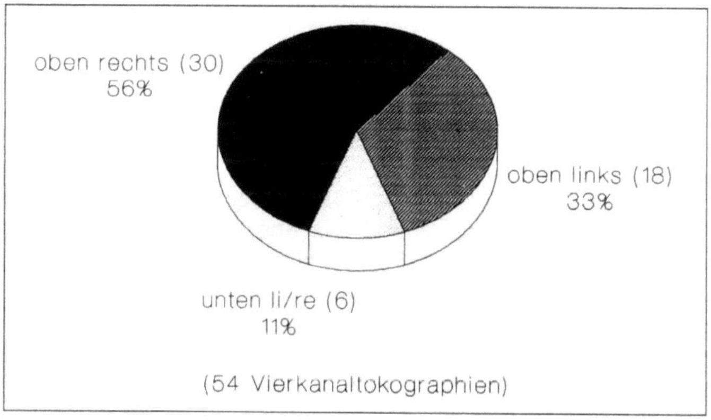

Abb. 4. Häufigste Wehenursprungsorte innerhalb der einzelnen Messungen

Ergebnisse

Während der 54 Messungen wurden insgesamt 593 Kontraktionen registriert. Bei 256 der registrierten Wehen begann die Kontraktion im rechten oberen Quadranten, bei 187 Wehen im linken oberen Quadranten. 75% der Wehen entsprangen also im Fundusbereich. 34 Wehen nahmen ihren Ursprung unten rechts, 23 Wehen unten links. Bei 93 Wehen konnte die zeitliche Führung keinem Transducer zugeordnet werden (Abb. 3).

Auch innerhalb einer Aufzeichnung wechselte der zeitliche Weheneinsatz zwischen den verschiedenen Ableitungsstellen. Deshalb identifizierten wir für jede der 54 Messungen den Transducer, der während der 30 Minuten dauernden Aufzeichnung am häufigsten als erster die beginnende Kontraktion registriert hat. Dabei ergab sich, daß in 30 Fällen der obere rechte und in 24 Fällen ein anderer Transducer die Führung hatte, wobei 18mal der linke obere Quadrant als Ausgang der Wehe identifiziert werden konnte (Abb. 4).

Von den untersuchten 54 Geburtsverläufen mußten neun wegen Geburtsstillstand operativ beendet werden. Überraschend deutlich ist der Anteil der operativen Entbindungen, wenn die Kontraktionen nicht vorwiegend im rechten Fundusbereich beginnen (Abb. 5). 7% der Entbindungen, bei denen die Wehen hauptsächlich im oberen rechten Quadranten begannen, wurden operativ beendet, dagegen 29%, wenn die Kontraktionen nicht in diesem Bereich ihren Ursprung nahmen. Der Unterschied in der Häufigkeit der operativen Entbindungen ist statistisch signifikant (Chi-Quadrat-Test, $p < 0{,}05$).

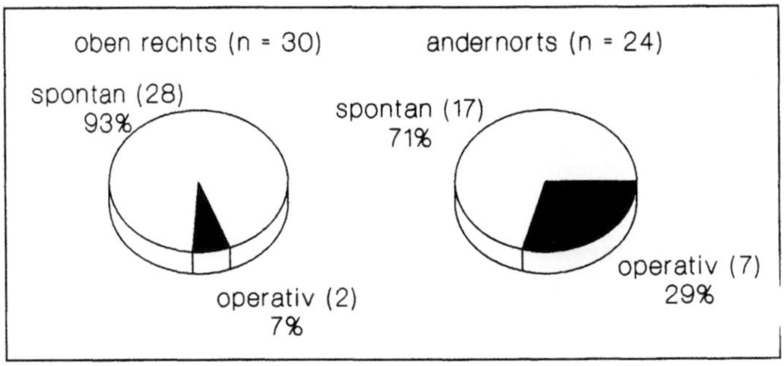

Abb. 5. Anteil der operativen Entbindungen in Abhängigkeit vom häufigsten Wehenursprungsort

Diskussion

Die Ergebnisse der Meßreihe bestätigen nicht nur die allgemein anerkannten Hypothesen von Caldeyro-Barcia, sondern zeigen darüber hinaus eine bisher nicht beschriebene Bedeutung des rechts fundalen Wehenursprungsortes für den Geburtsverlauf. Durch weitere Untersuchungen sollten die sich hier andeutenden Zusammenhänge überprüft werden. Wenn die Bedeutung des Wehenursprungsortes für den Geburtsverlauf bestätigt werden kann, so steht dem Geburtshelfer mit einer einfachen Meßanordnung ein neues Kriterium für die rechtzeitige Diagnose pathologischer Geburtsverläufe zur Verfügung. Da die überwiegende Anzahl der Kontraktionen unter der Geburt oben entsteht, könnte man unter Umständen bereits mit dem Anbringen von zwei Wehendruckabnehmern im Fundusbereich ausreichende Informationen gewinnen.

Die einfache, patientenfreundliche Versuchsanordnung ist eine wichtige Voraussetzung, um auch breit angelegte Studien zu dieser Thematik durchführen zu können.

Literatur

1. Fallenstein F, Spätling L (1986) Wehengesteuerte Dosierung bei der intermittierenden parenteralen Applikation von Betamimetika – ein Computermodell. In: Jung H, Fendel H, Karl C (Hrsg) Neueste Ergebnisse über Betamimetika. Steinkopff, Darmstadt, S 51–58

Für die Verfasser:
Frau Dr. med. Renate Danders
Knappschaftskrankenhaus Langendreer
Universitätsklinik
Abteilung für Geburtshilfe und
Frauenheilkunde
In der Schornau
4630 Bochum

Diskussion

Aus dem *Auditorium* wird gefragt, ob es denn möglich sei, aus dem Wehenverlauf auch klinische Konsequenzen zu ziehen.

Danders entgegnet, daß das im Moment mit der Einkanaltokographie noch nicht möglich sei. Wenn aber eine automatische Analyse der Vierkanaltokographie realisiert würde, sei es vorstellbar, daß eine solche Information einen Einfluß auf die Geburtsleitung haben könnte.

Jung diskutiert eine mögliche Diskrepanz zu den Ergebnissen zu Caldeyro-Barcia, dem nicht ein Vierkanalschreiber zur Verfügung gestanden hätte. Caldeyro-Barcia habe Messungen durchgeführt, bei denen Sensoren invasiv perkutan in die Uterusmuskulatur eingebracht wurden. Er bezweifelt auch den physiologischen Wert dieser Untersuchungen aufgrund der Vulnerationen. Jung fragt nach der Differenzierung des beschriebenen Kollektives in Früh- und Termingeburten.

Danders beschreibt das Patientengut mit Spontanentbindungen am Termin.

Schneider beschreibt es als Fortschritt, daß nun mit nichtinvasiven Methoden wehenphysiologische Untersuchungen durchgeführt werden könnten. Er fragt nach einem möglichen Unterschied zwischen Erst- und Mehrgebärenden, den Frau Danders verneint.

Aus dem *Auditorium* wird nach Lage und Stellung der Kinder gefragt.

Danders erläutert, daß es sich um Schädellagen gehandelt habe, die aber nicht differenziert wurden. Zusammenhänge zwischen Wehenursprungsort und Lage des Kindes seien noch nicht untersucht worden.

Jung weist zusätzlich noch auf die Lage der Mutter hin, die ebenfalls einen Einfluß auf die Messung habe. Auch sei die Registrierung unterhalb des Nabels weniger gut. Er empfiehlt eine Standardisierung des Auflagedrucks der Transducer. Außerdem richte sich der Uterus während der Kontraktion auf. Es sei sinnvoll auch dies zu registrieren. Die intrauterine Druckmessung gäbe zusätzlich eine wichtige Information.

Vierkanaltokographie bei vorzeitiger Wehentätigkeit*

C. Behrens, A. Hasenburg, J. Steffens, F. Fallenstein, L. Spätling

Universitäts-Frauenklinik Bochum

Einleitung

Physiologische und pathologische Wehentätigkeit während der Schwangerschaft gehen fließend ineinander über. Die Zervixwirksamkeit der Kontraktionen kann anhand des Kardiotokogramms nicht erkannt werden. Zervixveränderungen vor Therapiebeginn abzuwarten ist risikoreich. So erhalten Patientinnen unter Umständen unnötig eine tokolytische Therapie mit Betamimetika.

Mit Hilfe von vier über der Gebärmutter angebrachten Drucktransducern (Vierkanaltokographie) ist es möglich, den Ursprungsort sowie die Richtung und das Ausmaß der Ausbreitung einer Kontraktion zu bestimmen.

In der im folgenden beschriebenen Studie sollte überprüft werden, ob die Dynamik von Kontraktionen, die zu einer Frühgeburt führen, anders ist als die der Patientinnen, die die Schwangerschaft austragen.

Methoden

An der Studie nahmen fünfzig Patientinnen teil (Tabelle 1), die wegen vorzeitiger Wehentätigkeit stationär behandelt wurden. Das Gestationsalter betrug dabei zwischen 21 und 36 abgeschlossenen Schwangerschaftswochen (SSW), die Verteilung des Gestationsalters ist in Tabelle 2 dargestellt.

Tabelle 1. Patientinnenkollektiv

Alter	< 20	20–30	> 30
n	4 (8%)	31 (62%)	15 (30%)
Gravidität	1	2	≥ 3
n	24 (48%)	17 (34%)	9 (18%)
Parität	1	2	≥ 3
n	32 (64%)	15 (30%)	3 (6%)

Tabelle 2. Gestationsalter bei Messung (abgeschl. SSW)

SSW	21–23	24/25	26/27	28/29	30/31	32/33	34/35
n	2	6	8	9	10	8	7

* Mit Unterstützung der Deutschen Forschungsgemeinschaft

Bei jeder Patientin wurde eine erste sechsstündige Hauptmessung aufgezeichnet und im Abstand von ein bis vier Tagen eine weitere dreistündige. Bei sechs Patientinnen konnte nur eine Messung aufgezeichnet werden.

Es kamen vier Drucktransducer zur Anwendung, die auf einem piezoelektrischem Funktionsprinzip basieren. Nach Analogdigitalumwandlung der Signale wurden die Daten auf einem handelsüblichen tragbaren Personalcomputer gespeichert. Die Objektivierung der Signalveränderung erfolgte mit Hilfe eines Computerprogramms (computergestützte visuelle Auswertung) mit der Möglichkeit, in allen vier Spuren Wehenbeginn, -maximum und -ende, Wehenform und Zeiträume des Auftretens von Alvarezkontraktionen festzuhalten.

Die statistische Auswertung erfolgte mittels U-Test nach Wilcoxon, Mann und Witney und Chi-Quadrat-Test.

Ergebnisse

In den rund 450 Stunden Gesamtmeßzeit wurden knapp 6 000 Einzelkontraktionen aufgezeichnet.

Die überwiegende Anzahl der Kontraktionen erregte nicht den gesamten Uterus, sondern blieb lokal begrenzt. Bei wehentypischem Muster in nur ein oder zwei Kanälen wurden die Kontraktionen als lokal, bei Ansprechen von drei oder vier Kanälen als global bezeichnet. 53% aller aufgezeichneten Kontraktionen gehören der lokalen Kategorie an.

Auch fiel eine hohe Flexibilität in der Einbeziehung verschiedener Uterussegmente in die Gesamtkontraktion auf. Dies fand sich sowohl interindividuell als auch intraindividuell.

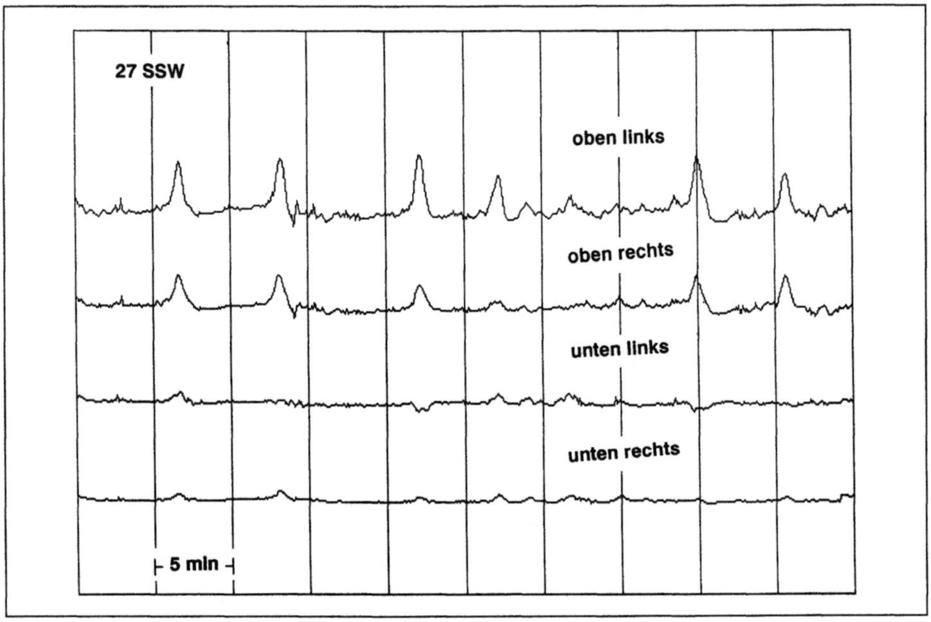

Abb. 1. Beispiel einer überwiegenden Kontraktionstätigkeit im Fundusbereich bei Vierkanaltokographie

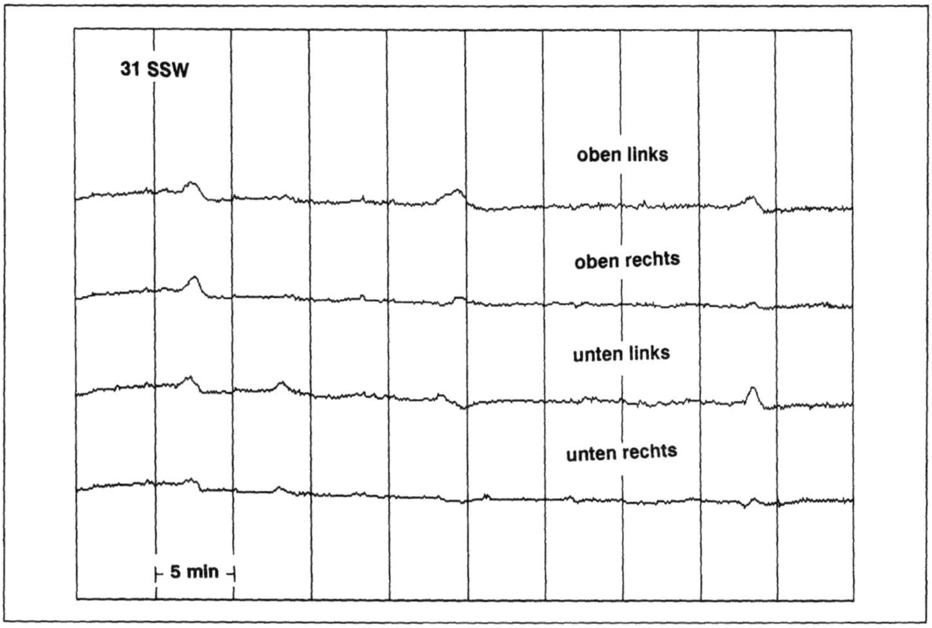

Abb. 2. Beispiel einer hohen intraindividuellen Variabilität im Kontraktionsmuster bei Vierkanaltokographie

Häufig ließ sich für eine Patientin ein spezifisches Kontraktionsmuster erkennen. Abbildung 1 zeigt als Beispiel einen fünfzigminütigen Ausschnitt einer Patientin, bei der im wesentlichen die beiden oberen Transducer ansprachen. Dieses Kontraktionsmuster herrschte sowohl in der Haupt- als auch in der Wiederholungsmessung konstant vor.

Abbildung 2 zeigt die Kurve einer Patientin, die eine hohe intraindividuelle Variabilität im Kontraktionsmuster aufweist. Folgende Signalveränderungen werden deutlich:

1. Eine Kontraktion zeigt sich mehr oder weniger gleichmäßig über allen Segmenten des Uterus.
2. Eine etwas schwächere Kontraktion wird hauptsächlich in den beiden unteren Segmenten gesehen.
3. Eine Kontraktion breitet sich bevorzugt im Fundusbereich aus.
4. Eine Signaldominanz wird auf der linken Seite aufgezeichnet.

Diese unterschiedlichen Wehenmuster finden sich innerhalb eines zusammenhängenden Ausschnittes von nur 50 Minuten.

Um den Uterusbereich mit der höchsten Aktivität bei einer Patientin zu ermitteln, wurde für jeden Transducer einzeln die Anzahl der Kontraktionen gezählt und ihre Amplituden addiert. Der Kanal mit der höchsten Amplitudensumme wurde als das dominante Zentrum betrachtet.

Bei 24 Patientinnen fand sich bei Haupt- und Wiederholungsmessung dasselbe Dominanzzentrum. Für diese Gruppe betrug der Median des Schwangerschaftsalters bei Geburt 262 Tage (37 $^{3}/_{7}$ Schwangerschaftswochen). Bei den anderen 20 Patientinnen stimmte das in der Erstmessung ermittelte Dominanzzentrum nicht mit dem in der Zweitmessung überein. Der Median der Schwangerschaftsdauer dieser Patientinnen betrug mit 274 Tagen (39 $^{1}/_{7}$ Schwangerschaftswochen) 12 Tage mehr ($p < 0{,}02$), (Tabelle 3).

Diese Beobachtung kann nicht auf unterschiedliche Gestationsalter zum Meßzeitpunkt zurückgeführt werden, da keine wesentlichen Differenzen zwischen den beiden Gruppen bestand (Median 29,5 bzw. 30 abgeschlossene SSW).

Weiterhin wurde der Ursprungsort jeder Kontraktion ermittelt. Für jede Patientin wurde der Transducer bestimmt, bei dem die Kontraktion am häufigsten als erstes sichtbar wurde. Das Erregungszentrum fand sich bei neun Patientinnen überwiegend im rechten oberen Bereich. Für diese Gruppe wurde ein Median des Geburtsalters von 251 Tagen errechnet (35 $^{6}/_{7}$ SSW).

Tabelle 3. Übereinstimmung des Dominanzzentrums bei der ersten und zweiten Messung

	übereinstimmend	nicht übereinstimmend
Anzahl (n)	24	20
Schwangerschaftsdauer (Tage)	262	274 ($p = 0{,}02$)

Tabelle 4. Wehenursprung

	oben rechts	andernorts
Anzahl (n)	9	41
Schwangerschaftsdauer (Tage)	251	273 ($p = 0{,}01$)

Dominierte ein anderes Erregungszentrum, so betrug der Median mit 273 Tagen (39 SSW) 22 Tage mehr (Tabelle 4).

Auch hier differiert der Median des Gestationsalters zum Meßzeitpunkt der beiden Gruppen nur geringfügig (Median 30,5 bzw. 29 SSW).

Diskussion

Der Uterus ist zu multifokaler Erregungsbildung befähigt (2). In der vorliegenden Untersuchung konnte mit der Vierkanaltokographie gezeigt werden, daß der überwiegende Anteil der in der Schwangerschaft registrierbaren Kontraktionen, die von den verschiedenen Erregungszentren ausgehen, lokal begrenzt bleibt.

Die hier gewählte Methode ermöglicht die Festlegung eines Dominanzzentrums. Findet sich dieses in einer Kontrollmessung wieder, so muß von einer effizienten Koordination der Wehentätigkeit ausgegangen werden und damit von einer hohen Produktivität der Kontraktionen. Eine effiziente Koordination der Uterusmotilität beschrieben Alvarez und Caldeyro-Barcia als wesentlich für den Verlauf einer normalen Geburt (3).

Mit Hilfe der Vierkanaltokographie kann außerdem ein Ursprungszentrum aufgefunden werden, dessen Lage ebenfalls Hinweise auf den weiteren zu erwartenden Schwangerschaftsverlauf gibt. Trat bei vorzeitiger Wehentätigkeit eine rechts-fundale Erregungsdominanz auf, so war die Schwangerschaftsdauer verkürzt, was für eine erhöhte Zervixwirksamkeit dieser Kontraktionen spricht. Schon vor Jahrzehnten publizierte Ergebnisse aus der Arbeitsgruppe um Caldeyro-Barcia (1, 3) weisen ebenso wie unsere eigenen Resultate (siehe S. 79 Danders; 4) in die gleiche Richtung.

Die Vierkanaltokographie liefert damit Klassifizierungskriterien, die die Indikation und Gestaltung einer tokolytischen Therapie erleichtern.

Literatur

1. Alvarez H, Caldeyro-Barcia R (1954) The Normal and Abnormal Contractile Waves of the Uterus During Labor. Gynaekologia 138: 190–212
2. Boemi P, Reitano S, Rizzari G. (1987) Clinical experimental considerations on the presence of set uterine pacemakers. Clin Exp Obstet Gynecol 14: 23–32
3. Caldeyro R, Alvarez H (1950) A better understanding of uterine contractility through simultaneous recording with an internal and a seven channel external method. Surgery Gynacol Obstet 91: 641–650
4. Danders R (1990) Simultane Wehenaufzeichnung durch vier externe Druckaufnehmer. Med. Dissertation, Ruhr-Universität Bochum

Für die Verfasser:
Frau Claudia Behrens
Universitäts-Frauenklinik Bochum
Forschungsabteilung
Marienhospital Herne
Hölkeskampring 40
4690 Herne 1

Diskussion

Jung weist auf die aus den Untersuchungen resultierende Vermutung hin, daß die Koordination der multifokalen Erregung die Frühgeburtlichkeit fördere. Es seien dann die Frauen für eine erfolgreiche Therapie prädestiniert, bei welchen eine Dominanz der Erregungszentren im rechten oberen Fundusbereich bestünde. Es wäre sinnvoll, mit einer größeren Anzahl von Untersuchungen die Ergebnisse zu stützen und vielleicht damit auch die Motilität in den verschiedenen Schwangerschaftsmonaten zu differenzieren.

Behrens entgegnet, daß in den gebildeten Gruppen weder bei der Ermittlung des Dominanzzentrums noch der des Erregungszentrums Unterschiede im Gestationsalter gefunden wurden.

Jung verweist auf eine evtl. fundiertere Aussagemöglichkeit bei einem größeren Patientenkollektiv und auf eine u. U. andere Kontraktionsdynamik bei einer Gestosepatientin oder in frühen Schwangerschaftswochen.

Behrens antwortet auf die Frage aus dem Auditorium nach der Ermittlung des Dominanzzentrums, daß dieses durch die Addition der Amplituden für jeden Transducer ermittelt wurde.

Aus dem *Auditorium* wird nach der Behandlung sogenannter negativer Wehen gefragt.

Behrens erwidert, daß die geringe Anzahl von Negativausschlägen keinen Einfluß auf die Auswertung gehabt hätte. Sie erläutert die Entstehung der möglichen Negativausschläge durch eine zwischenzeitliche unter der Wehe entstehende Entlastung eines einzelnen Transducers.

Jung meint, daß der Beginn der Kontraktionen aus den im Vortrag gezeigten Darstellungen schlecht zu ermitteln sei und, daß unter Umständen diesem Problem mit einem schnelleren Papiervorschub zu begegnen sei. Weiter könnte eine größere Zahl von Fundusdominanzen auch durch das Aufrichten der Gebärmutter unter der Wehe erzeugt worden sein.

Behrens stellt heraus, daß die Ermittlung des Dominanzzentrums unabhängig vom Ort des Kontraktionsbeginnes gewesen sei. Mit der computerunterstützten Auswertung sei es ebenfalls kein Problem gewesen, den Wehenbeginn zu ermitteln. Der mittlere Unterschied zwischen dem ersten und zweiten Transducer hätte 7,3 Sekunden betragen.

Fallenstein regt an, sich vor dem Vortragssaal die computergestützte Auswertmöglichkeit demonstrieren zu lassen.

Jung verweist auf den wichtigen Unterschied zwischen Erregungsbeginn und Kontraktionsbeginn. Er zitiert seine erregungsphysiologischen Untersuchungen, die zeigten, daß es zum einen Impulse gäbe, die mit „mm/sec Bruchteilen" fortgeleitet würden, gefolgt von einer Pause, bis dann einzelne Bereiche mit einem eigenen Rhythmus autonom antworteten. Es gäbe eine zweite Form, die offensichtlich in erregungsphysiologisch nachweisbaren pacemaker-Zellen entstünden und einen gleichbleibenden Rhythmus weiterführten.

Die Erfassung vorzeitiger Wehen mit Hilfe der Elektromyographie, der Impedanzplethysmographie und der Induktionsmessung*

M. Kraemer, C. Lehmann, L. Spätling, F. Fallenstein

Universitäts-Frauenklinik Bochum

Die externe Tokographie mit druckempfindlichen Wehensensoren hat sich als Standardmethode für die nichtinvasive Kardiotokographie durchgesetzt. Der Hauptvorteil liegt neben der Nichtinvasivität vor allem in der leichten Anwendbarkeit; nachteilig sind die Abhängigkeit von der Patientenlagerung sowie die geringe Sensitivität in der frühen Schwangerschaft und bei adipösen Patientinnen. Im Rahmen unserer Arbeiten an der wehengesteuerten Bolustokolyse stellt sich daher die Frage nach alternativen, nichtinvasiven Methoden zur Erfassung der uterinen Aktivität, die für diesen Anwendungsbereich genügend zuverlässig sind und trotzdem eine möglichst hohe Anwendungsfreundlichkeit im Hinblick auf die geplanten Langzeitregistrierungen bieten. In der Literatur finden sich hierzu Arbeiten über die Elektrohysterographie (Ableitung abdominaler EMG-Signale) sowie die abdominale Impedanzplethysmographie im Zusammenhang mit der Wehentätigkeit unter der Geburt. Systematische Untersuchungen vor allem bei vorzeitiger Wehentätigkeit liegen jedoch nicht vor, so daß wir in klinischen Studien die Brauchbarkeit dieser beiden Methoden im Sinne der obigen Forderungen untersucht haben. Darüberhinaus testeten wir ein aus der Atemphysiologie bekanntes Verfahren, das mit einem elastischen, um den Körperstamm gelegten Induktionsband arbeitet, auf seine grundsätzliche Verwendbarkeit zur Erfassung vorzeitiger Wehentätigkeit.

Das abdominale Elektromyogramm

Material und Methode

Die EMG-Signale wurden mit handelsüblichen Einmalelektroden abgeleitet. Voruntersuchungen haben ergeben, daß die optimale Plazierung der Elektroden in der Mittellinie auf den Bauchdecken der Schwangeren jeweils eine Handbreit ober- bzw. unterhalb des Bauchnabels lag (Abb. 1). Für die Aufzeichnung des Tokogramms wurde ein CTG-Gerät mit externem Drucktransducer (Hewlett Packard HP 8040A) verwendet. Nach Verstärkung im internen EKG-Verstärker des Kardiotokographen wurden die EMG-Signale zusammen mit der Tokogrammspur über eine digitale Schnittstelle auf einen tragbaren PC übertragen und auf Disketten gespeichert. Für die Auswertung wurden die Daten mit einem Drucker graphisch dargestellt (Abb. 2) und alle erkennbaren Kontraktionen im Tokogramm sowie die Phasen erhöhter Aktivitäten in den EMG-Kurven, im folgenden „EMG-Komplexe" genannt, markiert. Ausgezählt wurden als „erkannte Wehen" die Kontraktionen, die zeitgleich mit EMG-Komplexen zusammenfielen, und als „nichterkannte Wehen" die Kontraktionen, die ohne erkennbare EMG-Komplexe registriert wurden. EMG-Komplexe, die nicht mit einer Kontraktion korrelierten, wurden als „zusätzliche EMG-Komplexe" klassifiziert.

---

* Mit Unterstützung der Deutschen Forschungsgemeinschaft

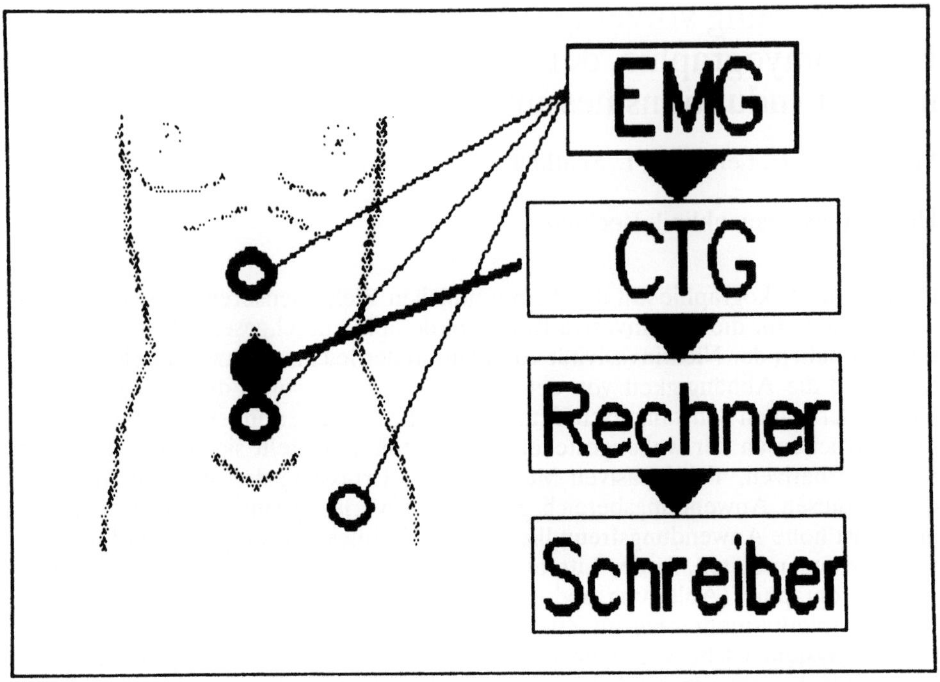

Abb. 1. Anordnung der Ableitungselektroden für das abdominale Elektromyogramm

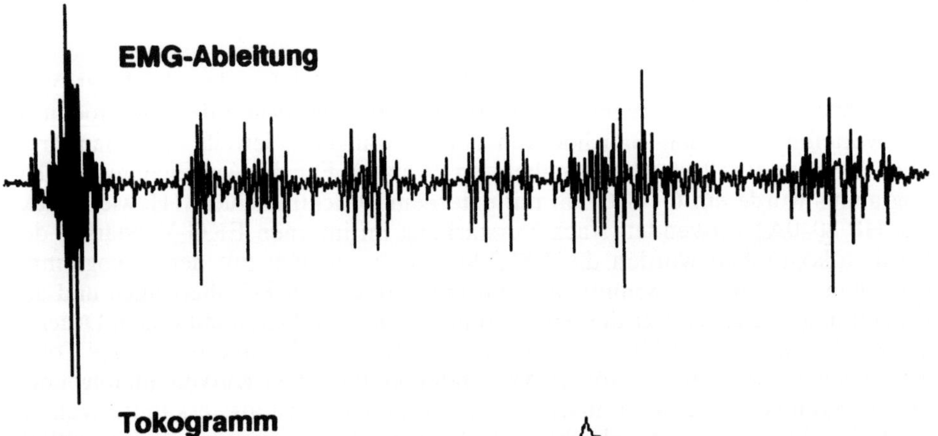

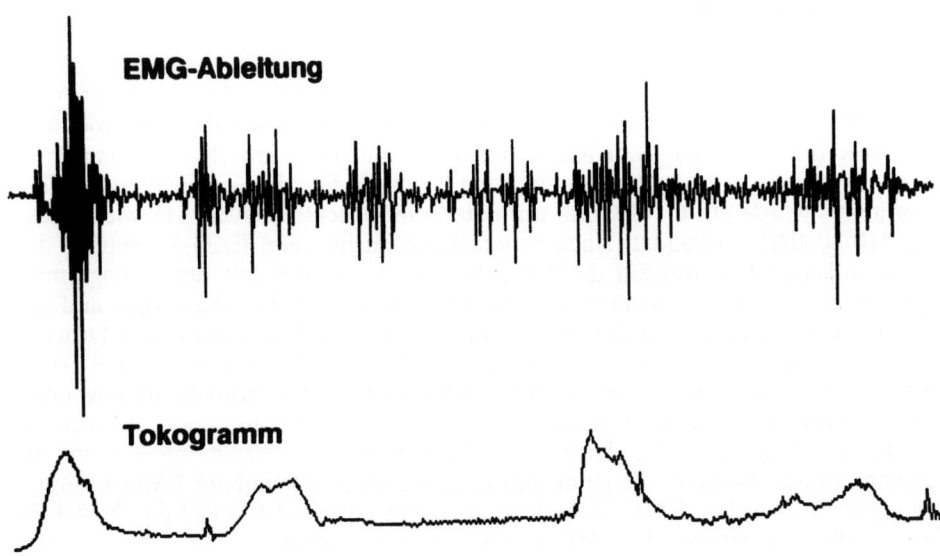

Abb. 2. Beispiel für eine simultane Aufzeichnung des abdominalen Elektromyogramms und des externen Tokogramms

Ergebnisse

Bei 10 Messungen vor 37 Schwangerschaftswochen (Gruppe I) betrug die Anzahl der mit Hilfe der EMG-Aufzeichnung erkannten Wehen 42, die der nicht im EMG erkannten Wehen 29. Zusätzliche EMG-Komplexe waren 20mal zu verzeichnen. Bei den Messungen ab 37 Schwangerschaftswochen (Gruppe II) war die Rate erkannter Wehen höher und der Anteil nicht mit dem EMG erkannter Kontraktionen entsprechend niedriger (Tabelle 1).

Tabelle 1. Vergleich zwischen externer Tokographie und abdominalem Elektromyogramm

	insgesamt	Gruppe I	Gruppe II
Schwangerschaftsalter		(< 37 SSW)	(≥ 37 SSW)
Anzahl der Messungen	36	10	26
Erkannte Wehen	192	42 (59%)	150 (86%)
Nichterkannte Wehen	54	29 (41%)	25 (14%)
Zusätzl. EMG-Komplexe	96	20	76

Impedanzplethysmographie

Material und Methode

Diese Methode der Registrierung vorzeitiger Wehen beruht auf dem Prinzip der elektrischen Gewebewiderstandsmessung über Hautelektroden. Die transthorakale Impedanzmessung wird z. B. bei der Atmungsüberwachung in der Neonatologie seit langem mit gutem Erfolg eingesetzt. Zur Erfassung der Wehentätigkeit haben wir die Veränderungen des elektrischen Widerstandes über eine transabdominale Ableitung gemessen. In Vorversuchen hat sich folgende Versuchsanordnung als günstig erwiesen: Ein schwacher, hochfrequenter Wechselstrom, der mit 100 kHz und 50 μA absolut unbelastend ist, wurde über zwei Hautelektroden angelegt, an zwei dazu benachbarten Elektroden wurde das Meßsignal abgenommen. Ein Elektrodenpaar wurde in Höhe des rechten Fundus plaziert, das zweite 10 bis 15 cm kaudal neben der Medianlinie, so daß sich eine leicht diagonale Meßrichtung ergab (Abb. 3). Für die Erzeugung des Hochfrequenzstromes und die Verstärkung und Demodulation des Meßsignals verwendeten wir eine selbstentwickelte Elektronik, um eine möglichst gute Selektivität der wehenbedingten Signaländerungen zu erreichen. Die Aufzeichnung erfolgte simultan zum Kardiotokogramm auf einem Schreiber mit derselben Papiergeschwindigkeit (1 cm pro Minute, Abb. 4). Für die Auswertung wurden alle erkennbaren Kontraktionen im Tokogramm sowie die Widerstandsveränderungen in der Impedanzkurve – im folgenden „Impedanzkomplexe“ genannt – markiert. Gezählt wurden dann die Kontraktionen, die zeitlich mit den Impedanzkomplexen zusammenfielen („erkannte Wehen“), die Kontraktionen, die ohne erkennbare Impedanzkomplexe registriert wurden („nichterkannte Wehen“) sowie die Impedanzkomplexe, die nicht mit einer Kontraktion korrelierten („zusätzliche Komplexe“).

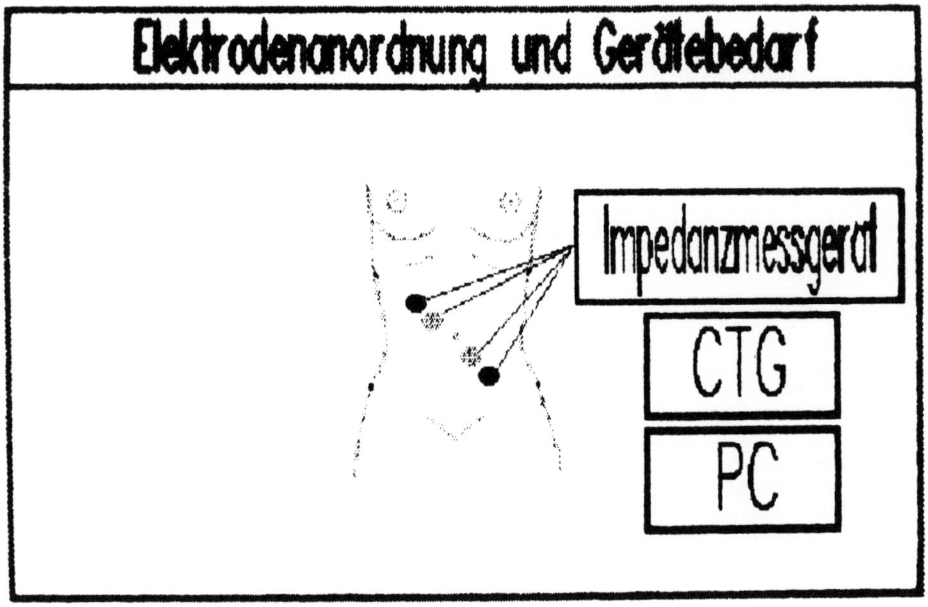

Abb. 3. Anordnung der Ableitungselektroden für das abdominale Impedanzplethysmogramm

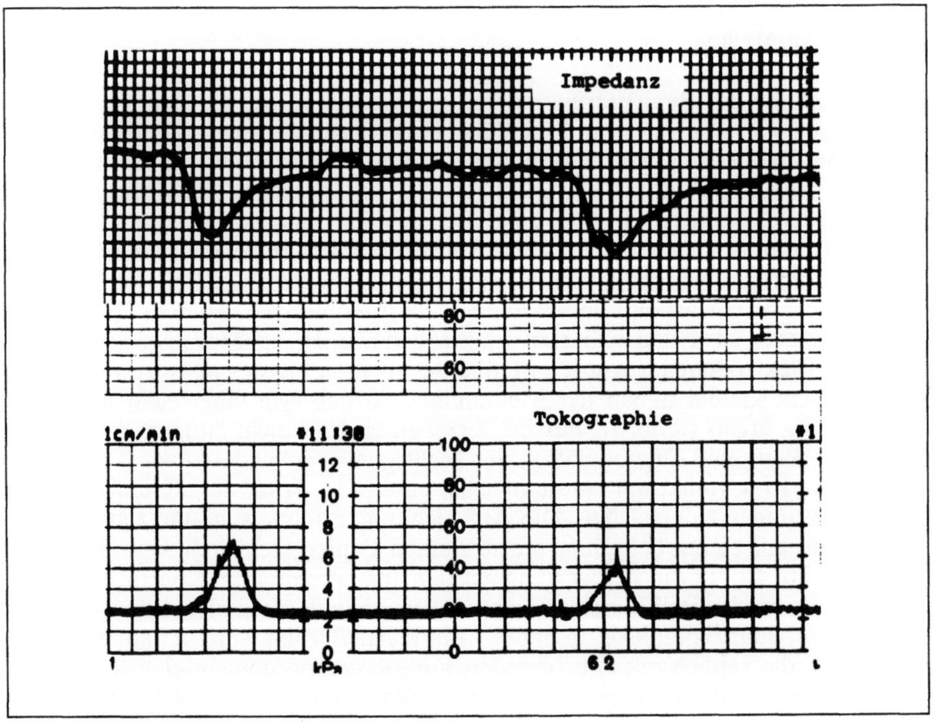

Abb. 4. Beispiel für eine simultane Aufzeichnung des abdominalen Impedanzplethysmogramms und des externen Tokogramms

Ergebnisse

Bei 18 Messungen zwischen 26 und 36 Schwangerschaftswochen wurden insgesamt 77 Wehen registriert (Tabelle 2). Davon gingen 73 zeitgleich mit Impedanzkomplexen einher, bei 4 Kontraktionen war das nicht der Fall. Demgegenüber gab es 12 in der Impedanzplethysmographie registrierte Aktivitäten, die im externen Tokogramm nicht sichtbar waren. Die 4 in den Impedanzkurven nicht entdeckten Wehen gehören zu den Messungen vor 31 Schwangerschaftswochen (Gruppe I), demgegenüber gab es hier 5 zusätzliche Impedanzkomplexe. In der Gruppe II wurden 7 zusätzliche Impedanzkomplexe gezählt.

Tabelle 2. Vergleich zwischen externer Tokographie und abdominaler Impedanzmessung

Schwangerschaftsalter	insgesamt	Gruppe I (25–30 SSW)	Gruppe II (31–36 SSW)
Anzahl der Messungen	18	7	11
Erkannte Wehen	73	41 (91%)	32 (100%)
Nichterkannte Wehen	4	4 (9%)	0
Zusätzl. EMG-Komplexe	12	5	7

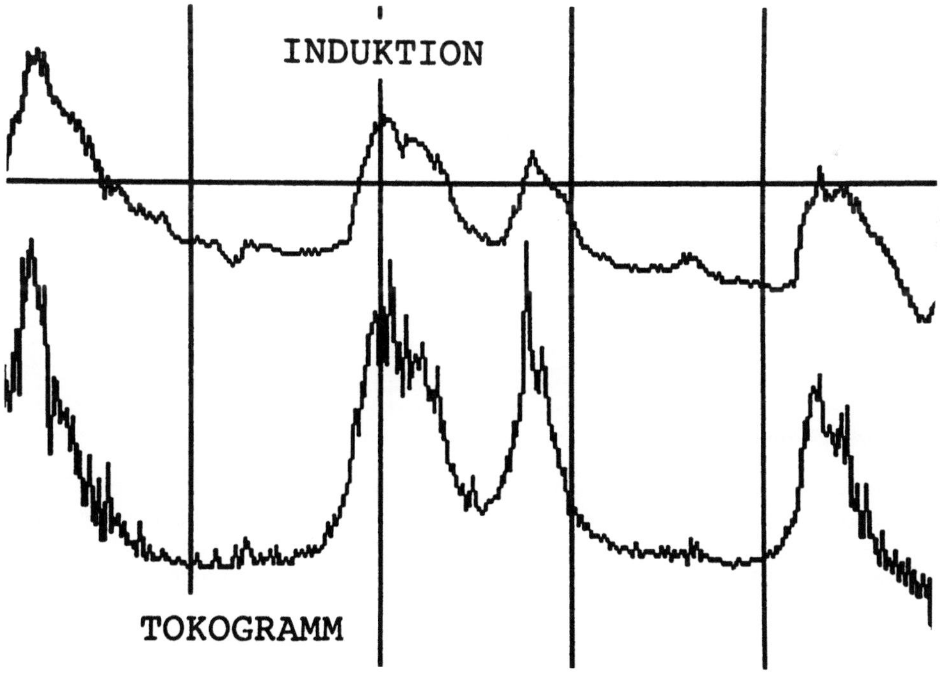

Abb. 5. Beispiel für eine simultane Aufzeichnung der Wehenmessung mit dem Induktionsband und der externen Tokographie

Induktionsmessung

Material und Methode

Der grundsätzliche Gedanke für die hier vorgestellte Methode zur Wehenaufzeichnung beruht auf der Erfahrung, daß uterine Kontraktionen oft mit „sichtbaren“, abdominalen Konturveränderungen einhergehen. Wir realisierten diese Idee mit einem handelsüblichen Respiratometer (Respitrace der Firma Stimotron). Dieses Gerät arbeitet mit einem zickzackförmig auf ein elastisches Band aufgenähten Draht, der – um den Körperstamm der Patientin gelegt – die Induktivität in einem elektrischen Schwingkreis bildet. Umfangs- und Formveränderungen dieser Drahtwindung beeinflussen deren Induktivität und können über die damit verbundende Verschiebung der Resonanzfrequenz erfaßt werden.

Zur Registrierung von uterinen Kontraktionen legten wir dieses Induktionsband um den Bauch der Patientin. Analog zu den vorangegangenen Studien wurden die Induktionssignale zusammen mit dem Kardiotokogramm aufgezeichnet (Abb. 5) und beide Wehenkurven im Hinblick auf „erkannte Wehen“, „nicht erkannte Wehen“ und „zusätzliche Induktionskomplexe“ analysiert.

Ergebnisse

18 Registrierungen in Gruppe I (21 bis 27 Schwangerschaftswochen), 21 in Gruppe II (28 bis 33 Schwangerschaftswochen) und keine in Gruppe III (34 bis 36 Schwangerschaftswochen) waren zeitgleich mit der Induktionsmessung protokolliert (Tabelle 3). 33 Wehen wurden in den drei Gruppen durch dieses Verfahren nicht erkannt. In der Gruppe unter 28 Schwangerschaftswochen gab es 20 zusätzliche Erkennungsmuster, dagegen nur 5 in Gruppe II und keine in Gruppe III.

Tabelle 3. Vergleich zwischen externer Tokographie und Induktionsmessung

	insges.	Gruppe I	Gruppe II	Gruppe III
Schwangerschaftsalter		(21–27 SSW)	(28–33 SSW)	(34–36 SSW)
Anzahl der Messungen	20	10	7	3
Erkannte Wehen	39	18 (62%)	21 (66%)	0
Nichterkannte Wehen	33	11 (38%)	11 (34%)	11 (100%)
Zusätzl. Induktions-Komplexe	25	20	5	0

Schlußfolgerung

Ob die Aufzeichnungsqualitäten der abdominalen Elektromyographie, der Impedanzplethysmographie oder der Induktionsmessung für die Feedback-gesteuerte Bolustokolyse ausreichen, muß bis hierhin noch zurückhaltend bewertet werden. Allen drei Methoden ist nach unseren bisherigen Untersuchungen gemeinsam, daß die Aufzeichnungsqualität bei der einzelnen Messung von hervorragend bis absolut unbrauchbar variiert. Wir haben versucht, für diese Schwankungsbreiten plausible Begründungen zu finden; jedoch ist dies bisher nicht zufriedenstellend gelungen. Zudem muß berücksichtigt werden, daß es sich bei den angegebenen Übereinstimmungsraten mit dem externen Tokogramm um Resultate visueller

Auswertungen handelt, die erfahrungsgemäß besser ausfallen als automatisierte Analysen. Die Realisierbarkeit der automatischen Wehenerkennung ist jedoch wesentlich für den Einsatz im Rahmen einer Feedback-gesteuerten Bolustokolyse.

Die Unzulänglichkeit der EMG-Signale für die Erkennung vorzeitiger Wehen beruht wahrscheinlich auf der Abhängigkeit von der uterinen Muskelmasse und der Störung durch Potentialüberlagerung der quergestreiften Bauchdeckenmuskulatur. Die Induktionsmethode zeichnet sich durch einen hohen Anteil „nicht erkannter Wehen" aus, besonders in der fortgeschrittenen Schwangerschaft, bei der die anderen Methoden höhere Übereinstimmungen mit dem externen Tokogramm zeigten. Die besten Ergebnisse ließen sich mit Hilfe der Gewebewiderstandsmessung erzielen. Weitere Messungen sind sinnvoll, zumal die kleinen, leichten Klebeelektroden von den Schwangeren gut toleriert wurden und für Langzeitmessungen geeigneter sind als die doch eher lästigen Gurte bei den herkömmlichen Drucktransducern.

Für die Verfasser:
Dr. med. M. Kraemer
Universitäts-Frauenklinik Bochum
Marienhospital Herne
Hölkeskampring 40
4690 Herne 1

Diskussion

Thomson fragt, ob die durch Impedanzmessung gefundenen Wehen mit einer erhöhten Frühgeburtlichkeit einhergegangen wären.

Kraemer erwidert, daß wegen der kleinen Patientenzahl hierüber keine Aussagen möglich seien.

Jung begrüßt die kritische Darstellung und verweist auf die große Komplexität ganz besonders der myographischen Messungen. Aufgezeichnete Potentiale müsse man immer als Summe größerer Mengen von Muskelfaserpotentialen verstehen, deren Quantität man nicht exakt erfassen könne. Da es mit den heutigen Methoden nicht möglich sei, genormte Muskelzahlen durch die Bauchdecken vom Uterus abzuleiten, habe er nach vielen Jahren diese Messungen aufgegeben. Er würde sich freuen, wenn es irgendwann einmal möglich wäre, gezielt Erregungen der Uterusmasse abzuleiten. Nach Hinweisen auf die elektrophysiologischen Unterschiede zwischen Herz und Uterusmuskel erläutert er die Mischung von multifokal und neurovegetativ gesteuerten Bewegungsabläufen, was die Kontraktionserfassung besonders schwierig mache. Trotzdem ermutigt er dazu, mit der Methode weiterzumachen. Unter Umständen seien gewisse neurovegetative Elemente auch über die quergestreifte Muskulatur erfaßbar.

Kraemer stellt noch einmal die unterschiedlichen EMG-Auswertungsverfahren dar, indem er zwischen der Analyse der hoch- und niederfrequenten Potentiale unterscheidet. Letztere würden sehr häufig von den hochfrequenten Potentialen überlagert. Er verweist auf die Möglichkeit weiterer Analysen dieser Art, um vielleicht doch noch auf diese Weise Information über den Uterus zu erhalten.

Jung ermutigt zu weiterer Arbeit in bezug auf Impedanz und Induktion. Bezugnehmend auf die von ihm durchgeführten Rheobasemessungen empfiehlt er, die Impedanzuntersuchungen auch an anderen Stellen, z. B. Arm oder Bein durchzuführen, da man ja um den großen Einfluß der Hautwiderstände wüßte. Dies sei einer der vielen Faktoren, die eine genormte Ableitung bisher nicht ermöglichten, weshalb man davon abgekommen sei. Jung ermuntert ganz besonders im Hinblick auf die Frühgeburtlichkeit, dieses Meßverfahren unter dem Aspekt der früheren Rheobasemessungen weiter zu verfolgen.

Kraemer verweist auf die ursprüngliche Intention der Versuchsreihen, eine brauchbare Meßmethode für uterine Aktivität zur Steuerung der Bolustokolyse zu erhalten, was mit den vorliegenden Untersuchungen bis jetzt nicht gelungen sei.

Prädikation der Frühgeburtlichkeit durch computerisierte Wehenformanalyse

K. T. M. Schneider, C. Thomssen, W. Kiermaier, S. Köglmaier, D. Prochaska

Frauenklinik und Poliklinik rechts der Isar der TU München
(Direktor: Prof. Dr. H. Graeff)

Einleitung

Nach Arbeiten von Baumgarten et al. korreliert sub partu die Wehenform mit der Zervixwirksamkeit (1,2). Insbesondere sogenannte Typ-III-Wehen mit steilem Anstieg bis zur Akme und langsamem Abfall nach der Akme sind unter der Geburt mit der Zervixeröffnung korreliert. Bisher wurde noch nicht überprüft, ob diese subpartal nachweisbaren Einflüsse der Wehenform auf die Zervixwirksamkeit sich auch auf vorzeitige Wehen übertragen lassen. Es sollte daher bei Frauen mit Frühgeburtsbestrebungen untersucht werden, in welcher Häufigkeit Typ-III-Wehen auftreten und welchen prädiktiven Wert diese Typ-III-Wehen bezüglich der Frühgeburtlichkeit haben.

Patientengut und Methode

Prospektiv wurden bei 68 Schwangeren mit Frühgeburtsbestrebungen ab der abgeschlossenen 20. Schwangerschaftswoche 400 CTG-Registrierungen longitudinal ausgewertet. Die Signale des extern aufgezeichneten standardisiert angelegten Tokogramms (Transducer 15248 A; Fa. Hewlett Packard; strain-gauge Prinzip) wurden über die RS-232-Schnittstelle des Kardiotokographen (8040 A; Fa. Hewlett Packard) mit einem artefakterkennenden Auswertungsprogramm (Modula-2) „on line“ in einem Personal(AT)-Computer analysiert und den Wehentypen nach Baumgarten zugeordnet (8). Zusätzlich wurden Anamnese- und Befundrisiken bezüglich der Frühgeburtlichkeit nach gängigen Scores ermittelt und in einer Multivarianzanalyse zusammen mit einer pathologisch ausfallenden Typ-III-Wehenfrequenz (> 75. Perzentile) geprüft (3–7, 9, 10).

Retrospektiv wurden drei Patientenkollektive aufgestellt: Termingeburten mit (n = 24) und ohne Tokolyse (n = 28) sowie das eigentliche Frühgeburtenkollektiv (< 37 0/7 Schwangerschaftswoche; n = 16). Aus dem Termingeburtenkollektiv ohne Tokolyse wurden Quantilenkurven erstellt und eine Typ-III-Wehenfrequenz über der 75. Quantile als pathologisch betrachtet.

Ergebnisse

In jedem Kollektiv konnten über den gesamten Beobachtungszeitraum hin alle drei Wehentypen nach Baumgarten nachgewiesen werden, wobei der symmetrische Typ II am häufigsten auftrat (Abb. 1). Unabhängig vom Wehentyp fand sich

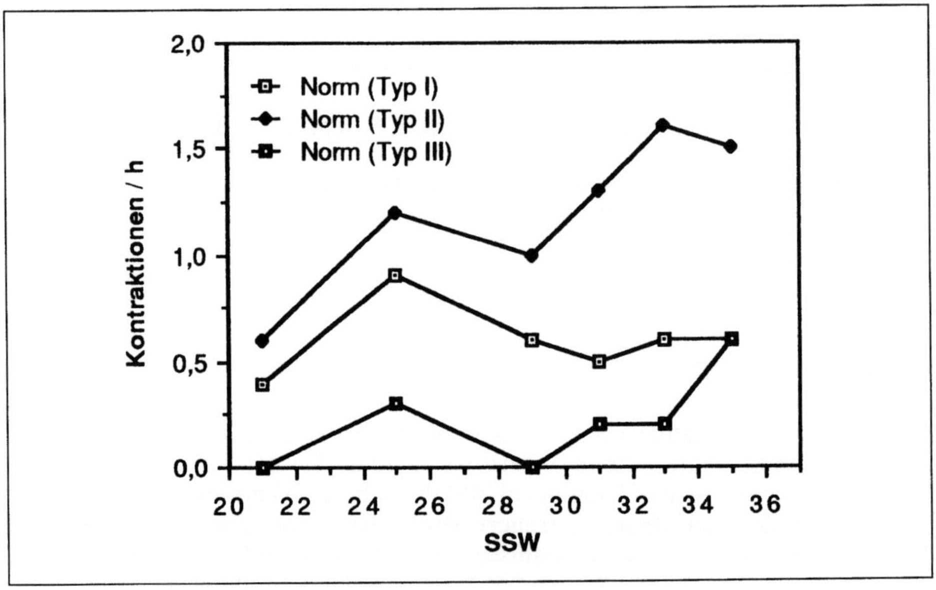

Abb. 1. Wehentypverteilung im Normkolletiv (n = 24 Termingeburten)

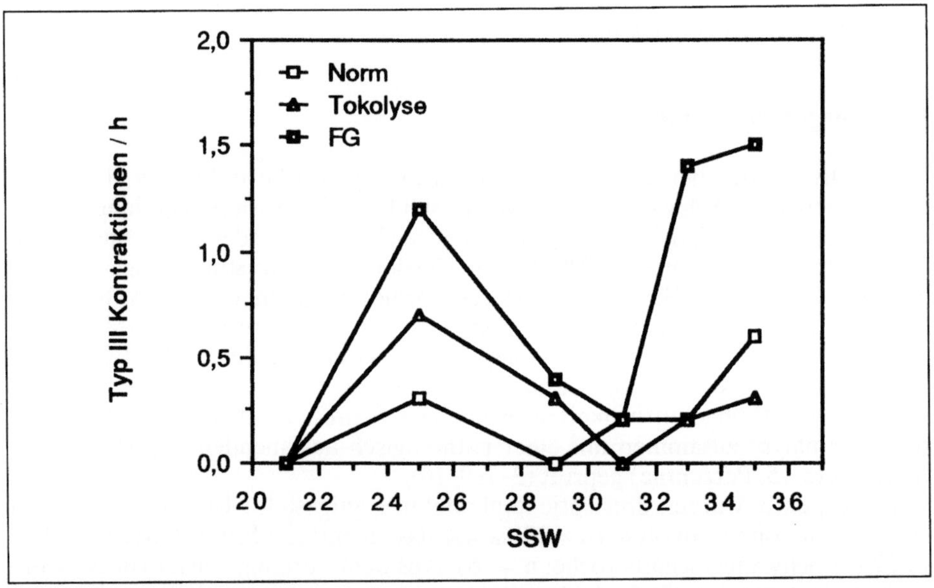

Abb. 2. Typ-III-Wehenverteilung in allen 3 Kollektiven (Normkollektiv: n = 24 Termingeburten; Tokolysekollektiv: n = 28; Frühgeburtenkollektiv *(FG)*: n = 16)

ein Zwischenpeak um die 25. Schwangerschaftswoche und ein genereller Anstieg der Kontraktionsfrequenz im letzten Trimenon. Im Frühgeburtenkollektiv war der rechtsschiefe Typ III deutlich stärker vertreten als der linksschiefe Typ I, während es in den beiden Kontrollkollektiven umgekehrt war (Abb. 2; $p < 0{,}05$). Bezüglich des Prüfparameters Frühgeburtlichkeit betrug bei Vorliegen einer Typ-

III-Wehenfrequenz oberhalb der 75. Quantile der prädiktive Wert des positiven Testresultates 40%, der des negativen Testresultates 87%. Bei positivem Test betrug das relative Risiko der Frühgeburtlichkeit 2,8 gegenüber dem Nichtvorliegen einer pathologischen Typ-III-Wehenfrequenz. Das Risiko der Frühgeburtlichkeit erhöhte sich in der Multivarianzanalyse bei kombiniertem Vorliegen der Risikofaktoren „erhöhte Typ-III-Wehenfrequenz und Nikotinabusus" auf 82% und betrug unter zusätzlicher Einbeziehung des Risikos „Sterilitätsbehandlung" 97%.

Diskussion und Schlußfolgerung

Über die physiologische Kontraktions*frequenz* bei ungestörter Schwangerschaft bzw. bei Frühgeburtlichkeit liegt bisher nur eine Arbeit vor (12). Daß neben der Frequenz auch die Wehen*form* Einfluß auf die Zervixeröffnung hat, wurde bisher nur subpartal nachgewiesen (1,2).

In der vorliegenden Arbeit konnte erstmals ein physiologisches Verteilungsmuster von antenatalen Wehenform bei Termin- und Frühgeburten dargestellt werden. Dabei wurde eine Typ-III-Wehenfrequenz unterhalb der 75. Perzentile als prognostisch günstiges, eine darüber hinaus erhöhte Frequenz als ungünstiges Risiko bezüglich einer später eintretenden Frühgeburt gewertet. Der positive Prädiktionswert einer Typ-III-Wehenfrequenz oberhalb der 75. Perzentile im Hinblick auf eine tatsächlich eintretende Frühgeburt ist jedoch auch vor dem Hintergrund der kleinen Untersuchungszahl mit 40% noch unbefriedigend. Er erhöht sich allerdings unter Einbeziehung von Befundrisiken wie Nikotinabusus und Sterilitätsbehandlung. Der negative Prädiktionswert, d. h. wenn innerhalb einer 60minütigen CTG-Registrierung keine Typ-III-Wehe auftritt, sagt dagegen zu einem hohen Prozentsatz eine Nichtgefährdung durch Frühgeburtlichkeit voraus.

In Verbindung mit größerer Restriktion bei der nebenwirkungsbehafteten Tokolyse und neueren Konzepten bei deren Anwendung (wehengesteuerte Bolusapplikation; 11) könnte die Einbeziehung der Wehenform möglicherweise eine bessere Entscheidungshilfe bei der Frage bieten, ob eine Tokolyse sinnvoll bzw. nötig ist.

Literatur

1. Baumgarten K (1969) Die Beeinflussung der Uterusmotilität. Gebrüder Hollinek, Wien
2. Baumgarten K, Cancig H, Fröhlich H, Sokol K (1969) Wehentypen und Geburtsfortschritt. Wiener klinische Wochenschrift 42: 736–8
3. Berkovitz GS (1985) Clinical and obstetric risc factors for preterm delivers. Mt Sinai J Med (NY) 52: 239–47
4. Bishop E (1964) Pelvic score for elective induction. Obstet Gynecol 24: 266–8
5. Creasy R, Herron M (1981) Prevention of preterm labor. Semin Perinatol 5: 295–302
6. Issel EP (1979) Praktischer Score zur Abgrenzung der normalen Eröffnung der Zervix im Verlauf der Schwangerschaft gegenüber der Zervixinsuffizienz. Zentralbl Gynäkol 101: 1611–2
7. Papiernik E (1984) Prediction of the preterm baby. Clin Obstet Gynecol 11: 315–36
8. Prochaska D (1987) Datenerfassung und Mustererkennung von Wehen. Diplomarbeit Lehrstuhl für Prozessortechnik, München

9. Saling E (1972) Prämaturitäts- und Dysmaturitäts-Präventionsprogramm. Z Geburtsh Perinat 176: 70–81
10. Sokol RJ, Woolf RB, Rosen MG, Weingarden K (1980) Risk, antepartum care and outcome: impact of maternity and infant care project. Obstet Gynecol 56: 150–6
11. Spätling L (1989) Therapie der frohenden Frühgeburt. Stellenwert der intermittierenden Bolustokolyse. In: Bolte A, Wolf F (Hrsg.) Hochrisikoschwangerschaft: Diagnose, Therapie, Prognose für Mutter und Kind. Steinkopff, Darmstadt, S 75–77
12. Zahn V (1978) Physiologie der Uteruskontraktionen. Z Geburtsh Perinatol 182: 263–8

Für die Verfasser:
Prof. Dr. K. T. M. Schneider
Frauenklinik und Poliklinik rechts der Isar
der Technischen Universität München
Ismaningerstr. 22
8000 München 80

Diskussion

Fallenstein fragt nach dem Zeitpunkt des optimalen Einsatzes für die Wehenformanalyse, da es ja auf der einen Seite wichtig sei, so früh wie möglich das Risiko einer Frühgeburt abzuschätzen, auf der anderen Seite sich die Qualität der Aufzeichnungen ja mit geringerem Gestationsalter verschlechtere.

Thomson verweist auf einen variabel einstellbaren Schwellenwert, den das Wehenformanalyseprogramm berücksichtige. Früheste Messungen seien in der 19. Schwangerschaftswoche gemacht worden, die natürlich mit allen Fehlern der klassischen externen Tokographie behaftet wären.

Jung weist auf den Zusammenhang zwischen Wehentypen und Erregungsart hin. Die Steilheit des Kontraktionsanstieges sei erstens bedingt durch die Frequenz der Erregungsimpulse und zweitens durch die hohe Summe der einzelnen Zellen, die dabei erregt würden. Eine hohe Frequenz sei abhängig von einer starken koordinierten Erregbarkeit des gesamten Myometriums. Somit wäre das Überwiegen der Typ III Form ein Ausdruck einer hohen Erregbarkeit des gesamten Muskels, was der tatsächlichen Gefährdung der Frühgeburtlichkeit entspräche. Er schlägt vor, die Sensibilität des Computers so einzustellen, daß möglichst viele gut geformte Kontraktionen mit hohen Amplituden zur Auswertung kämen.

Thomson verweist auf eine entsprechende Realisation.

Jung hält Messungen dieser Art für sehr sinnvoll. Er postuliert, daß je früher Wehen des Typs III erkennbar wären, desto größer sei möglicherweise die Gefahr einer Frühgeburt. Dies könne sehr hilfreich für die frühzeitige Indikation zur Tokolyse sein.

Thomson bedauert den im Augenblick noch hoch „falsch negativen" Anteil von 50%, weshalb zu diesem Zeitpunkt es noch nicht möglich sei, Konsequenzen zu ziehen.

Jung führt das auf die verschiedenen Fehlerquellen innerhalb der Ableitung zurück.

Thomson unterstreicht die Wichtigkeit, zu einem guten Signal zu kommen, unabhängig vom Aufzeichnungsverfahren, um klinisch relevante Daten zu erzielen.

Krämer verweist auf die Tatsache, daß ja mit 32 Schwangerschaftswochen vermehrt Wehen beobachtet würden. In der Grafik sei aber gerade zu diesem Zeitpunkt, eine Verminderung der Typ III Wehen nach Baumgarten zu beobachten.

Thomson erklärt dies mit der geringen Anzahl der Wehen in diesem Bereich und einer Mittelwerts- statt Medianbildung zu diesem Zeitpunkt.

Methoden und klinische Wertigkeit der computerunterstützten Wehenerkennung*

F. Fallenstein, V. Jaspers, C. Lehmann, S. Pietsch, L. Spätling

Universitäts-Frauenklinik Bochum

Einführung

Schon mit den ersten Ideen zum Konzept der Bolustokolyse wurde an die Möglichkeit einer automatischen Dosisanpassung gedacht, die über die externe Wehenregistrierung „feed back"-gesteuert wird. Dazu muß eine Methode zur automatischen Erkennung von Wehenmustern im Tokogrammsignal zur Verfügung stehen. Für den klinischen Einsatz muß sich die geforderte Qualität einer solchen automatischen Wehenerkennung an der visuellen Beurteilung durch den Arzt orientieren. Es wurde ein Ansatz aus der Theorie der Mustererkennung erarbeitet, der auf dem Formvergleich des Testsignals mit einem Referenzsignal beruht (1). Es handelt sich dabei um die Ähnlichkeitsberechnung eines Ausschnitts der Wehenkurve mit dem Verlauf einer „typischen" Wehe. Diese Ähnlichkeit drückt sich durch die Korrelation bei dem Punkt-zu-Punkt-Vergleich der beiden Verläufe aus. Die Überschreitung eines bestimmten Schwellwertes für diese Korrelation deutet auf das Vorhandensein einer Wehe hin (Abb. 1). Das Verfahren ist bei einem geeigneten Schwellwert, der empirisch ermittelt wurde, ausreichend resistent gegenüber Artefakten und arbeitet weitgehend unabhängig von Basislinie und Signalstärke der aufgezeichneten Wehen (Abb. 2). In der hier dargestellten Studie sollte dieses Wehenerkennungsprinzip mit der visuellen Tokogrammbeurteilung durch geburtshilflich geschultes Personal verglichen werden.

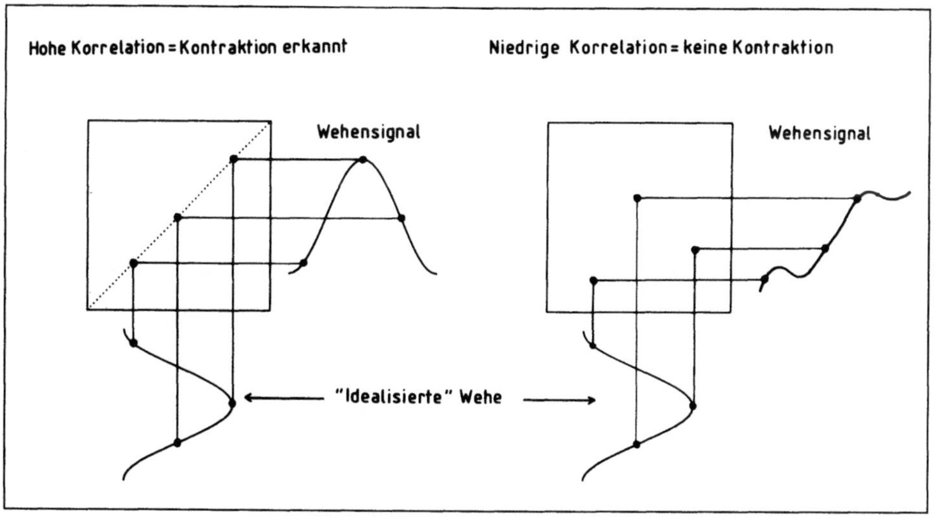

Abb. 1. Prinzip der automatischen Erkennung von Wehenmustern mit Hilfe eines Korrelationsverfahrens (Aus 3)

* Mit Unterstützung der Deutschen Forschungsgemeinschaft

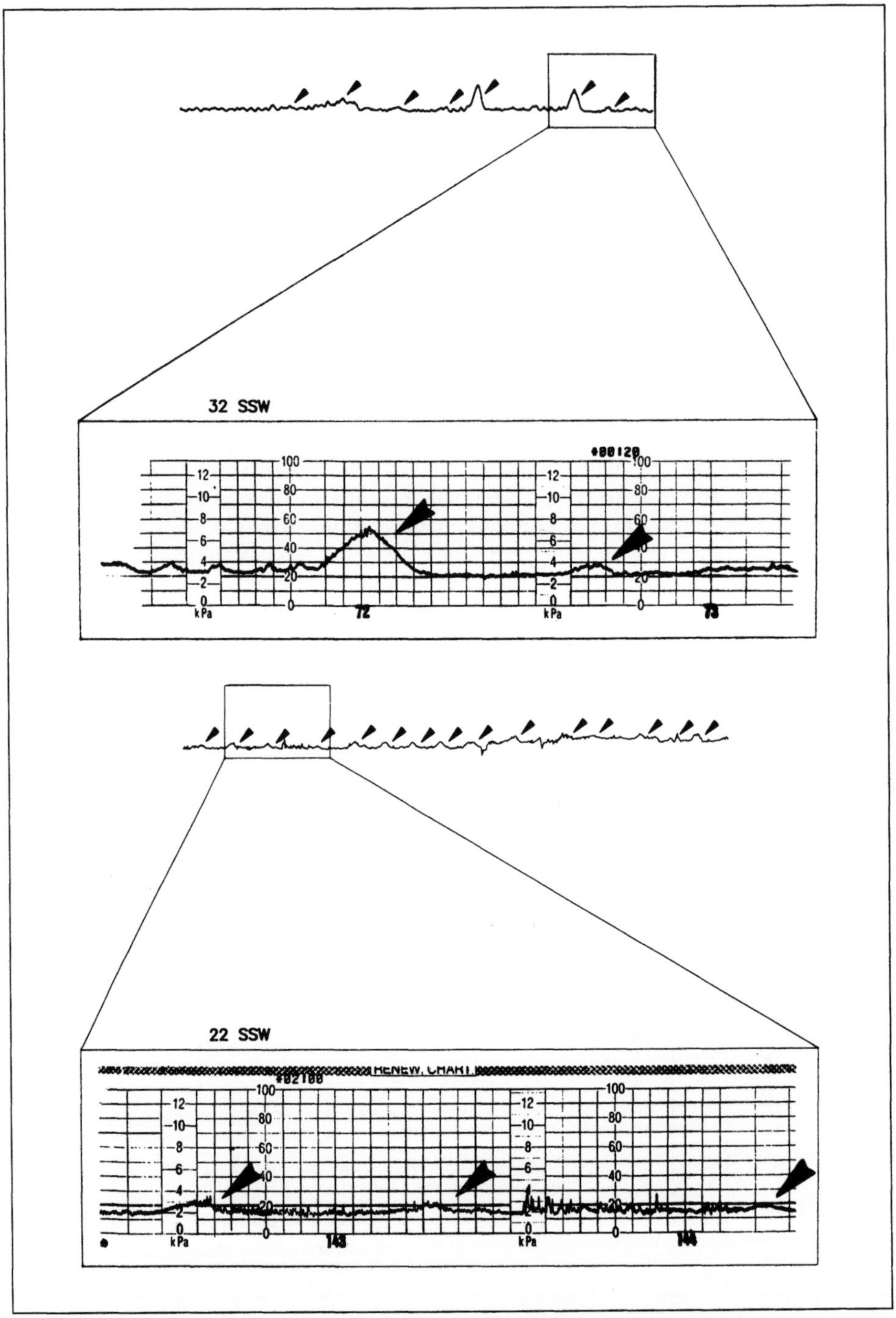

Abb. 2. Beispiele für die Wirksamkeit des Wehenerkennungsverfahrens (Ausschnitte aus Original-CTGs):
a Kontraktionen unterschiedlicher Amplitude (32 Schwangerschaftswochen),
b schwaches und artefaktreiches CTG (22 Schwangerschaftswochen) (Aus 3)

Methode

Das routinemäßig geschriebene Standard-Kardiotokogramm (Hewlett Packard HP 8040A) wurde um eine zweite Wehenspur mit dem eigenentwickelten piezoelektrischen Sensor erweitert. Eine kleine Anpassungselektronik und ein spezielles Programm ermöglichte es, beide Wehendrucksignale simultan in einem tragbaren Computer zwischenzuspeichern, der in der Schublade des CTG-Wagens untergebracht werden konnte (2). Die weitere Analyse dieser Daten – insgesamt 280 Minuten Aufzeichnungszeit – erfolgte dann auf einem Personal Computer. Die gespeicherten Tokogramme wurden als graphische Computerausdrucke reproduziert. In zwei Durchgängen, getrennt nach den Sensortypen, wurden diese Kurven an neun in der geburtshilflichen Routine tätige Ärzte ausgegeben mit der Aufforderung, unabhängig voneinander das Vorhandensein von Kontraktionsmustern zu markieren. In ähnlicher Form wurde ein weiterer Satz von Computerausdrucken erstellt, in denen die vom Wehenerkennungsprogramm erfaßten Kontraktionen eingezeichnet waren. Die endgültige Auswertung erfolgte durch Auszählen aller zeitlich korrespondierenden Wehenmarkierungen in den Kurven.

Ergebnisse

Die wesentlichen Ergebnisse dieser Studie sind in den Tabellen 1, 2 und 3 wiedergegeben.

Tabelle 1. Anzahl markierter Wehen in der visuellen Auswertung

	HP 8040A	Piezosensor
im Mittel aller 9 Beurteiler	41	60
minimal	17	28
maximal	63	88

Tabelle 2. Anzahl selektierter Wehen in der automatischen Auswertung

	HP 8040A	Piezosensor
	73	83
davon niemals visuell markiert	7	8

Tabelle 3. Anzahl der von mindestens 5 Beurteilern markierten Wehen

	HP 8040A	Piezosensor
	42	58
davon nicht automatisch erfaßt	4	5

Diskussion

Es war eine deutliche Schwankung unter den neun Beurteilern zu erkennen: Ein Arzt fand z. B. in den Spuren des Standard-Transducers insgesamt 63 Kontraktionen, während ein anderer in demselben Material nur 17 Wehen gesehen hat. Die automatische Wehenerkennung lag deutlich über dem visuellen Durchschnitt. Bei den vom Piezo-Wehensensor registrierten Kurven bestätigte sich diese Tendenz, allerdings erwiesen sich diese Kurven vor allem bei schwachen Kontraktionen als etwas deutlicher, so daß der Unterschied zwischen visueller und automatischer Auswertung weniger ausgeprägt ist.

Es muß betont werden, daß bis hierhin, noch relativ wenig über die Zuverlässigkeit des automatischen Wehenerkennungsverfahrens ausgesagt ist, weil natürlich auch die visuelle Tokogrammbeurteilung weit von einer objektiven Messung der Wehentätigkeit entfernt ist. Dennoch erschien es wichtig, abzuschätzen, wie oft das automatische Wehenerkennungsverfahren zu echten Fehlbeurteilungen kam. Beim Standard-Transducer blieben 4 von 42 Kontraktionen, die wenigstens fünfmal in der visuellen Auswertung erschienen, von der Automatik unentdeckt. Diesen rund zehn Prozent offensichtlichen, falsch-negativen Entscheidungen stehen

7 von 73 – also ebenfalls etwa 10 Prozent – solcher Kontraktionen gegenüber, die die automatische Analyse anzeigt, obgleich sie in keiner visuellen Auswertung angekreuzt wurden. Ähnlich liegen diese Verhältnisse auch bei den Kurven mit dem Piezotransducer. Damit findet – bezogen auf die Wehenfrequenz über einen längeren Erfassungszeitraum – teilweise ein gegenseitiger Ausgleich der Fehlinterpretationen statt.

Fazit: Die Kombination aus unserem piezokeramischen Wehentransducer mit dem Wehenerkennungsalgorithmus bietet eine erhöhte Sensitivität verbunden mit einer klinisch zufriedenstellenden Zuverlässigkeit für die automatische Erfassung vorzeitiger Wehentätigkeit. Es ist daher zu erwarten, daß dieses System bei der automatischen Dosisanpassung im Rahmen der Bolustokolyse erfolgreich eingesetzt werden kann.

Literatur

1. Fallenstein F, Spätling L (1986) Wehengesteuerte Dosierung bei der intermittierenden parenteralen Applikation von Betamimetika. Ein Computermodell. In: Jung H, Fendel H, Karl C (Hrsg.) Neueste Ergebnisse über Betamimetika. Steinkopff, Darmstadt, S 51–59
2. Fallenstein F, Jaspers V, Schröder T, Balke R, Spätling L (1988) Möglichkeiten zur Registrierung und Klassifizierung vorzeitiger Wehen für die „feed-back"-gesteuerte Bolustokolyse. In: Dudenhausen JW, Saling E (Hrsg) Perinatale Medizin, Bd XII. Thieme, Stuttgart New York, S 138–139
3. Jung H, Fendel H, Karl C (Hrsg) (1986) Neueste Erkenntnisse über Betamimetika. Steinkopff, Darmstadt

Für die Verfasser:
F. Fallenstein
Universitäts-Frauenklinik Bochum
Forschungsabteilung
Marienhospital Herne
Hölkeskampring 40
4690 Herne 1

Diskussion

Aus dem *Auditorium* wird gefragt, ob bei den Registrierungen auch subjektive Empfindungen dokumentiert worden seien.

Fallenstein entgegnet, daß zu Beginn der Untersuchungen noch nicht so systematisch registriert worden sei, und er verweist auf die Untersuchungen von Frau Behrens, deren Aufzeichnungen eine Markierung gespürter Wehen beinhalte. Diese Auswertungen seien zwar im Moment noch nicht abgeschlossen, deuteten aber auf eine relativ unzuverlässige subjektive Wehenempfindung hin.

Thomson bezeichnet die Auswertsysteme der Münchener und der Bochumer Arbeitsgruppe als relativ gleichwertig, meint aber, daß das von ihm verwendete System Alvarez-Wellen unterdrückt hätte. Das piezoelektrische Element der Bochumer Arbeitsgruppe sei offensichtlich viel sensitiver, was eine begrüßenswerte Erweiterung darstelle.

Schneider fragt Fallenstein, ob nicht eine Kombination der vorgestellten Wehenerkennung mit der Wehenanalyse der Münchener Arbeitsgruppe vorstellbar sei.

Fallenstein antwortet, daß in der Studie von Frau Behrens bei der visuellen computerunterstützten Auswertung die Wehenform mitbeurteilt worden sei. Es wäre sinnvoll, in einer gemeinsamen Arbeit diese Signale von dem Münchener Programm analysieren zu lassen und mit der visuellen Auswertung zu vergleichen.

Therapiegestaltung und Dosierungskonzepte

Perfusions- und infektionsorientierte Diagnostik und Therapie der vorzeitigen Wehentätigkeit

K.-E. Ruckhäberle, R. Faber, R. Robel, B. Viehweg

Frauenklinik der Universität Leipzig

Unabhängig davon, ob übergeordnete Vorstellungen von einer „Organ Communication System Hypothesis" (20) oder zu gestörten Partialfunktionen der fetoplazentomaternalen Einheit (11, 24) als Basiskonzept zugrunde gelegt werden, geht man heute davon aus, daß sozialmedizinische und/oder psychosomatische mütterliche Aspekte (15) sowie fetale Besonderheiten (9) für das multifaktorielle Geschehen beim Zustandekommen vorzeitiger Wehentätigkeit verantwortlich zu machen sind. Die in einer zunächst noch „silenten Phase" erfolgende Triggerung biomolekularer Prozesse führt über eine „mehr symptomatische Phase" mit uteriner Irritabilität und/oder zervikalen Veränderungen schließlich zur „symptomatischen Phase" der drohenden Frühgeburt (2).

Da in der klinisch orientierten Hypothese von Bragonier et al. (2) schon in der silenten Phase unter anderem auch die Reduktion der uterinen Perfusion sowie Bakterienkolonisation im Zusammenhang mit Triggermechanismen für vorzeitige Wehentätigkeit Berücksichtigung finden, interessierte uns ihre klinische Wertigkeit für die Behandlung vorzeitiger Wehentätigkeit.

Auch in unserem therapeutischen Konzept bleibt die intravenöse Tokolyse die entscheidende Basis symptomatischer Behandlung vorzeitiger Wehentätigkeit (8). In einer randomisiert prospektiven Studie bei 117 Schwangerschaften mit drohender Frühgeburt können wir die wesentlichen Vorzüge einer pulsatilen oder Bolustokolyse gegenüber kontinuierlicher intravenöser Verabfolgung von Betamimetika hinsichtlich der geburtshilflichen Parameter erweitern (Tabelle 1).

Frühere, mit Hilfe nuklearmedizinischer Untersuchungsstechnik gewonnene Hinweise für Störungen der uteroplazentaren Perfusion bei Schwangerschaften mit vorzeitiger Wehentätigkeit (25) konnten wir inzwischen dopplersonographisch bestätigen (6). Dabei ist zu betonen, daß die Messungen prinzipiell im wehenfrei-

Tabelle 1. Medianwerte und prozentuale Häufigkeiten geburtshilflicher bzw. neonataler/neonatologischer Parameter nach Anwendung kontinuierlicher oder pulsatiler intravenöser Tokolyse (*TZV* Tragzeitverlängerung, *NS* Nabelschnurvene, *CPAP* continuous positive airway pressure)

	i. v.-Tokolyse			i. v.-Tokolyse	
geburtshilfl.	kontin. (n = 59)	pulsatil (n = 58)	neonatal/ neonatol.	kontin. (n = 59)	pulsatil (n = 58)
SSW-Aufnahme	30	31	5'APGAR < 8 (%)	9	5
TZV (d)	21	32	idiop. ANS (%)	19	8
SSW-Geburt	35	37	Sepsis (%)	5	7
Tokolysedauer (d)	5	4	Reanimation (%)	34	16
Partusisten (mg)	7,7	2,5	CPAP (%)	27	23
Tokolyseabbruch (%)	16	3	Beatmung (%)	23	13
NS-pH < 7,10 (%)	3	2	überlebend (%)	95	98

en Intervall erfolgen. Sowohl zum Zeitpunkt der stationären Aufnahme als auch nach bis zu 48 h währender i. v.-Tokolyse liegen signifikant höhere Medianwerte der Pulsatilitätsindices in A. uterina plazentanah und bei Berücksichtigung des Mittels aus A. uterina plazentanah und nichtplazentanah vor. Unter Zugrundelegung der 90. Perzentile der Pulsatilitätsindices eines Normalkollektivs können wir bei 25 Prozent der Risikoschwangerschaften mit pathologischer Perfusion in uterinen Gefäßen rechnen. Demgegenüber läßt die Prüfung der fetoplazentaren und fetalen Perfusion keine signifikanten Abweichungen der Medianwerte des Pulsatilitätsindices erkennen. Trotzdem liegt bei einem Viertel der Schwangerschaften mit vorzeitiger Wehentätigkeit eine Beeinträchtigung der Perfusion im Bereich der Aorta thoracica vor.

Sowohl Kubli und Wernicke (12) als auch Bragonier et al. (2) verweisen auf den engen Zusammenhang zwischen gestörter Hämodynamik und plazentarer Dysfunktion bzw. fetoplazentomaternalen Beziehungen.

Mit signifikant negativen Kendallschen Rangkorrelationen zwischen Pulsatilitätsindices der A. uterina plazentar einerseits und Geburtsgewichten ($\tau = -0{,}22$), Gewichtsperzentilen ($\tau = -0{,}12$) bzw. Punktezahlen der antenatalen CTG-Befunde ($\tau = -0{,}27$) andererseits können wir den eindeutigen Zusammenhang zwischen Ausmaß der uteroplazentaren Perfusionsstörung und nutritiver bzw. respiratorischer Insuffizienz bei vorzeitiger Wehentätigkeit belegen (26). Darüber hinausgehend unterstreicht die signifikant negative Korrelation zwischen uterinen Perfusionsbefunden und erzielten Tragzeitverlängerungen ($\tau = -0{,}13$) die Beziehungen zwischen maternaler Hämodynamik und Insuffizienz der Gestationsdauer insgesamt. Zwischen der fetalen Perfusion und entsprechenden klinischen Parametern fehlen solche Beziehungen.

Im Bemühen, solche Perfusionsbefunde therapeutisch zu beeinflussen, prüften wir in einer randomisiert prospektiven Studie den Einfluß ausschließlicher i.v.-Tokolyse, von i.v.-Tokolyse und zusätzlicher mütterlicher O_2-Inhalation (halboffenes System, 10 l/min, FiO_2 0,6) bzw. mit zusätzlicher müttlerlicher transkutaner dorsaler Nervenstimulierung (TNS; Frequenz 50 Hz; Impulsdauer 0,4 ms; 25–40 mA) auf die uterine und fetale Perfusion, aber auch auf das klinische Endergebnis von Schwangerschaften mit drohender Frühgeburt (26). Im Gegensatz zu ausschließlicher i.v.-Tokolyse und zusätzlicher O_2-Inhalation führt zusätzliche TNS-Behandlung zu kontinuierlicher Abnahme der Anteile von pathologischen Pulsatilitätsindices sowohl in der A. uterina plazentanah als auch der fetalen Aorta thoracica. Wichtiger – und im Zusammenhang mit der Perfusionsverbesserung zu sehen – sind die eindeutig besseren klinischen Ergebnisse hinsichtlich Tragzeitverlängerung, Geburtsgewicht und Anteil echter Frühgeborener, vor allem nach TNS, angedeutet aber auch nach zusätzlicher O_2-Inhalation (Tabelle 2). Auch eine weitere Analyse zeigt eindeutig, daß bei gleichbleibend normalen, aber auch bei unter der Therapie sich normalisierenden uterinen Perfusionsbefunden bessere klinische Resultate erzielt werden als bei therapeutisch unbeeinflußbarer pathologischer Hämodynamik (26). Und schließlich sind auch neonatal/neonatalogische klinische Parameter nicht gänzlich unbeeinflußt vom jeweiligen maternalen und fetalen hämodynamischen Zustand (Tabelle 3).

Wenn wir vor dem Hintergrund inzwischen hinreichend belegter Zusammenhänge zwischen mütterlicher Infektion und Frühgeburtlichkeit (4, 13, 14, 16, 23) nach möglichen Mechanismen suchen, die das Zustandekommen vorzeitiger Wehentätigkeit bei Infektionen erlauben, ist von der entscheidenden Rolle der Prostaglandine für die Physiologie und Pathologie der Wehentätigkeit auszugehen.

Tabelle 2. Medianwerte und prozentuale Häufigkeiten geburtshilflicher und neonataler Parameter nach ausschließlich intravenöser Tokolyse, zusätzlicher mütterlicher 0_2-Inhalation bzw. zusätzlicher transkutaner dorsaler Nervenstimulation *(TNS)*. (*TZV* Tragzeitverlängerung) (Mann u. Whitney *p<0,05, **p<0,01, ***p<0,001)

	Tokolyse (n = 37)	+ O_2 (n = 38)	+ TNS (n = 39)
TZV (d)	22 *	36 **	59 ****
SSW-Geburt	34 *	37	37 **
< 34 SSWG (%)	49	32	23 *
< 37 SSWG (%)	73 *	45	36 ***
Geburtsgewicht (g)	2300	2690	2910 **
< 10. Perzentile (%)	14	8	5

Tabelle 3. Medianwerte und prozentuale Häufigkeiten neonataler/neonatologischer Parameter in Abhängigkeit von unterschiedlicher Qualität uteriner und fetaler Perfusion. (*CPAP* continuous positive airway pressure)

	normal uterin/fetal (n = 93)	path. uterin norm. fetal (n = 53)	pathologisch uterin/fetal (n = 18)
Geburtsgewicht (g)	2580	2450	2100
< 10. Perzentile (%)	5	14	18
5' APGAR < 8 (%)	8	19	12
neonatale Therapie (d)	13	14	20
Reanimation (%)	13	23	22
CPAP (%)	25	25	44
transit. ANS (%)	14	15	28
idiopath. ANS (%)	13	17	17

Während eine mikrobielle Synthese von Arachidonsäure als der Grundsubstanz des Prostaglandin-Stoffwechsels wohl eher unwahrscheinlich ist (1), ist eine Reihe partiell pathogener Keime des Genitaltrakts in der Lage, Phospholipase A_2 freizusetzen (1, 21, 22), die den Arachidonsäuremetabolismus in Amnionzellen stimulieren könnte. Durch von diesen Bakterien ebenfalls freigesetzte Proteasen (17), aber auch als Folge der Entzündungsreaktion könnte es über eine Zerstörung der in den Eihäuten enthaltenen Lysosomen zusätzlich zur Freisetzung von Phospholipasen A_2 (28) mit wiederum konsekutiver Förderung der Prostaglandinsynthese kommen. Zum anderen wird durch solche Proteasen die Haltbarkeit der Eihäute (18) bzw. deren Reißfestigkeit erniedrigt (27), was den vorzeitigen Blasensprung und damit ebenfalls die Prostaglandinsynthese begünstigt. Romero et al. (22) weisen auf die Fähigkeit von im Fruchtwasser nachgewiesenen Endotoxinen zur Stimulation der Prostaglandinfreisetzung von Makrophagen und Monozyten hin. Und schließlich erwägen Romero et al. (21) ein alternatives bzw. komplementäres Signal für die Wehenauslösung durch Aktivitäten von Entzündungsmediatoren, die von der Schwangeren als Antwort auf die Bakterieninvasion produziert werden könnten. So ist auch das von mononukläre Zellen freigesetzte Interleukin-1 in der Lage, die Prostaglandinbiosynthese in intrauterinen Geweben zu induzieren.

Bei vorzeitigem Blasensprung (7), aber auch bei vorzeitiger Wehentätigkeit und stehender Fruchtblase (3) werden subklinische Infektionen mit Hilfe des Creaktiven Proteins als Akute-Phase-Protein nachgewiesen. Dabei soll die im erhöhten CRP ausgedrückte frühzeitige Akute-Phase-Antwort die angestiegene Biosynthese bestimmter Proteine bei Entzündung bzw. Gewebezerfall widerspiegeln. Sie wird durch humorale Mediatoren – möglicherweise das Interleukin-1 – induziert und setzt sich in biologischen Effekten wie erhöhter Phagozytose bzw. gesteigerter Leukozytenmotilität fort (10).

Zunächst einmal können wir anhand des eigenen Patientengutes von Schwangerschaften mit drohender Frühgeburt – also in der symptomatischen Phase – bestätigen, daß der Nachweis einer subklinischen Infektion anhand CRP-positiver Befunde ohne entsprechende Behandlung von einer signifikant höheren Frühgeburtenrate, niedrigerer Tragzeitverlängerung, niedrigerem Gestationsalter zur Geburt und entsprechend niedrigerem Geburtsgewicht begleitet ist (Tabelle 4). Unter Berücksichtigung der positiven Erfahrungen mit der Anwendung von Erythromycin, aber auch mit Ampicillin bei vorzeitiger Wehentätigkeit (17, 19), die wir in einer randomisiert prospektiven Studie bei positivem CRP-Befund bestätigen konnten (30), belegen die Kontrollen unseres Managements, daß durch Erythromycin-Gabe bei vorzeitiger Wehentätigkeit und positivem CRP-Befund bezüglich Frühgeburtenrate, Tragzeitverlängerung, Gestationsalter zur Geburt und Geburtsgewicht Verhältnisse erzielt werden, die denen bei CRP-negativen Befunden gleichen (siehe Tabelle 4). Daß ein unter wesentlich weniger Aufwand zur Verfügung stehender CRP-Befund entscheidend ist, kann bei zusätzlicher

Tabelle 4. Medianwerte und prozentuale Häufigkeiten geburtshilflicher und neonataler Parameter bei unbehandelten und mit Erythromycin behandelten CRP-negativen oder CRP-positiven Befunden. (*TZV* Tragzeitverlängerung) (* $p<0{,}05$)

	CRP-neg., unbehand. (n = 153)	CRP-pos., unbehand. (n = 51)	CRP-pos., behandelt (n = 196)
TZV (d)	52	32 *	54
SSW-Geburt	37	35 *	37
< 37. SSW-Geburt (%)	37	61 *	40
Geburtsgewicht (g)	2799	2435 *	2886

Tabelle 5. Medianwerte der Tragzeitverlängerung in Tagen bei unterschiedlich dominierenden vaginalen Isolaten unter zusätzlicher Berücksichtigung behandelter und unbehandelter CRP-Befunde

	Erythromycin-Behandlung		
	nein		ja
dominierende vaginale Isolate	CRP ø	CRP +	CRP +
Gardnerella vaginalis (Bakterielle Vaginose)	53	27	48
Ureaplasma urealyticum	48	31	51
andere potentielle pathol. Bakterien	55	35	48
Lactobacillus spp. (Normalflora)	52	32	49

Berücksichtigung der im bakteriologischen Befund dominierenden vaginalen Isolate demonstriert werden (Tabelle 5). Sowohl bei Gardnerella vaginalis als auch bei Ureaplasma urealyticum bzw. anderen potentiell pathogenen Bakterien (z. B. E. coli, Enterokokken, B-Streptokokken) und positivem CRP werden ohne Erythromycin-Behandlung deutlich niedrigere Tragzeitverlängerungen von Schwangerschaften mit drohender Frühgeburt erzielt, während eine Erythromycin-Behandlung ganz eindeutig das Therapieergebnis verbessert und dem von CRP-negativen Schwangerschaften angleicht. Diese Aussage wird unterstrichen durch das gleichsinnige Verhalten bei Normalflora im Scheidenbefund, der zum Zeitpunkt der Abnahme nicht unbedingt die intrauterinen Verhältnisse widerspiegelt. Außerdem könnten die durch Routineuntersuchungen nicht erfaßten Mikroorganismen (z. B. Chlamydien) für den positiven CRP-Befund verantwortlich sein.

Obwohl Prostaglandine sowohl beim Zustandekommen vorzeitiger Wehentätigkeit als auch lokal bei der Regulation uteroplazentarer und fetaler Perfusion beteiligt sind, konnten wir keinen Zusammenhang zwischen Infektions- und Perfusionsparametern nachweisen (5). Bei Kombination pathologischer Perfusions- und positiver CRP-Befunde führt alleinige Therapie der Perfusion schon zu deutlicher Zunahme der Tragzeitverlängerung (Tabelle 6). Schon nach ausschließlicher Behandlung der subklinischen Infektion, noch ausgeprägter bei kombinierter Therapie gleicht die erzielte Tragzeitverlängerung der von Schwangerschaften mit vorzeitiger Wehentätigkeit und normaler Perfusion bzw. ohne subklinische Infektionszeichen.

Aus den hier vorgelegten Ergebnissen glauben wir ableiten zu können, daß bei Schwangerschaften mit vorzeitiger Wehentätigkeit neben intravenöser Tokolyse sofort eine getrennte Suche sowohl nach beeinträchtigter uteroplanzentarer Hämodynamik als auch nach Parametern subklinischer Infektion erfolgen muß. Die gezielte Therapie der jeweiligen Störung – einzeln oder kombiniert – ist ein wichtiger zusätzlicher Beitrag bei der Behandlung von Schwangerschaften mit drohender Frühgeburt.

Tabelle 6. Medianwerte der Tragzeitverlängerung in Tagen in Abhängigkeit von fehlender, einzelner oder kombinierter Therapie normaler oder pathologischer uteriner Perfusion und gleichzeitig negativem oder positivem CRP-Befund (* $p<0,05$)

Perfusion	CRP	Therapie	n	TZV (d)
normal	negativ	ø	55	48 ┐ * (vs. 20)
patholog.	positiv	ø	8	20
		nur Perfusion	17	35 * (20 vs. 47)
		nur Erythr.	18	47
		beides	83	51 * (20 vs. 51)

Zusammenfassung

Im multifaktoriellen Ursachenkomplex der Auslösung vorzeitiger Wehentätigkeit sind sowohl eine gestörte uteroplazentare Perfusion als auch subklinische Infektionen von Bedeutung. Dopplersonografisch können wir diese gestörte Hämodynamik bei einem Viertel solcher Risikoschwangerschaften belegen. Zugleich existieren eindeutig Zusammenhänge mit nutritiver und respiratorischer Funktionseinschränkung, aber auch mit einer Insuffizienz der Gestationsdauer. Im Gegensatz zu ausschließlicher intravenöser Tokolyse führt vor allem die zusätzliche transkutane dorsale Nervenstimulierung über eine Verbesserung der uteroplazentaren Perfusion zu eindeutig besseren klinischen Ergebnissen.

Diese lassen sich durch gleichzeitige Diagnostik einer subklinischen Infektion und deren nachfolgende Behandlung mit Erythromycin weiter optimieren.

Literatur

1. Bennett PR, Rose MP, Myart L, Elder MG (1987) Preterm labor: Stimulation of arachidonic acid metabolism in human amnion cells by bacterial products. Am J Obstet Gynecol 156: 649–655
2. Bragonier JR, Cushner JM, Hobel CJ (1984) Social and personal factors in the etiology of preterm birth. In: Fuchs F, Stubblefield PG (eds) Preterm birth. Causes, Prevention and Management. Macmillan Publishing Company, New York, pp 64–85
3. Dodds WG, Jams JD (1987) Maternal C-reactive protein and preterm labor. J Reprod Med 32: 527–530
4. Enders G, Gärtner L (1988) Infektionen als Störfaktor in der Frühgravidität. Gynäkologe 21: 220–231
5. Faber R, Ruckhäberle K-E, Robel R (1992) Gibt es Beziehungen zwischen uteroplazentarer bzw. fetaler Perfusion und mütterlichen Infektionsparametern bei drohender Frühgeburt? In: Fendel M, Funk A, Jung H (Hrsg) Pränatale Dopplerdiagnostik. Dopplersonografie und Morphologie der uteroplazentaren Gefäßversorgung bei Risikoschwangerschaften. Steinkopff, Darmstadt, S 81–88
6. Faber R, Ruckhäberle K-E, Robel R (1992) Vergleich dopplersonografisch gemessener utero-plazento-fetaler Perfusion zwischen normalen Schwangerschaften und solchen mit drohender Frühgeburt. Zentrbl Gynäkol (im Druck)
7. Fisk NM, Fysh J, Child AG, Gatenby PA, Jeffery H, Bradfield AH (1987) Is C-reactive protein really useful in preterm premature rupture of the membranes? Brit J Obstet Gynecol 94: 1159–1164
8. Grospietsch G (1991) Medikamentöse Tokolyse bei der drohenden Frühgeburt: Was ist gesichert in der Therapie? Gynäkologe 24: 188–197
9. Halberstadt E (1987) Pathogenese und Diagnose der Frühgeburt In: Halberstadt E (Hrsg) Frühgeburt-Mehrlingsschwangerschaft. Urban und Schwarzenberg, München–Wien–Baltimore, S 41–69
10. Hawrylsyshyn P, Bernstein P, Milligan JE, Soldin S, Polland A, Chir B, Papsin D (1983) Premature rupture of membranes: The role of C-reactive protein in the prediction of chorioamnionitis. Am J Obstet Gynecol 147: 240–246
11. Jung H (1975) Die Frühgeburt. Gynäkologe 8: 176–182
12. Kubli F, Wernicke K (1981) Die Plazentainsuffizienz. In: Becker V, Schiebler TH, Kubli F (Hrsg) Die Plazenta des Menschen. Thieme, Stuttgart New York, S 395–477
13. Künzel W (1989) Abort- und Frühgeburtsrisiko durch Infektionen. Gynäkologe 22: 145–149
14. Link G, Künzel W (1987) Die Behandlung und Überwachung von Patienten mit Frühgeburtszeichen bis zur 32. Woche der Schwangerschaft. Gynäkologe 20: 20–31
15. Lukesch H (1987) Sozialmedizinische und psychosomatische Aspekte der Frühgeburtlichkeit In: Halberstadt E (Hrsg) Frühgeburt – Mehrlingsschwangerschaft. Urban und Schwarzenberg, München–Wien–Baltimore, S 11–40
16. Martius J (1989) Die aufsteigende Infektion in der Schwangerschaft als eine Ursache der Frühgeburt. Z Geburtsh n Perinat 193: 1–7
17. McGregor JA, French JI, Keller IB, Todd JK, Makowski EJ (1986) Adjunctive erythromycin treatment for idiopathic preterm labor: Results of a randomized, double-blinded placebo-controlled trial. Am J Obstet Gynecol 154: 98–103

18. McGregor JA, French JT, Lawellin D, Franco-Buft A, Smith C, Todd J (1987) Bacterial protease induced reduction of chorioamniotic membrance strength and elasticity. Obstet Gynecol 69: 167–174
19. Morales WJ, Angel JL, O'Brien WF, Kuuppel RA, Finazzo M (1988) A randomized study of antibiotic therapie in idiopathic preterm labor. Obstet Gynecol 69: 829–833
20. Pritchard JA, MacDonald PC, Gant NF (1985) William's Obstetrics. Appleton-Century-Crofts, Norwalk
21. Romero R, Emamian M, Wan M, Hobbins JC, Mitchell MD (1987a) Prostaglandin concentrations in amniotic fluid of women with intraamniotic infections and preterm labor. Am J Obstet Gynecol 157: 1461–1467
22. Romero R, Kadar N, Hobbins JC, Duff GW (1987b) Infection and labor. II. The detection of endotoxin in amniotic fluid. Am J Obstet Gynecol 157: 815–819
23. Ruckhäberle K-E, Baumann L (1991) Infektionen und Wehenauslösung. Arch Gynäkol Obstet 250: 690–695
24. Ruckhäberle K-E, Bilek K, Vogtmann Ch, Viehweg B, Schlegel L (1981) Frühgeburtlichkeit und Plazentainsuffizienz. Zentrbl Gynäkol 103: 1057–1069
25. Ruckhäberle K-E, Petzold J, Faber R, Hakenbeck J, Viehweg B, Ruckhäberle B, Forberg J (1986) Hämodynamische Plazentainsuffizienz und ihre therapeutische Beeinflussung bei drohender Frühgeburt. Zentrbl Gynäkol 108: 974–982
26. Ruckhäberle K-E, Faber R, Robel, R, Viehweg B (1992) Diagnostik und Therapie gestörter Hämodynamik – ein Beitrag zum Management bei Schwangerschaften mit drohender Frühgeburt. Z Geburtsh Perinat 196: 152–158
27. Sbarra AJ, Thomas GB, Cetrulo CL, Shabo C, Chandbury A, Paul B (1987) Effect of bacterial growth on the bursting pressure of fetal membrans in vitro. Obstet Gynecol 70: 107–112
28. Schwarz BE, Schultz FM, MacDonald PC, Johnston JM (1976) Initiation of human parturition. IV. Demonstration of phospholipase A_2 in the lysomes of human fetal membrans. Am J Obstet Gynecol 125: 1089–1095
29. Spätling L, Fallenstein F, Schneider H, Dancis J (1989) Bolus tocolysis: Treatment of preterm labor with pulsatile administration of a β-adrenergic agonist. Am J Obstet Gynecol 160: 713–717
30. Winkler M, Baumann L, Ruckhäberle KE, Schiller EM (1988) Erythromycin therapy for subclinical intrauterine infections in threatened preterm labor – a preliminary report. J. Perinat Med 16: 253–255

Für die Verfasser:
Prof. Dr. med. K. E. Ruckhäberle
Universitäts-Frauenklinik Leipzig
Philipp-Rosenthal-Straße 55
7010 Leipzig

18. MacGregor JA, French JI, Lawellin D, Franco-Buff A, Smith C, Todd WJ (1987) Bacterial protease-induced reduction of chorioamniotic membrane strength and elasticity. [illegible] col 69: 167–174
19. Morales WJ, Angel JL, O'Brien WF, Knuppel RA, Finazzo M (1988) A randomized study of antibiotic therapy in idiopathic preterm labor. Obstet Gynecol 72: 829–833
20. Petersen EA, MacDonald PC, Gant NF (1985) Williams Obstetrics. [illegible] Century Crofts
21. Romero R, Emamian M, Wan M, Quintero R, Hobbins JC, Mitchell MD (1987) Prostaglandin concentrations in amniotic fluid of women with intraamniotic infections and preterm labor. Am J Obstet Gynecol 157: 1461–1467
22. Romero R, Kadar N, Hobbins JC, Duff GW (1987) Infection and labor. II. The detection of endotoxin in amniotic fluid. Am J Obstet Gynecol 157: 815–819
23. Ruckhäberle K-E, Baumann L (1991) Infektionen und Wehenauslösung. Arch Gynecol Obstet 250: 490–495
24. Ruckhäberle K-E, Bilek K, Viehweg B, Schlegel L (1981) Frühgeburtlichkeit und Plazentainsuffizienz. Zentralbl Gynäkol 103: 1478–1482
25. Ruckhäberle K-E, Bilek K, Rothe K, Viehweg B, Rothe K, Schlegel L, Schmitt-Hoyer E, Robel R (1986) Hämodynamische Plazentainsuffizienz und ihre therapeutische Beeinflussung bei drohender Frühgeburt. Zentralbl Gynäkol 108: 974–982
26. Ruckhäberle K-E, Faber R, Robel R, Viehweg B (1992) Diagnostik und Therapie gestörter Hämodynamik – ein Beitrag zum Management bei Schwangerschaften mit drohender Frühgeburt. Z Geburtsh Perinat 196: 152–158
27. [illegible]
28. [illegible] A. Demonstration of phospholipase [illegible] in human fetal membranes. Am J Obstet Gynecol 125: 1089–1095
29. Spätling L, Fallenstein F, Schneider H, Dancis J (1989) Bolus tocolysis: Treatment of preterm labor with pulsatile administration of a β-adrenergic agonist. Am J Obstet Gynecol 160: 713–717
30. Winkler M, Baumann L, Ruckhäberle K-E, Schiller EM (1988) Erythromycin therapy for subclinical intrauterine infections in threatened preterm labor – a preliminary report. J Perinat Med 16: 253–256

Für die Verfasser:
Prof. Dr. med. K.-E. Ruckhäberle
Universitäts-Frauenklinik Leipzig
Philipp-Rosenthal-Straße 55
04103 Leipzig

Durchführung der Tokolyse heute – Ergebnisse einer Umfrage

V. Jaspers, A. Hasenburg, C. Behrens, A. Abdallah, L. Spätling

Universitäts-Frauenklinik Bochum

Einführung

Die Durchführung einer medikamentösen Therapie zur Behandlung vorzeitiger Wehentätigkeit ist heute etabliert, obwohl Ätiologie und prognostische Bedeutung der vorzeitigen Wehen im Einzelfall nicht exakt zu bestimmen sind. Zur Optimierung dieser Therapie, die mit erheblichen Nebenwirkungen verbunden sein kann, ist neben der Ausnutzung von Maßnahmen zur Dosisreduktion eine genaue Bestimmung des heutigen Standards wünschenswert.
Daher wurden an 269 akademische Lehrkrankenhäuser und Universitäts-Frauenkliniken in Westdeutschland Fragebögen verschickt, von denen 115 (=40%) zurückgesendet wurden.

Die wesentlichen *Fragestellungen* der Umfrage betreffen folgende Bereiche:
1. Wie wird die Indikation zur Tokolyse gestellt bzw. kontrolliert?
2. In welchem Zeitrahmen erfolgt eine Tokolyse?
3. Wie wird die Tokolyse durchgeführt?
4. Welche Medikamente werden im Rahmen der Tokolyse verwendet?

Indikationsstellung und Diagnostik

Es wurde nach der Wertigkeit der Anamnese, des subjektiven Wehenempfindens der Patientin, des Kardiotokogramms (CTG) und des Zervixbefundes gefragt, wobei ein Punktwert zwischen 0 und 3 vergeben werden konnte (Tabelle 1). Berechnet man die Mittelwerte, so stellt sich heraus, daß das CTG (2,4) und der Zervixbefund (2,9) etwas stärker bewertet werden als die Anamnese (2,0) und das subjektive Wehenempfinden (2,1). Im Vergleich dazu zeigt sich bei der Bewertung von konkreten Fallbeispielen, wie es im zweiten Teil der Umfrage dargestellt wird

Tabelle 1. Einfluß verschiedener Parameter auf die Tokolyseindikation

Punktzahl	Anamnese (n=114)	subjektive Wehen (n=114)	Tokogramm (n=115)	Zervix (n=115)
0	2 %	1 %	0 %	0 %
1	22 %	18 %	5 %	2 %
2	53 %	53 %	45 %	9 %
3	23 %	28 %	50 %	89 %
Mittelwert	2,0	2,1	2,4	2,9

(s. S. 193), eine wesentlich stärkere relative Gewichtung vor allem des CTGs, aber auch des Zervixbefundes.

Als zusätzliche Entscheidungskriterien werden die Infektionsdiagnostik (n=40) z. B. in Form von Zervixabstrich oder CRP-Bestimmung, der Tageswehenbogen (n=5) als Verlaufskontrolle sowie sonographische Befunde einschließlich Dopplersonographie (n=11) genannt. Konkret befragt geben 52% der Kliniken an, im Einzelfall oder generell eine psychosomatische Beurteilung durch einen Psychologen durchführen zu lassen.

Für eine generelle Tokolyse nach Cerclage sprechen sich 91% der Kliniken aus.

Die Beurteilung des Zervixbefundes durch eine vaginale Untersuchung erfolgt durchschnittlich alle 7 Tage, in 24 % der Kliniken „bei Bedarf", bei 68 % ein- bis zweimal pro Woche (Tabelle 2).

Tabelle 2. Häufigkeit vaginaler Untersuchungen und Sonographien

	Häufigkeit vaginaler Untersuchungen (n=115)	Häufigkeit vaginaler Ultraschallunters. (n=108)
bei Aufnahme/Wehen	24 %	21 %
zweimal pro Woche	13 %	2 %
einmal pro Woche	55 %	38 %
ca. 14tägig	8 %	10 %
selten/nie		29 %

Eine Vaginalsonographie wird durchschnittlich ebenfalls 7tägig durchgeführt, davon bei 40% mindestens wöchentlich (Tabelle 2). In 29% der Kliniken hat diese Methode noch keine Bedeutung erlangt.

Als behandlungsbedürftig wird eine Portiolänge bei der vaginalen Untersuchung von unter 2 cm (76%), in der Sonographie von unter 3 cm (70%) angesehen (Tabelle 3).

Tabelle 3. Behandlungsindikation aufgrund vaginaler Untersuchungen und Sonographien

Portio-/Zervixlänge (cm)	vaginale Untersuchung (n=115)	vaginaler Ultraschall (n=115)
- 1 cm	36 %	
$>1 \leq 2$ cm	40 %	33 %
$>2 \leq 3$ cm	8 %	37 %
$>3 \leq 4$ cm		8 %
keine Festlegung	16 %	23 %
Durchschnitt	1,5 cm	2,4 cm

Für das CTG kann festgehalten werden, daß eine Standardisierung des Anlegedruckes von über 90% der Kliniken für nicht möglich gehalten wird. Verwendet werden zum Anlegen vorwiegend Gurte (55%) oder Bauchbinden bzw. Netze (30%).

Tabelle 4. Häufigkeit der Durchführung des Kardiotokogramms unter der Tokolyse

Anzahl pro Tag (n=104)		Dauer pro CTG in min (n=107)		
1	13 %		20 – < 30	5 %
1–2	13 %		30	76 %
2	39 %		> 30 ≤ 45	17 %
2–3	11 %		> 45	2 %
3	23 %	täglich:	30 – 60	49 %
3–4	1 %		> 60	41 %

Zumeist werden zwischen 1 bis 2 und 3 CTGs (86 %) pro Tag bei einer Dauer von mindestens 30 Minuten (95 %) durchgeführt (Tabelle 4). Damit wird in 49 % der Kliniken eine Tagesdauer von 30 bis 60 Minuten, in 41 % von über 60 Minuten erreicht.

Zeitrahmen

Die orale Tokolyse wird bei durchschnittlich 19, die intravenöse bei 21 Schwangeschaftswochen (SSW) begonnen (Tabelle 5). Meist liegt der Beginn zwischen 16 und 24 SSW (oral 66 %, intravenös 72 %).

Tabelle 5. Zeitrahmen der Tokolyse

Applikationsart:	oral	intravenös
Zahl der Antworten:	95	112
Beginn (SSW)		
– 16	26 %	13 %
> 16 ≤ 20	47 %	46 %
> 20 ≤ 24	19 %	26 %
> 24	8 %	15 %
durchschnittlich	19	20–21

Beendet wird die Tokolyse zu 29 % mit 34 bis 35, zu 70 % mit 36 bis 37, zu 1 % mit 38 SSW.

Eine Wehenfreiheit im CTG vor Beendigung der Tokolyse wird von 50 % der Kliniken angestrebt.

Form der Durchführung

Bei der Tokolyseapplikation ist die in ihrer Wirksamkeit umstrittene orale Form weit verbreitet (Tabelle 6). Bei der intravenösen Form wird der Tropfenzähler noch deutlich häufiger als die flüssigkeitssparenden Verfahren durch Perfusor oder Boluspumpe eingesetzt. Unter dem Begriff „Bolustokolyse“ wurde offenbar auch die Akuttokolyse sub partu mißverstanden. Gewichtsabhängig wurde die Dosis im wesentlichen nur bei der Bolustokolyse gewählt.

Tabelle 6. Applikationsart der Tokolyse

Applikationsart	n	häufigste Form
oral	100	21
intravenös		
- Tropfenzähler	71	31
- Perfusor	48	16
- Boluspumpe	22	2

Als Grenzen der Tokolyse (Tabelle 7) ergeben sich für die orale Form am häufigsten Minimaldosen von 3 bis 6 Tabletten/Tag (85%), Maximaldosen von 5 bis 10 Tabletten/Tag (80%). Intravenös schwanken die Angaben der minimalen Dosis zwischen 0,5 und 1,5 µg/min (74%), während die maximale Dosis zwischen 2,5 und 4,0 µg/min (85%) liegt. Sowohl bei der oralen (18% über 8 Tabl./die) als auch bei der intravenösen Applikationsform (9% über 4 µg/min) liegen die maximalen Dosen z. T. über den empfohlenen Höchstwerten.

Eine orale Nachbehandlung führen 51 % generell, 40 % in Einzelfällen durch.

Tabelle 7. Dosierungsgrenzen der Tokolyse

orale Applikation Tabletten/Tag	minimal (n=95)	maximal (n=97)	*intravenöse Applikation* µg/min	minimal (n=101)	maximal (n=95)
1 - 2	8 %	2 %	- 0,5	22 %	
3 - 4	52 %	6 %	> 0,5 ≤ 1,0	45 %	
5 - 6	33 %	16 %	> 1,0 ≤ 2,0	29 %	6 %
7 - 8	3 %	59 %	> 2,0 ≤ 3,0	3 %	45 %
9 - 10	4 %	5 %	> 3,0 ≤ 4,0		40 %
11 - 12		12 %	> 4,0 ≤ 6,0	1 %	8 %
> 12		0	> 6,0		1 %

Medikation

Das Standardmedikament zur Tokolyse ist Fenoterol. Je 2% der Kliniken verwenden Hexoprenalin oder Ritodrin. In 7% der Kliniken wird als orales Tokolytikum auch Clenbuterol gegeben.

Als ergänzende Medikation (Tabelle 8) wird – meist generell – Magnesium (entsprechend den Empfehlungen der Deutschen Gesellschaft für Gynäkologie und Geburtshilfe 1989) verwendet (89%). Seltener generell, jedoch häufig individuell werden β1-Blocker (88%), Sedativa (84%), lokale (79%) und systemische Infektionsbehandlungen (51%) sowie Heparin (62%) verabreicht. Wenig verbreitet ist die Gabe von Prostaglandinantagonisten (27%), aber auch von Kalziumantagonisten (14%).

Für die fetale Lungenreifung wird in der Regel ein Steroid parenteral appliziert (95%), als Ersatz auch Ambroxol (70%). Vitamin-K-Gaben zur Prophylaxe fetaler Blutungen sind noch wenig verbreitet (11 %).

Tabelle 8. Zusatzmedikation zur Tokolyse

	generell	Einzelfall	nicht	(keine Angaben)
Magnesium	**89 %**	10 %	0 %	(1 %)
Sedativa	4 %	**80 %**	8 %	(8 %)
β_1-Blocker	31 %	**47 %**	17 %	(5 %)
Kalziumantagonisten	4 %	10 %	**76** %	(10 %)
Infektionsprophylaxe				
- lokal - vaginal	18 %	**61 %**	16 %	(5 %)
- systemische Antibiotika	2 %	**49 %**	**42 %**	(7 %)
Prostaglandinantagonisten	2 %	25 %	**63 %**	(10 %)
Heparin	20 %	**47 %**	26 %	(7 %)
Kortikosteroide	**53 %**	42 %	3 %	(2 %)
Ambroxol	3 %	**67 %**	16 %	(14 %)
Vitamin K	1 %	10 %	**76** %	(13 %)

Eine Flüssigkeitsrestriktion unter der Tokolyse halten 47 % der Kliniken für erforderlich, 70 % führen sie bei der Infusionsgabe durch.

Zusammenfassung

Die wesentlichen Ergebnisse der Umfrage lassen sich zu folgendem Gesamtbild des allgemein üblichen Tokolyseeinsatzes zusammenfassen:

Wesentliche Indikationskriterien für die Tokolyse sind das Tokogramm – dessen Abnahme schwierig zu standardisieren ist – und der Zervixbefund, der wöchentlich durch eine vaginale Untersuchung und Vaginalsonographie kontrolliert wird. Zusätzlich wird eine Infektionsabklärung, im Einzelfall auch eine psychologische Untersuchung, durchgeführt.

Die Tokolyse, die fast ausschließlich mit Fenoterol erfolgt, wird frühestens mit 16 SSW begonnen und mit 36 bis 37 SSW beendet. Im intravenösen Bereich liegen die Dosen zwischen 0,5 und 4,0 µg/min.

Ergänzend zur Tokolyse werden neben Magnesium auch Sedativa, β_1-Blocker und Heparin sowie eine lokale oder systemische Infektionsprophylaxe bzw. -therapie eingesetzt. Prostaglandin- und Kalziumantagonisten werden selten verwendet. Für das Kind werden Steroide (alternativ Ambroxol), selten Vitamin K, appliziert.

Schlußbemerkungen

Die durchgeführte Umfrage läßt kein durchgehend einheitliches Behandlungskonzept erkennen. Dies mag auf der generellen Unsicherheit bezüglich der Definition der vorzeitigen Wehentätigkeit und auf dem Fehlen einer eindeutigen Kontrollmöglichkeit des Therapieerfolges beruhen (1). Gerade deshalb erscheint aber eine Standardisierung der Behandlung vorzeitiger Wehen auf dem Boden bisheriger Erfahrungen (Empfehlungen der Deutschen Gesellschaft für Gynäkologie und Geburtshilfe 1989, 2) notwendig, um eine größtmögliche Effektivität bei gleichzeitiger Reduktion unnötiger Therapien und ihrer Nebenwirkungen zu erreichen. Auf dieser Grundlage können dann Behandlungsstrategien entwickelt werden, die eine situationsadäquate optimierte Therapie erleichtern.

Literatur

1. Grospietsch G (1991) Medikamentöse Therapie bei der drohenden Frühgeburt: Was ist gesichert in der Therapie? Gynäkologe 24: 188–197
2. Mitteilungen der Deutschen Gesellschaft für Gynäkologie und Geburtshilfe (1989) Zur Frage der tokolytischen Therapie während Schwangerschaft und Geburt – Standards in der Perinatalmedizin. 13: 23–32

Für die Verfasser:
Dr. med. V. Jaspers
Universitäts-Frauenklinik Bochum
Marienhospital Herne
Hölkeskampring 40
4690 Herne 1

Bolustokolyse, pulsatile Applikation von Betasympathikomimetika*

L. Spätling, F. Fallenstein

Universitäts-Frauenklinik Bochum

Einführung

Jedem, der sich mit der Behandlung vorzeitiger Wehen befaßt, ist die Problematik dieser Therapie bewußt. Sie beginnt mit der Definition der vorzeitigen Wehentätigkeit. Zahn (11) zeigte, daß im letzten Drittel einer ungestört verlaufenden Schwangerschaft die Rate der normalen Kontraktionen stetig von 2 auf 8 Kontraktionen pro Stunde ansteigt. Vereinfacht kann man vor 30 Schwangerschaftswochen 3 Kontraktionen pro Stunde und nach 30 Schwangerschaftswochen 5 Kontraktionen pro Stunde noch als normal ansehen. Keine Einigkeit besteht in der Frage, ob bei pathologisch gehäuften Kontraktionen ein reifer Vaginalbefund eine unabdingbare Voraussetzung für eine Indikation zur Tokolyse darstellt.

Vorzeitige Wehen: Nur ein Symptom

Unserer Ansicht nach ist die vorzeitige Wehentätigkeit in den meisten Fällen nur ein Symptom der Störung des somatischen oder psychischen Gleichgewichts der werdenden Mutter. Der Arzt kann mit Hilfe der Tokolyse Zeit gewinnen, um die mögliche Ursache zu finden und zu beseitigen und so die mütterliche Homöostase wieder herzustellen.

Ursachen

Es ist unmöglich, in dem hier gesteckten Rahmen auch nur annähernd erschöpfend auf die Ursachen einer Frühgeburt einzugehen. Schlaglichtartig sollen nur einige mütterliche Ursachen angesprochen werden. Da sind z. B. die mechanischen Faktoren, die Infekte, die psychosozialen Faktoren. Aber auch die Ernährung und die Genußgifte, das Alter und die Parität spielen eine Rolle. Ursachen sind auch in einer belasteten gynäkologischen oder geburtshilflichen Anamnese zu finden. Hierzu sei auf eine umfassendere Darstellung verwiesen (5). Zu der Fülle der Symptome, auf die bis zu einem gewissen Grad Einfluß genommen werden kann, gehört die Zervixreifung. Einerseits bietet sich eine Cerclage an, andererseits könnte durch eine lokale oder generalisierte Antibiotikatherapie eine mögliche Entzündung, die über eine gesteigerte Prostaglandinproduktion zur Gewebeauflockerung führt, behandelt werden. Besonders herauszustellen sind Pyelonephritiden, Lebererkrankungen und Anämien mit einem Hämoglobingehalt un-

* Mit Unterstützung der Deutschen Forschungsgemeinschaft

ter 9 g/100 ml, die mit einer deutlich erhöhten Frühgeburtlichkeit einhergehen. Im Bereich der Ernährung ist der Magnesiummangel von Bedeutung, den viele Frauen auch bei guter Ernährung nicht beheben können (1).

Doppeltes Dilemma

Im Hinblick auf die Tokolyse steht der Therapeut in einem doppelten Dilemma. Einerseits läßt sich durch die Tokolyse eine geringere Häufigkeit des perinatalen Fruchttodes und des Atemnotsyndromes nicht sicher zeigen (3), andererseits hat jeder Geburtshelfer erfahren, daß nur mit der Tokolyse akut Wehen zu hemmen sind.

Die Ursache für diese Diskrepanz mag darin liegen, daß diese Tokolyse nicht nur bei einer drohenden Frühgeburt eingesetzt wird, sondern auch bei einem Abortus imminens. Wenn nun die tokolytische Therapie in beiden Gruppen gleich erfolgreich ist, wird sich die Frühgeburtenrate nicht ändern, weil die gleiche Anzahl von drohenden Aborten mit Hilfe der Tokolyse in den Bereich der Frühgeburt gelangt wie die Anzahl derer, die mit Hilfe der Tokolyse von der Frühgeburt zur Termingeburt wird (6). Das andere Dilemma zeigt sich bei der Entscheidung für den Therapiebeginn: Bei einer Tokolyse vor Reifung der Zervix ist eine gewisse Anzahl von Behandlungen überflüssig, und Medikamente mit einer hohen Nebenwirkungsrate werden umsonst infundiert. Möglicherweise setzt aber ein Therapiebeginn nach Zervixreifung zu spät ein, und eine Frühgeburt ist nicht mehr aufzuhalten.

Therapeutisches Konzept

Die relativ leichte Unterdrückbarkeit vorzeitiger Wehen verleitet dazu, diese als Krankheit und die Betamimetika als Therapeutikum anzusehen. Eine „Gesamttherapie" vorzeitiger Wehen sollte dagegen folgendermaßen aussehen:

1. Beseitigung des Symptoms,
2. Suche nach der Ursache der vorzeitigen Wehen,
3. Therapie der Ursache, wenn sie gefunden wird.

In dem beschriebenen Dilemma – mit dem Wissen, daß die Nebenwirkungen der Therapie mit Betamimetika hoch sind und ein nicht geringer Anteil der Frühgeburtlichkeit mit einem Magnesiummangel korreliert ist – sollten Frauen mit regelmäßiger Wehentätigkeit hospitalisiert und eine orale Therapie bzw. Substitution mit Magnesium-aspartat-hydrochlorid (ca. 15–20 mmol/die) bis zur Auflockerung des Stuhlgangs eingeleitet werden, deren positiver Einfluß auf den Schwangerschaftsverlauf und die Perinatalphase gezeigt werden konnte (7).

Wenn nun eine Therapie mit Betasympathikomimetika notwendig wird, so sollte diese mit der minimalen effektiven Dosis so kurz wie möglich durchgeführt werden.

Bolustokolyse

Mit dieser Zielsetzung wurde die Bolustokolyse entwickelt, deren Basis die pulsatile Applikation des Betamimetikums darstellt (9). Diesem Verfahren liegt der Gedanke zugrunde, daß eine Substanz, die aus Hormonen des Nebennierenmarks

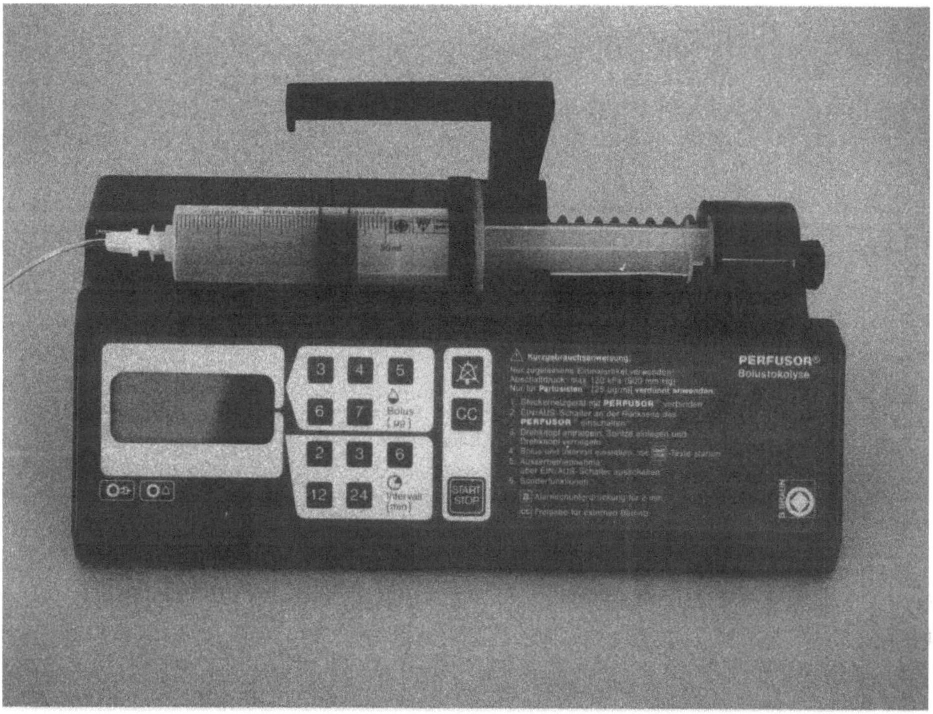

Abb. 1. Spritzenpumpe zur Bolustokolyse (Perfusor Bolustokolyse, Braun AG, Melsungen)

Tabelle 1. Dosierungsschema der Bolustokolyse. (Aus 6)

Bolusgröße			
Patientengewicht (kg)	≤60	61–79	≥80
Bolusgröße (µg)	3	4	5

Therapieverlauf	*Zeitintervall (min)*	
Beginn	3	unter CTG-Kontrolle im Kreißsaal
bei nachlassender Wehentätigkeit	6	unter CTG-Kontrolle im Kreißsaal
nach 12 h, wenn möglich	12	
nach 24 h, wenn möglich	24	
nach 48 h, wenn möglich	beenden	

Bei unzureichender Wehenhemmung sind folgende Steigerungen möglich:

z. B. 4 µg alle 3 min
4 µg alle 2 min
5 µg alle 2 min
6 µg alle 2 min
7 µg alle 2 min (Maximaldosis von 3,5 µg/min)

abgeleitet wurde, vom Organismus besser akzeptiert wird, wenn sie den Körper nicht, wie bisher, kontinuierlich stimuliert, und daß so – wie bereits im Kapitel über die Modellvorstellungen beschrieben wurde – mit wesentlich weniger Substanz ein gleicher Effekt erzielt werden kann. Am Ende der Entwicklung verschiedener Prototypen steht nun eine Pumpe zur Verfügung (Abb. 1), mit der man verschiedene Bolusgrößen (3–7 µg Fenoterol) in bestimmten Zeitintervallen

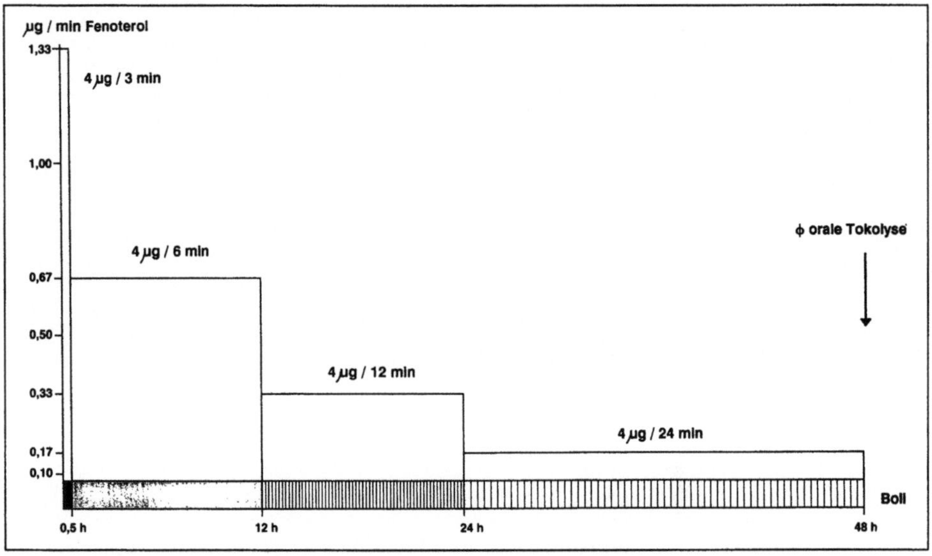

Abb. 2. Dosierungsbeispiel für die Bolustokolyse bei nachlassender Wehentätigkeit

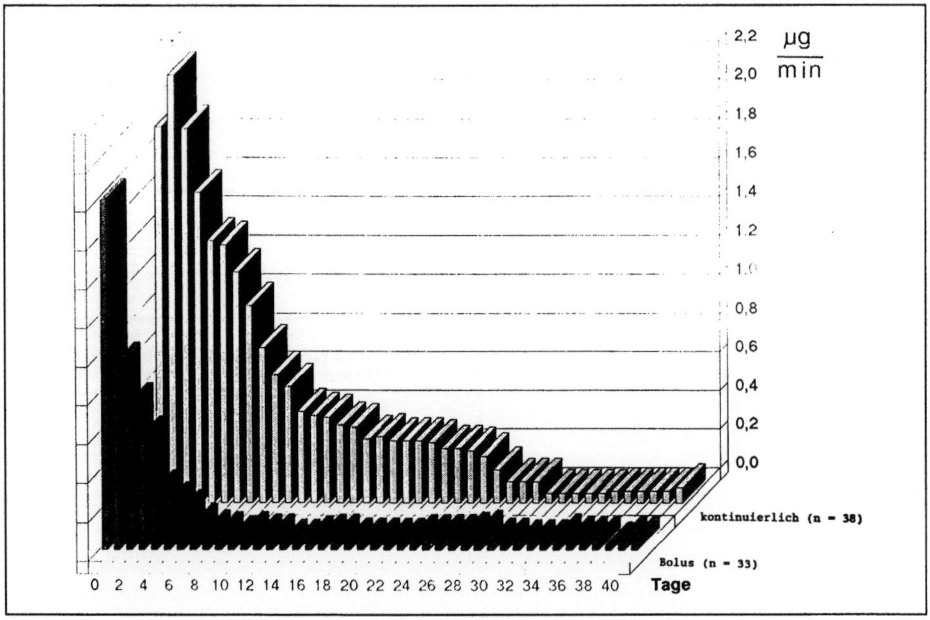

Abb. 3. Fenoteroldosen über die Zeit im Verhältnis zur Therapiedauer. (Aus 10, mit freundlicher Genehmigung des Verlages Mosby Yearbook Inc)

(2, 3, 6, 12, 24 Minuten) abgeben kann. Die Bolusgröße wird dem Gewicht der Patienten entsprechend eingestellt (Tabelle 1). Eingespannt wird eine 50-ml-Spritze mit je 20 ml Fenoterol und 20 ml physiologischer Kochsalzlösung bzw. Glucoselösung (5%) und 1000 I.E. Heparin. Unter CTG-Kontrolle wird mit einem 3minütigen Intervall begonnen. Die erste Dosisreduktion erfolgt, sobald die Wehentätigkeit nachläßt. In den nächsten Stunden wird ein Intervall von 6 Minuten eingestellt, und wenn die Wehentätigkeit nicht zugenommen hat, wird die Dosis nach 12 h durch Verdoppelung des Intervalls nochmals halbiert. Nach 24 Stunden wird bei fehlender Zunahme der Wehentätigkeit ein 24minütiges Intervall eingestellt. Im Idealfall kann die Bolustokolyse nach 48 Stunden beendet werden. Auf eine orale Nachbehandlung wird verzichtet. Abbildung 2 zeigt die zeitlichen Relationen in einem entsprechenden Dosierungsbeispiel.

In einer Vergleichsuntersuchung konnte die durchschnittliche Therapiedauer mit 4 Tagen gegenüber 6 Tagen bei der herkömmlichen, kontinuierlichen Tokolyse ermittelt werden. Die Dosis einer gesamten Therapie betrug mit 3 mg Fenoterol nur $^1/_5$ der für eine kontinuierliche Tokolyse benötigten Substanzmenge (10) . Abbildung 3 zeigt die Fenoteroldosen beider Therapieverfahren, die pro Minute abgegeben wurden, im Vergleich.

„Quasikontinuierliche" Tokolyse

In seltenen Fällen ist die Startdosis von z. B. 4 µg alle drei Minuten für eine wirksame Tokolyse unzureichend. Um nun mit höheren Dosen zu tokolysieren, ist es nicht notwendig, die Infusionspumpe zu wechseln. Da bei kurzen Bolusintervallen nur ein leicht wellenförmiger Serumspiegelverlauf erreicht wird, kann mit der Boluspumpe auch eine „quasikontinuierliche" Tokolyse durchgeführt werden (siehe

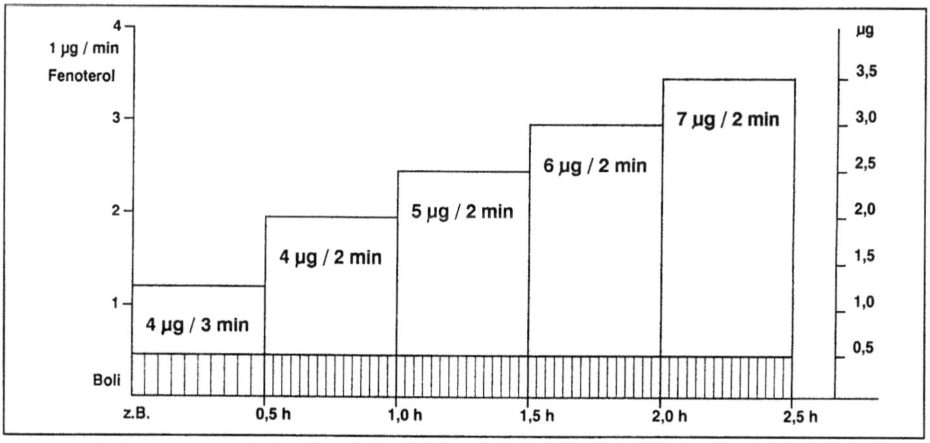

Abb. 4. Dosierungsbeispiel bei nicht nachlassender Wehentätigkeit

auch Kap. „Modellvorstellungen", S. 29). Hierzu wird zunächst das Zeitintervall auf 2 Minuten verkürzt und anschließend bei weiter unzureichender Wehenhemmung die Bolusgröße auf maximal 7 µg erhöht (Abb. 4). Dies entspricht einer maximalen Dosierung von 3,5 µg/min. Eine höhere Dosierung ist an der Pumpe nicht einstellbar; eine Überdosierung also nicht möglich. Tabelle 2 zeigt die pro Minute berechneten Fenoteroldosen.

Tabelle 2. Mittlere pro Minute berechnete Dosierungen (μg/min) bei Bolustokolyse. Die Dosierungen der „quasikontinuierlichen Tokolyse" sind grau unterlegt.

	Bolusgröße (μg) 3	4	5	6	7
Intervall 24 min	0,13	0,17	0,21	–	–
12 min	0,25	0,33	0,42	–	–
6 min	0,5	0,67	0,83	–	–
3 min	1,0	1,33	1,67	–	–
2 min	1,5	2,0	2,5	3,0	3,5

Nebenwirkungen

Mit der Betamimetikatherapie wird eine Vielzahl von mehr oder weniger gravierenden Nebenwirkungen in Kauf genommen, so auf Herz, Kreislauf, Nieren, Lungen, Elektrolyte, Kohlenhydrat- und Fettstoffwechsel (2); siehe auch S. 143 in diesem Buch). Darüber hinaus legt die klinische Erfahrung nahe, daß die chronische Beeinflussung der oben genannten Organsysteme durch eine langandauernde Betamimetikagabe geeignet ist, ebenfalls die mütterliche Homöostase zu stören und damit eine Art „Tokolysekrankheit" hervorzurufen, die sich z. B. auch in der nicht unterdrückbaren Wehentätigkeit manifestiert, die scheinbar paradox erst dann sistiert, wenn die Therapie (Noxe) abgesetzt wird. in dem o. g. speziellen Abschnitt dieses Buches wird auf einzelne Nebenwirkungen eingegangen. Wir haben den Eindruck, daß die bekannten schwer quantifizierbaren Symptome wie Zittern, Gesichtsrötung, Palmarerythem, Spider naevi, vermehrter Haarwuchs (8) und Herzsensationen in dem von uns beobachteten Patientengut nur noch selten gesehen wird.

Prophylaxe oder Therapie der Nebenwirkungen

Eine grundsätzlich mit der Tokolyse einsetzende Behandlung der Nebenwirkungen ist zu diskutieren, da ein Teil der Nebenwirkungen schon durch kritische Anwendung vermieden werden kann. Eine Verringerung des Infusionsvolumens durch Verwendung von Spritzenpumpen, vielleicht auch schon die Reduzierung der Menge des gegebenen Medikamentes und die Verkürzung der Therapiezeit, wie es die Bolustokolyse ermöglicht, haben Berichte z. B. über das Lungenödem selten werden lassen. Unter Bolustokolyse wurde bisher kein Lungenödem gesehen. Die kalziumantagonistische Wirkung von Magnesium und auch die Notwendigkeit der Substitution läßt Magnesium sowohl in oraler als auch in parenteraler Applikationsart sinnvoll erscheinen. Kommt es trotz differenzierter Therapie zu Nebenwirkungen, die durch eine β_1-Blockade zu beeinflussen sind, ist auch eine entsprechende Therapie zu empfehlen.

Zukünftige Entwicklungen

Vorzeitige Wehentätigkeit hat keine über den Tag gleichbleibende Aktivität. Eine gleichbleibend hohe effektive Dosierung muß zu zwischenzeitlichen relativen Überdosierungen führen. Aus diesem Grunde wurde die wehengesteuerte Bolustokolyse entwickelt, die im folgenden Kapitel dargestellt wird. Seit der Erkenntnis, daß nicht jede vorzeitige Wehentätigkeit zur Frühgeburt führt, beschäftigt uns der Wunsch, diese in effektive und nichteffektive Wehentätigkeit zu differenzieren. Vielleicht gelingt dieses Vorhaben mit der Mehrkanaltokographie (siehe Kapitel „Vierkanaltokographie", S. 85, Behrens et al.).

Es wäre zu wünschen, daß eine präzise Indikation zur Tokolyse zusammen mit geringstmöglichen Nebenwirkungen die Akzeptanz der tokolytischen Therapie durch den Geburtshelfer und den Nutzen für Mutter und Kind erhöht.

Literatur

1. Disch G, Classen HG, Spätling L (1990) Ernährung in der Schwangerschaft unter besonderer Berücksichtigung von Magnesium und Eisen. Frauenarzt 31: 755–769
2. Grospietsch G (1990) Nebenwirkungen der betamimetischen tokolytischen Therapie bei der Mutter und Möglichkeiten der Antagonisierung. In: Jung H, Hermer M (Hrsg) Tokolyse und Betamimetika. Steinkopff, Darmstadt, S 35–53
3. Kierse M, Grant A, King J (1989) Preterm labour. In: Chalmers J, Enkin M, Kierse M (eds) Effective care in pregnancy and childbirth. Oxford University Press, pp 694–745
4. Spätling L (1981) Orale Magnesium-Zusatztherapie bei vorzeitiger Wehentätigkeit. Geburtsh Frauenheilk 41: 101–102
5. Spätling L (1987) Die Frühgeburt vor 34 Schwangerschaftswochen: Häufigkeit, Ursachen und Früherkennung. Gynäkologe 22: 4–13
6. Spätling L, Fallenstein F (1986) Intermittierende parenterale Applikation von Betamimetika zur Wehenhemmung. In: Jung H, Fendel H, Karl C (Hrsg) Betamimetika. Steinkopff, Darmstadt, S 43–50
7. Spätling L, Spätling G (1988) Magnesium supplementation in pregnancy: a double-blind study. Br J Obstet Gynaecol 95: 120–125
8. Spätling L, Schneider H, Stähler E, Daume E, Sturm G (1980) Verstärkter Haarwuchs unter Langzeittokolyse mit Fenoterol unter Berücksichtigung von Testosteron, Androstandiol, Cortisol und ACTH. Geburtsh Frauenheilk 40: 1022–8
9. Spätling L, Fallenstein F, Huch R, Huch A (1984) Bolustokolyse: Eignet sich eine intermittierende Betamimetika-Applikation zur Wehenhemmung? Berichte Gynäkologie 120: 512
10. Spätling L, Fallenstein F, Schneider H, Dancis J (1989) Bolus-tocolysis: Treatment of preterm labour with pulsatile administration of a beta-adrenergic agonist. Am J Obstet Gynecol 160: 713–717
11. Zahn V (1978) Physiologie der Uteruskontraktionen. Z Geburtsh Perinatol 182: 263–268

Für die Verfasser:
Priv.-Doz. Dr. L. Spätling
Universitäts-Frauenklinik Bochum
Marienhospital Herne
Hölkeskampring 40
4690 Herne 1

Wehengesteuerte Bolustokolyse*

F. Fallenstein, L. Spätling, C. Behrens, A. Abdallah

Universitäts-Frauenklinik Bochum

Einleitung

Aufbauend auf den positiven klinischen Erfahrungen mit der Bolustokolyse zur Hemmung vorzeitiger Geburtsbestrebungen soll ein System entwickelt werden, das die Dosierung automatisch auf den aktuellen therapeutischen Bedarf einstellt. Mit einer nichtinvasiven, patientenfreundlichen Meßmethode soll die uterine Aktivität kontinuierlich erfaßt und mit einem computerisierten Mustererkennungsverfahren das Auftreten von Kontraktionen registriert werden. Das Förderverhal-

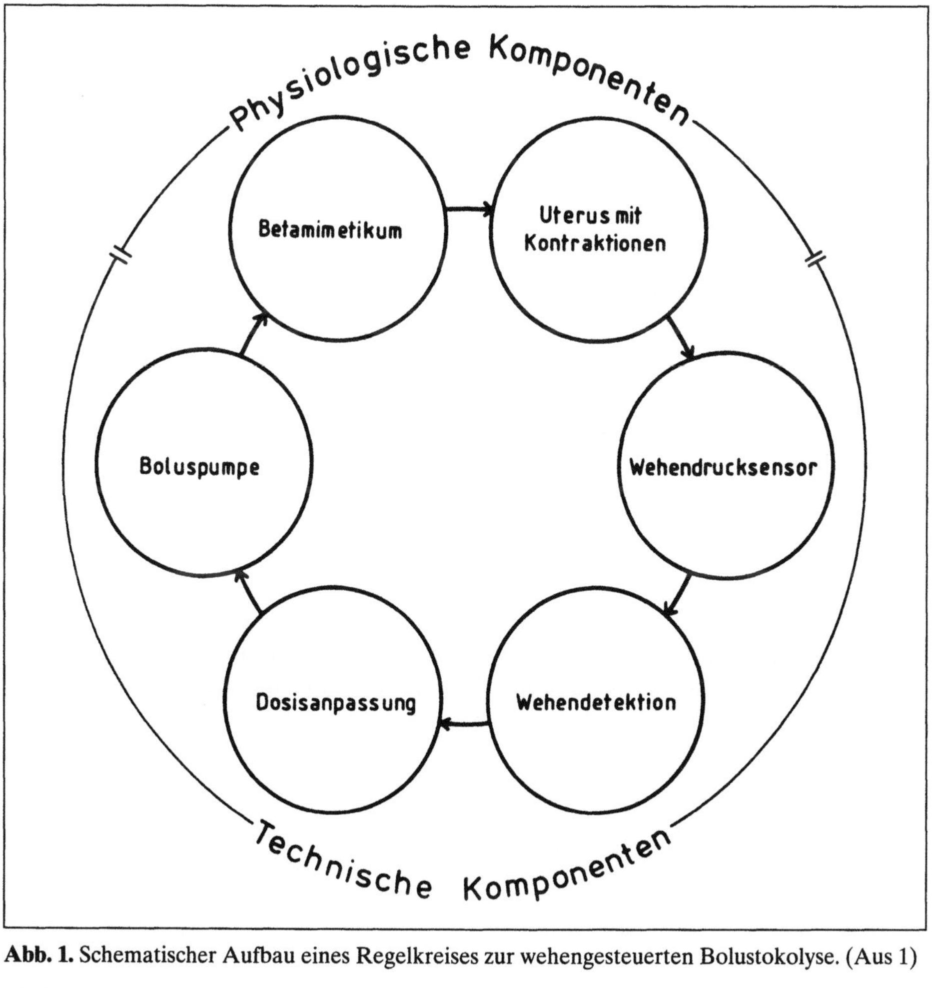

Abb. 1. Schematischer Aufbau eines Regelkreises zur wehengesteuerten Bolustokolyse. (Aus 1)

* Mit Unterstützung der Deutschen Forschungsgemeinschaft

ten der Infusionspumpe soll von der so ermittelten Wehenhäufigkeit kontrolliert werden (Abb. 1). Ein solches Therapiekonzept stellt einen geschlossenen Regelkreis dar, der die Dosierung sehr viel enger an die aktuelle Intensität der vorzeitigen Wehentätigkeit koppeln soll, als es das normale klinische Management erlaubt (1). Wenn das gelingt, kann man davon ausgehen, daß der wesentliche Vorteil der Bolustokolyse, nämlich die deutliche Reduktion des Medikamentenbedarfs, noch weiter verbessert wird.

Auf dieser gedanklichen Basis arbeiten wir an einem Projekt mit dem Ziel, verschiedene Wehenaufzeichnungsmethoden im Hinblick auf Patientenfreundlichkeit und Signalqualität zu erproben. Aus den erhaltenen Signalmustern sollen Kriterien zur Dosierung der Bolustokolyse entwickelt und in Computersimulationen die Funktionsfähigkeit eines Systems zur Feedback-gesteuerten Bolustokolyse überprüft werden. Ärztlich überwachte klinische Testläufe sollen sich anschließen.[1]

Die Wehensignalgewinnung und -auswertung

Voraussetzung für den Einsatz in der Feedback-gesteuerten Bolustokolyse sind Sensoren zur Wehensignalgewinnung, die auch bei langzeitiger Anwendung beeinträchtigungsfrei getragen werden können und trotzdem zuverlässige Information über die uterine Motilität liefern. Ausgedehnte Untersuchungen haben bis jetzt nicht zeigen können, daß alternative Wehenmeßmethoden der etablierten, externen Wehendruckmessung überlegen sind (Kraemer, s. S. 91). Wir entschieden uns daher für eine zweikanalige Wehensignalregistrierung mit den aus den Studien zur Vierfachtokographie bewährten Piezotransducern (Danders, s. S. 79; Behrens, s. S. 85). Das Prinzip der rechnerischen Extraktion von Kontraktionsmustern aus den Wehensignalen ist in einem eigenen Beitrag ausführlicher erläutert (s. S. 105).

Das Konzept der automatischen Dosisanpassung

Die Dosierung bei der Bolustokolyse erfolgt in der Regel bei unveränderlicher Bolusgröße allein durch Veränderung der Zeitspanne zwischen den Bolusgaben. Für den Ansatz einer Rechenvorschrift zur automatischen Dosisanpassung (Tabelle 1) wird von einer durchschnittlichen zeitlichen Balance zwischen Wehen- und Bolushäufigkeit ausgegangen. So ergibt sich eine rasche Dosisnachführung bei ansteigender Kontraktionsfrequenz und ein allmähliches Abklingen bei nach-

Tabelle 1. Dosisanpassungsvorschrift

- Start: Übernahme des eingestellten Bolusintervalls
- nächstes Intervall = $\frac{\text{laufendes Intervall}}{\text{Zahl der im laufenden Intervall registrierten Wehen}}$
- keine Wehen: Verlängerung des laufenden Intervalls um 50 %

[1] Mit Unterstützung der Deutschen Forschungsgemeinschaft.

lassender Wehentätigkeit. Die Programme zur Signalauswertung und Dosisanpassung sind für einen MS-DOS-kompatiblen Rechner realisiert. Mit Hilfe gespeicherter Wehendrucksignale (aus der Studie zur Vierfachtokographie unter vorzeitiger Wehentätigkeit) war es möglich, das Verhalten des Regelsystems in Simulationsläufen zu testen und die Programmparameter entsprechend zu optimieren.

Der erste Schritt zum klinischen Einsatz

Die Ausrüstung zur klinischen Erprobung der geregelten Bolustokolyse bestand aus zwei piezokeramischen Wehendrucksensoren mit Interfaceelektronik, einem tragbaren, batteriebetriebenen Computer (Zenith Turbosport Portable PC) als Steuerrechner, einem Interface zur Boluspumpe (Schnittstellenkonverter Dianet SC, B. Braun, Melsungen) sowie der Boluspumpe (Perfusor Bolustokolyse, B. Braun, Melsungen). Weil für diese prototypartige Apparatur keine allgemeine Betriebsgenehmigung bzw. Ausnahmegenehmigung im Sinne der Medizinischen Geräteverordnung vorlag, wurden die klinischen Versuche ausschließlich unter folgenden Bedingungen durchgeführt:

- Der Einsatz wird zunächst auf ca. zwei Stunden tagsüber begrenzt.
- Der Steuerrechner steht direkt beim Bett der Patientin.
- Der verantwortliche Arzt hält sich bei der Patientin auf und kontrolliert den Ablauf der geregelten Tokolyse durch ständige Beobachtung des Steuerrechners (Wehenkurven und Bolusabgaben on-line auf dem Bildschirm).
- Die geregelte Tokolyse kann jederzeit auf eine Bolustokolyse mit festen Intervallzeiten umgestellt werden.

Ein wesentlicher sicherheitstechnischer Aspekt für die Durchführung dieser Experimente mit der Patientin im Closed-loop-System war die Tatsache, daß als Infusionspumpe der „Perfusor Bolustokolyse“ eingesetzt wurde, der auch im Falle fehlerhafter Ansteuerung durch den Rechner unter allen Umständen eine gefährliche Überdosierung verhindert. Eingriffe am Infusionssystem bei der Patientin waren nicht erforderlich, da die bereits applizierte Bolustokolyse in die Feedback-Steuerung miteinbezogen wurde.

Die ersten klinischen Resultate

Es wurden acht Probeläufe an fünf Patientinnen analysiert. Im Median betrug das Gestationsalter 28 Wochen + 4 Tage. Die Dosierung der Bolustokolyse betrug vor dem Probelauf im Median 4 µg alle 12 Minuten, nach dem Probelauf 4 µg alle 10 Minuten. Wir können hier unsere Erwartungen von einer weiteren Dosiseinsparung noch nicht bestätigt sehen. Es muß jedoch berücksichtigt werden, daß diese ersten geregelten Bolustokolysen im Median am 13. Behandlungstag stattgefunden haben, also zu einem relativ späten Zeitpunkt. Die Möglichkeiten für eine effektive Dosisminderung sind dagegen vor allem auf die allerersten Tage beschränkt, wenn die mittlere Grunddosierung noch bei höheren Werten liegt. Weitere Messungen werden daher zu einem möglichst frühen Tokolysezeitpunkt stattfinden müssen. Zwei Beispiele sollen den Ablauf der wehengesteuerten Bolustokolyse veranschaulichen.

Die Abb. 2 und 3 zeigen in komprimierter Form die aufgenommenen Tokogrammspuren als Summenkurve der beiden Wehentransducer. Eine waagerechte

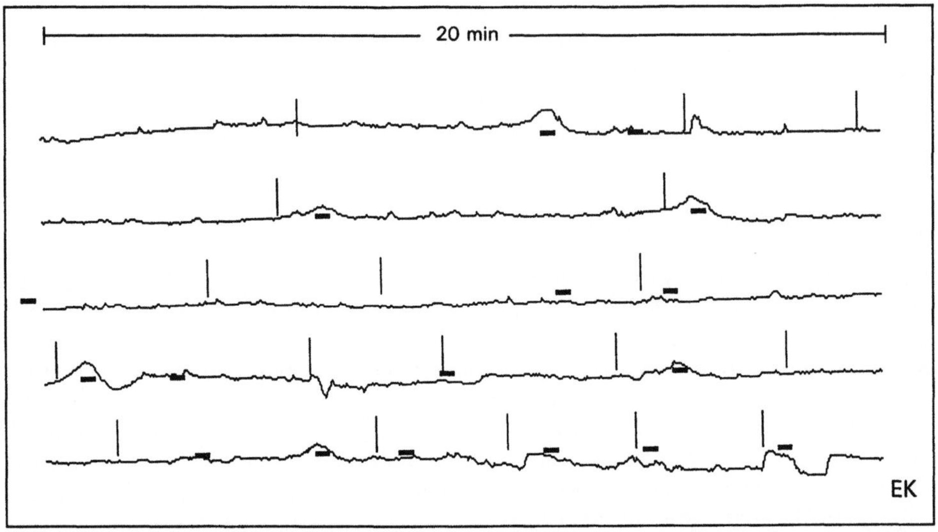

Abb. 2. Wehengesteuerte Bolustokolyse bei einer Patientin mit 33 SSW: Tokogramm, erkannte Wehen (▬) und Bolusfolge (|); Dauer der Aufzeichnung 100 min, Dosis vor Steuerung 3 µg/12 min, mittlere Dosis unter der Steuerung 3 µg/5,3 min.

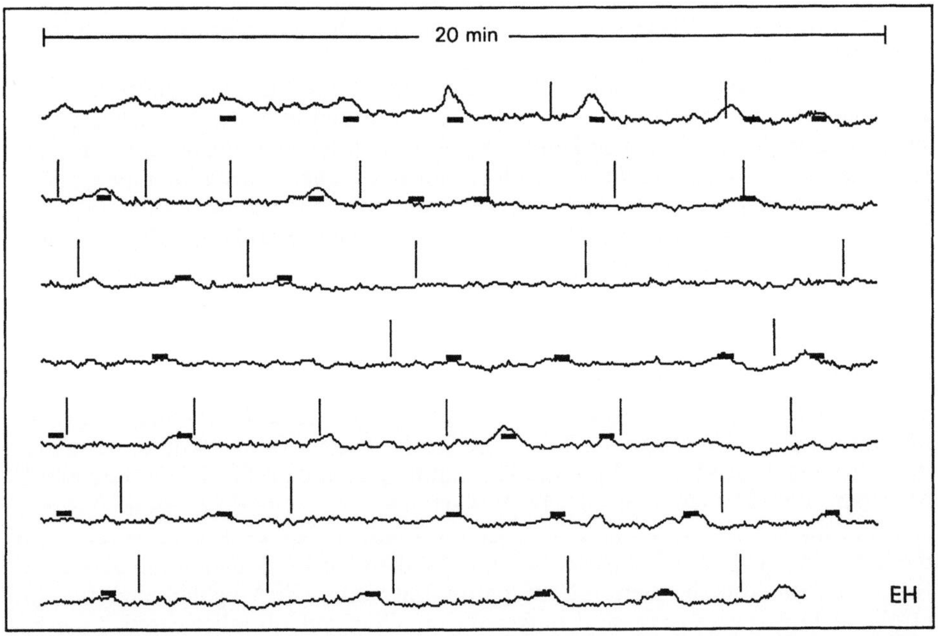

Abb. 3. Wehengesteuerte Bolustokolyse bei einer Patientin mit 32 SSW: Tokogramm, erkannte Wehen (▬) und Bolusfolge (|); Dauer der Aufzeichnung 138 min, Dosis vor Steuerung 3 µg/12 min, mittlere Dosis unter der Steuerung 3 µg/3,6 min.

Teilspur repräsentiert 20 Minuten Meßzeit. Die senkrechten Striche markieren die abgegebenen Boli, die waagerechten Balken die vom System erkannten Wehen. Bei der Abb. 2 wurden im oberen Anteil während des zweiten Bolusintervalls zwei Wehen registriert, und sofort wurde die Intervallzeit verkürzt. In dem darauffolgenden Intervall wurde keine Wehe mehr erkannt und somit der Zeitabschnitt gleich wieder verlängert. Im letzten Teil der Aufzeichnung registrierte das System eine verstärkte Wehentätigkeit und reagierte daraufhin mit einer zügigen Verkürzung der Bolusintervalle.

Das zweite Beispiel (Abb. 3) dokumentiert eine deutlich stärkere Wehentätigkeit, die auch in einer intensiveren Bolusfolge ihren Ausdruck fand. Bei dieser Patientin mit 32 Schwangerschaftswochen betrug die Dosis vor der wehengesteuerten Bolustokolyse 3 µg alle 12 Minuten. Unter der Steuerung erhöhte der Rechner die Dosis durch Reduzierung des Bolusintervalls auf knapp 4 Minuten.

Ausblick

Die Beschäftigung mit der automatischen Wehenerkennung hat gezeigt, daß die klinischen Kriterien zur Beurteilung der Wehentätigkeit anhand des Tokogrammes weiter präzisiert und standardisiert werden sollten, denn erst dann sind automatische Wehenerkennungsalgorithmen weiter zu verbessern. Ähnlich ist es mit der Dosierung. Kaum zwei Therapeuten haben die gleiche Ansicht bei der Therapie (s. S. 193 Hasenburg und S. 121 Jaspers). Auch hier müssen die Therapiekonzepte als Voraussetzung für die Optimierung einer automatischen Dosisgestaltung bei der Bolustokolyse weiter systematisiert werden.

Literatur

1. Fallenstein F, Spätling L (1986) Wehengesteuerte Dosierung bei der intermittierenden parenteralen Applikation von Betamimetika - ein Computermodell. In: Jung H, Fendel H, Karl C (Hrsg) Neueste Ergebnisse über Betamimetika. Steinkopff, Darmstadt, S 51–59

Anschrift des Verfassers:
F. Fallenstein
Universitäts-Frauenklinik Bochum
Marienhospital Herne
Hölkeskampring 40
4690 Herne 1

Indikationen und Nebenwirkungen

Wirkungen bzw. Nebenwirkungen der betamimetischen tokolytischen Therapie bei Mutter und Kind

G. Grospietsch

Frauenklinik und Hebammenlehranstalt am Städt. Klinikum Braunschweig

Alle β_2-Sympathikomimetika sind Abkömmlinge des Adrenalins. Durch Substitution der Aminogruppe wurden Medikamente entwickelt, deren β_1-Wirkung sich – bei gleichzeitiger Spezifizierung ihrer β_2-Wirkung – reduzieren ließ. Trotz intensiver Suche nach Substanzen, die selektiv nur die β_2-Rezeptoren stimulieren, ist dies bis heute nicht gelungen. Es werden deshalb nach wie vor bei der Applikation von β_2-Sympathikomimetika immer auch β_1-Rezeptoren mit erregt. Beide Rezeptoren sind im gesamten Organismus ubiquitär verteilt. Die relative Häufigkeit des einen oder anderen Typs kann von Organ zu Organ sehr unterschiedlich sein.

Wegen der nicht möglichen spezifischen Aktivierung des β_2-Rezeptors sowie aufgrund von Gegenregulationsmechanismen führen Betamimetika zu dosisabhängigen physiologischen Wirkungen. So weit sie vom Gesichtspunkt der Uterusrelaxation her unerwünscht sind, werden sie als Nebenwirkungen bezeichnet.

Nebenwirkungen bei der Mutter

Herz-Kreislauffunktion

Am Herzen wirken die β_2-Sympathikomimetika positiv inotrop und chronotrop. Als Folge der erhöhten Herzfrequenz und der Kontraktilität resultiert eine Steigerung des Herzzeitvolumens. An den peripheren Gefäßen kommt es zu einer ausgeprägten Vasodilatation, verbunden mit einem Abfall des peripheren Widerstandes. Der diastolische Blutdruck fällt ab. Da der systolische Druck in etwa unverändert bleibt, sinkt der mittlere arterielle Blutdruck nur geringfügig (2, 4, 17, 18, 22, 36, 38), (Abb. 1).

Diese in der Anfangsphase der betamimetischen tokolytischen Therapie beobachteten sehr starken Wirkungen am Herzen führen zu einer erheblichen kardialen Belastung, die während der ersten drei Tage der Therapie am stärksten ausgeprägt ist. Unter Langzeitmedikation nehmen diese Effekte ab. Sie sind jedoch während der gesamten Applikationszeit auch unter oraler Therapie deutlich nachweisbar (36). Ursache der abnehmenden Wirkung am Herzen ist – wie bei der Beeinflussung aller anderen Organsysteme auch – eine Desensibilisierung der Betarezeptoren bzw. eine Abnahme der Rezeptorendichte.

Diese Wirkungen der Betamimetika bedeuten für den gesamten Behandlungszeitraum eine hochgradige Dauerbelastung des Herzens in Abhängigkeit von der Dosierung. Unter diesem Gesichtspunkt müssen theoretisch mögliche und klinisch beobachtete Komplikationen betrachtet werden.

Im EKG treten mit Beginn der Tokolyse im Kammerendteil einheitlich leichte ST-Senkungen und eine T-Abflachung auf (Abb. 2). Diese Veränderungen sind nicht pathologisch und bereits nach 24 Stunden rückläufig, nach 48 Stunden sind

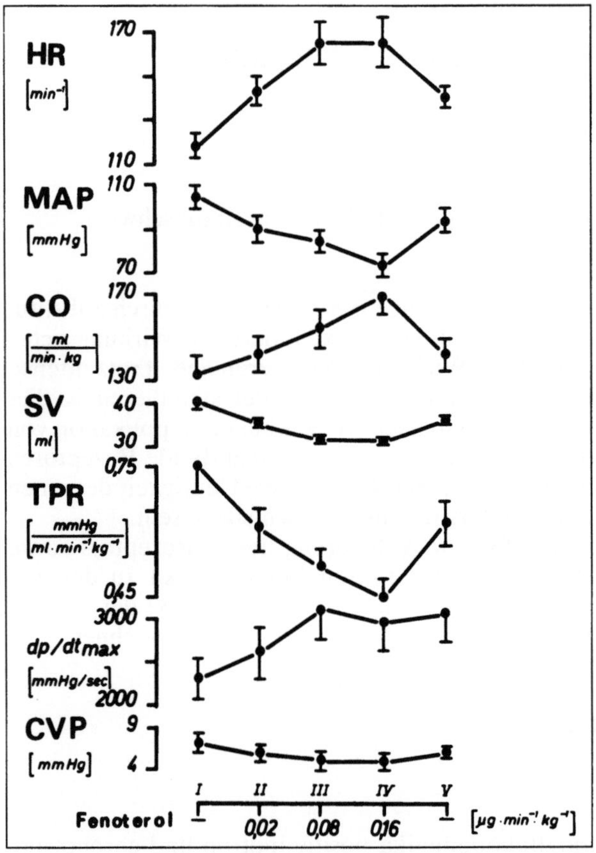

Abb. 1. Wirkung von Fenoterol auf die Herz-Kreislauffunktion (*CO* Herzzeitvolumen, *CVP* zentraler Venendruck, dp/dt_{max} Kontraktilität, *HR* Herzfrequenz, *MAP* mittlerer arterieller Blutdruck, *SV* Schlagvolumen, *TPR* peripherer Widerstand).

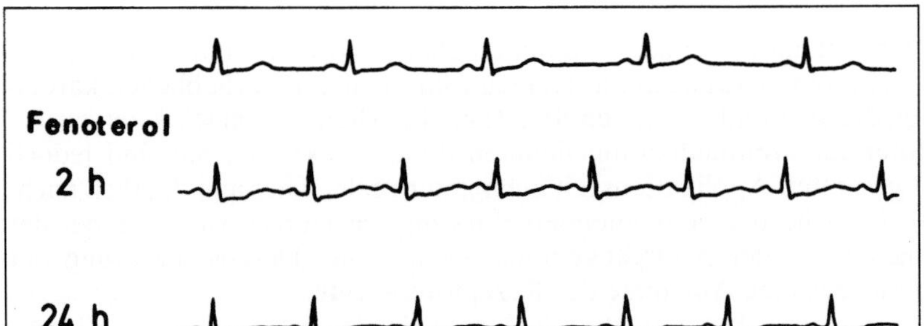

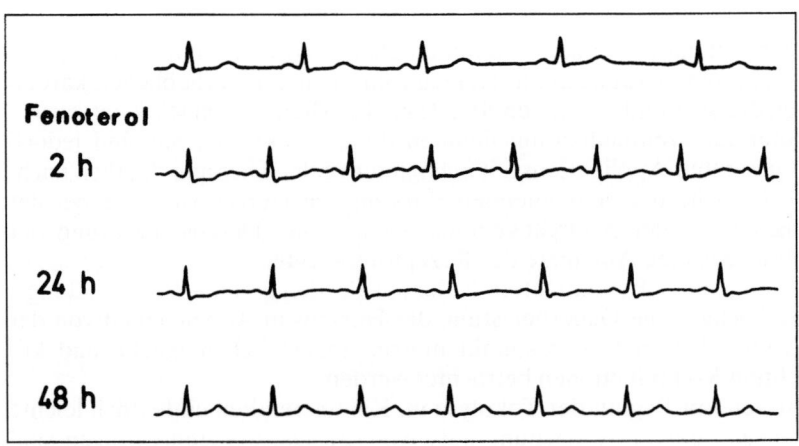

Abb. 2. EKG vor bzw. 2, 24 und 48 h nach Beginn der Tokolyse

sie gewöhnlich nicht mehr nachweisbar (17, 18). Obwohl die Ursache dieser EKG-Veränderungen nicht ganz geklärt werden konnte, werden sowohl die Tachykardie als auch die passager auftretende Hypokaliämie als Gründe angesehen. Für die Praxis ist die Kenntnis dieser EKG-Veränderungen unter tokolytischer Therapie wichtig, da sie harmloser Natur sind. Häufig werden sie jedoch als ischämische Begleitreaktionen der Betamimetikagabe fehlinterpretiert. Eine korrekte Beurteilung ist jedoch nur möglich, wenn bereits vor Therapiebeginn ein EKG aufgezeichnet wurde.

Mögliche Komplikationen: Hypotonie und Schock

Hypotone und Schockreaktionen können durch Überdosierungen von Betamimetika, wie sie gelegentlich bei ungenügendem tokolytischen Erfolg oder bei der intrauterinen Reanimation beobachtet werden, auftreten. Über eine extreme Weitstellung der peripheren Strombahn entsteht eine kardial nicht mehr kompensierbare relative Hypovolämie. Dieser Effekt ist jedoch auch in niedriger Dosierung auslösbar, und zwar in Kombination mit einer Sympathikusblockade, wie sie z. B. bei der Spinal- oder Epiduralanästhesie auftritt. Auch bei seltenen Herzerkrankungen (Aortenklappenstenose, Mitralstenose, obstruktive Myokardiopathie) ist eine solche Komplikation möglich.

Wenn eine Patientin zum Vena-cava-Kompressionssyndrom neigt, können schon geringe Dosierungen von Betamimetika zur ausgeprägten Hypotonie oder zum Schock führen. Die Effekte der arteriellen Weitstellung addieren sich zu der Verminderung des venösen Rückstromes zum Herzen (13, 17).

Über Arrhythmien in Form von supraventrikulären und ventrikulären Extrasystolen unter Betamimetika-Applikation ist berichtet worden. Man muß in diesen Fällen von einem primär vorgeschädigten Herzen ausgehen, da bei herzgesunden Patientinnen unter Tokolyse mit Betastimulatoren praktisch niemals Herzrhythmusstörungen beobachtet wurden (16, 18). Die Therapie muß bei Auftreten solcher Störungen zunächst unterbrochen werden, um kardiologisch eine eingehende Diagnostik und anschließende Abwägung der Risiken durchzuführen. Zur Beurteilung der Herzfunktion ist in diesem Zusammenhang besonders nachdrücklich auf die obligate EKG-Diagnostik *vor* Applikation von Betamimetika hinzuweisen.

Auch pektanginöse Beschwerden wurden in Einzelfällen beobachtet (16). Nach Dosisreduzierung oder Unterbrechung der Betamimetikagabe waren diese Beschwerden jeweils reversibel. Eine Weiterführung der Therapie ist nur in Absprache mit einem Kardiologen zu erwägen, da der Angina pectoris auch eine Herzerkrankung zugrunde liegen könnte.

Kardiomegalie, funktionelle Störungen

Die Applikation von Betamimetika führt besonders bei Langzeittherapie durch die inotropen und chronotropen Dauerbelastungen zu einer Dysökonomisierung der Herzarbeit. Im Tierversuch sind unter Dauerapplikationen in sehr niedriger Dosierung elektive Myokardnekrosen gefunden worden (31).

Umfangreiche Untersuchungen mittels herzspezifischer Enzyme konnten Zelluntergänge im Sinne eines Myokardinfarktes als Folge der Betamimetika-Applikation bei schwangeren Patientinnen ausschließen (31).

In Einzelfällen sind nach Langzeittherapie in der Schwangerschaft post partum leicht vergrößerte Herzen festgestellt worden, die bereits nach wenigen Wochen nicht mehr nachweisbar waren. Zusätzlich gibt es Einzelbefunde über klinisch nicht relevante, geringe Funktionseinschränkungen des linken Ventrikels unter starker Belastung nach chronischer Betarezeptorenstimulation. All diese Befunde werden als geringe funktionelle, klinisch nicht relevante Funktionsstörungen des Herzens interpretiert. Sie lassen, wenn auch nicht bewiesen, zumindest einen Zusammenhang mit der Betamimetikatherapie als möglich erscheinen (23, 24, 36).

Die Betamimetika-Applikation, ob hochdosiert intravenös und kurzfristig oder auch langfristig niedrig dosiert wie bei der oralen Therapie, führt zu einer Kalziumüberladung des Herzens, zu einem Verbrauch an energiereichen Phosphaten und letztlich zu einer daraus resultierenden Dysökonomisierung der Herzarbeit, deren Ursache einerseits ein direkter Effekt am Herzen durch die β_1-Restaktivität, zum anderen ein indirekter Effekt der Sympathikusstimulierung durch die periphere Vasodilatation ist. Man hat deshalb schon seit Beginn der tokolytischen Therapie versucht, diese unerwünschten Begleitreaktionen zu antagonisieren. Die Anwendung von Kalziumantagonisten, die zunächst propagiert wurde, hat sich als unwirksam erwiesen und gilt heute als obsolet (14, 24). Bewährt haben sich zur Antagonisierung der Kalziumüberladung und des Verbrauches an energiereichen Phosphaten β_1-Rezeptorenblocker (14, 17, 18, 24) sowie die Gabe des physiologischen Kalziumantagonisten Magnesium (46), (s. u.).

Nierenfunktion, Wasser- und Elektrolythaushalt

Betasympathikomimetika führen zu einer starken Beeinträchtigung der Nierenfunktion. Am augenfälligsten ist die verminderte Urin- und Elektrolytausscheidung bei eingeschränkter glomerulärer Filtration und renaler Durchblutung. Der Widerstand, der peripher deutlich sinkt, bleibt in den Nierengefäßen unverändert. Diese Einschränkung der renalen Funktion kann als Gegenregulation gegen die allgemeinen Herz-Kreislaufeffekte (relative Hypovolämie) gedeutet werden (16–18).

Bei der intravenösen tokolytischen Therapie ist die Ausscheidung während der ersten zwei Tage stark vermindert, zwischen dem 3. und 5. Tag zeigt sich dann aber eine deutliche Normalisierungstendenz. Bei gleichzeitiger oraler und intravenöser Flüssigkeitszufuhr bedeutet dies eine Hyperhydratation. Sie ist von einem Abfall des Hämoglobins, des Hämatokrits und des Gesamteiweißgehaltes begleitet. Gleichzeitig erhöht sich das Körpergewicht während der ersten beiden Tage; erst nach 5 Tagen ist es wieder ausgeglichen (Abb. 3). Unterstützt wird dieser Hyperhydratationsmechanismus über einen zentral ausgelösten, starken Dursteffekt. Man kann beobachten, daß die Flüssigkeitsaufnahme pro Tag bei tokolysierten schwangeren Patientinnen etwa das Doppelte beträgt wie bei Patientinnen ohne betamimetische Behandlung (15).

Die Überwässerung führt zum Sinken des kolloidosmotischen Druckes, gefolgt von einem vermehrten Austritt von Flüssigkeit in den extravaskulären Raum. Dieser Effekt ist neben anderen Faktoren von großer Wichtigkeit für die Pathophysiologie der Lungenödementstehung.

Lungenfunktion

Die hämodynamischen Wirkungen im kleinen Kreislauf werden unter Betasympathikomimetika in erster Linie von der positiven Inotropie beider Herzkammern, der gesteigerten Herzvolumenleistung sowie von den Veränderungen des pulmonalen Widerstandes geprägt. Der Gefäßwiderstand der Lunge sinkt, der mittlere

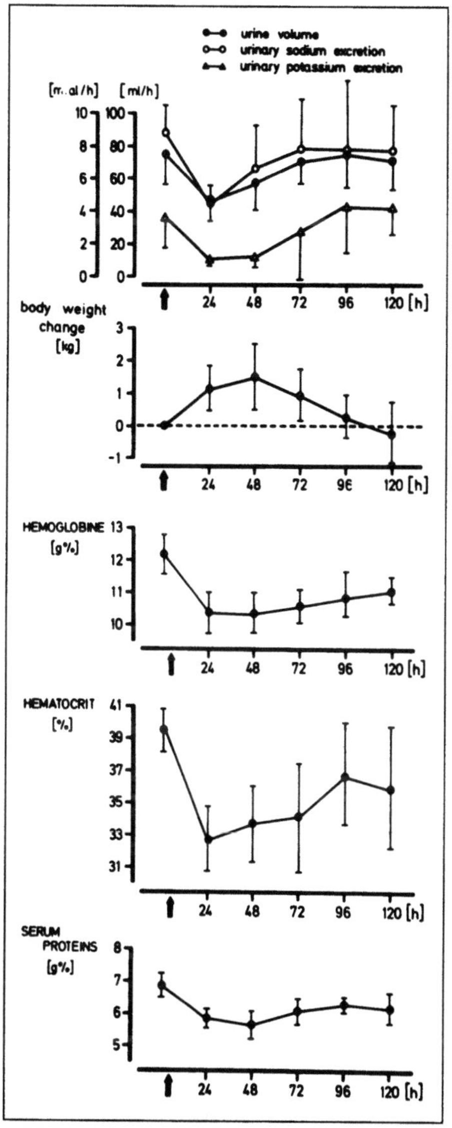

Abb. 3. Einfluß der intravenösen tokolytischen Therapie auf verschiedene Parameter: Urinausscheidung (Gesamtvolumen, Natrium-, Kalium-Ausscheidung), Körpergewicht, Hämoglobin, Hämatokrit, Gesamteiweiß.

pulmonalarterielle Druck steigt etwas an und ist eng korreliert mit der Erhöhung des Herzzeitvolumens. Daraus läßt sich ableiten, daß der Anstieg des pulmonalarteriellen Druckes Folge einer Volumenbelastung des Lungenkreislaufes ist. Zwischen beiden besteht eine direkte Korrelation (51), (Abb. 4).

Die ventilatorische Funktion der Lunge ist gesteigert. Ein Anstieg der Frequenz ist zu beobachten. Diese Hyperventilation, wahrscheinlich zentral und metabolisch bedingt, führt zu einem Anstieg des P_{O_2} sowie zu einem Absinken des P_{CO_2} (18).

Die Wirkungen der Betasympathikomimetika auf das Herz-Kreislauf-, Nieren- und Lungenfunktionssystem bewirken eine interstitielle Flüssigkeitsanreicherung in der Lunge, und zwar

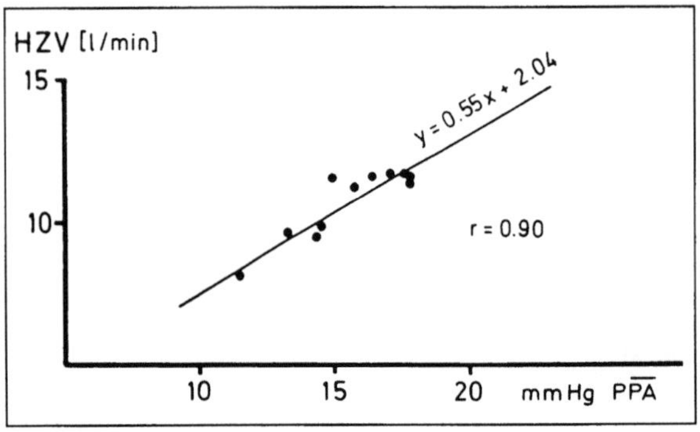

Abb. 4. Korrelation zwischen Herzzeitvolumen *(HZV)* und mittlerem pulmonalarteriellen Druck *(PPA)* unter Betasympathomimetikagabe

1. durch einen Anstieg des hydrostatischen Druckes (Herzzeitvolumenerhöhung) und
2. durch ein Absinken des kolloidosmotischen Druckes (Wasserretention).

Neben diesen gesicherten Mechanismen sind Kapillarpermeabilitätsveränderungen wahrscheinlich und weitere noch unbekannte Ursachen zu vermuten.

Lungenödem

Die Inzidenz des Lungenödems während der betamimetischen tokolytischen Therapie ist nicht genau bekannt. Europäische Angaben fehlen. Katz et al. (27) geben 1981 in den USA eine ungefähre Inzidenz von 5% an. Leveno et al. (28) errechneten im Jahre 1992 für Amerika eine Inzidenz von 3–9%. Dieser fiktive Wert ist sicherlich viel zu hoch. Seitdem die Pathophysiologie mehr und mehr aufgeklärt werden konnte und die Patientinnen während der Therapie auch unter dem Gesichtspunkt der Prävention dieser schweren, gelegentlich tödlichen Komplikation überwacht werden, dürfte dieses Ereignis sehr selten geworden sein. In der placebokontrollierten Multicenterstudie (3), die in Kanada durchgeführt wurde, trat ein Lungenödem unter 352 betamimetikabehandelten Patientinnen auf (0,3%). Es handelte sich um eine Patientin mit einer vorher unbekannten Mitralstenose (Kontraindikation). Diese Zahl scheint der Realität doch sehr viel näher zu kommen, setzt man den heutigen Wissensstand der Therapie, der Indikationen, der Kontraindikationen sowie der Überwachung voraus.

Der Pathomechanismus wird als ein multifaktorielles Geschehen gedeutet (13, 16–18). Er tritt offensichtlich nur in der Schwangerschaft auf, denn in der internistischen Therapie, in der Betamimetika nicht nur beim Asthma bronchiale, sondern auch bei schwer herzinsuffizienten Patienten gegeben werden, sind diese Probleme bisher nicht beobachtet worden. Offensichtlich prädisponiert die Schwangerschaft per se und die spezielle Form der Therapie zur Lungenödementstehung. Vier Punkte sind erwähnenswert:

1. Lungenödeme wurden fast ausnahmslos nur in den ersten 3 Tagen der Therapie beobachtet; immer waren sie kombiniert mit einer intravenösen tokolytischen Therapie mit z. T. exzessiver Flüssigkeitszufuhr und gelegentlich auch mit einer gleichzeitig hohen Trinkmenge.

2. Lungenödeme wurden mit wenigen Ausnahmen nur im dritten Schwangerschaftstrimenon beobachtet, also zu einem Zeitpunkt, in dem der schwangere Organismus zu einer sehr starken Wasserretention neigt.
3. Auffällig ist eine hohe Koinzidenz mit anderen Medikamenten wie z. B. Glucokortikoiden, Prostaglandinantagonisten und Kalziumantagonisten.
4. Bemerkenswert ist weiterhin eine häufige Verbindung mit bestimmten Schwangerschaftskonstellationen (z. B. Gemini, Hydramnion) oder mit einer schwangerschaftsspezifischen Erkrankung (z. B. Hypertonie).

Entsprechend der physiologischen Wirkungen der Betamimetika entwickelt sich im Organismus besonders unter intravenöser Therapie eine interstitielle Ödemneigung in allen Organen. Die oben genannten Mechanismen (Abfall des kolloidosmotischen sowie Anstieg des hydrostatischen Druckes) sind dabei in dem multifaktoriellen Geschehen als besonders wichtig anzusehen. Zu vermuten sind noch unbekannte Faktoren. Unter normalen Bedingungen führen diese interstitiellen Flüssigkeitseinlagerungen klinisch nicht zu einer Funktionsstörung. Erst wenn andere Ursachen hinzukommen, die durch die Schwangerschaft bedingt sein können, z. B. Gemini (im Gegensatz zur Normalschwangerschaft gesteigerte Hypervolämie und stark erhöhtes Herzzeitvolumen) oder eine Hypertonie (hoher interstitieller Flüssigkeitsgehalt bei niedrigem kolloidosmotischem Druck durch Hypoproteinämie) und eine intravenöse Flüssigkeitszufuhr kann die Summation zur Entwicklung eines klinisch manifesten Lungenödems führen. Die gleiche Gefahr besteht auch oder wird unterstützt durch Medikamente, die negative Wirkungen auf die Nierenfunktion oder andere Wirkungen haben (z. B. Permeabilitätsveränderungen an den Membranen), die eine interstistielle Flüssigkeitsvermehrung hervorrufen. Abbildung 5 gibt die heutige Vorstellung der Pathophysiologie der Lungenödementwicklung wieder.

Die Hauptgefahr dieser Komplikation ist während der ersten drei Tage der Therapie gegeben, da in diesem Zeitraum sowohl der antidiuretische Effekt mit Senkung des kolloidosmotischen Druckes als auch die Steigerung des Herzzeitvolumens mit Erhöhung des hydrostatischen Druckes am stärksten ausgeprägt sind. Nach dieser Zeitspanne adaptiert sich der Körper weitgehend an die Betamimetika. Es zeigen sich Normalisierungstendenzen hin zu prätherapeutischen Werten. Das Risiko der Lungenödementstehung ist dann weitgehend abgeklungen.

Während bei Patientinnen ohne präexistente Erkrankungen das Lungenödem unter der betamimetischen Therapie primär pulmonal bedingt ist, kann die Ursache pathophysiologisch bei präexistenten Erkrankungen des Herzens (stenosierende Herzfehler), der Niere (Niereninsuffizienz) und der Lunge (pulmonale Hypertonie) primär kardial, pulmonal oder gemischt sein. Unter solchen Vorbedingungen ist der Einsatz von Betamimetika zur Tokolyse sehr genau abzuwägen. In den meisten Fällen, besonders bei schweren Erkrankungen, ist die Applikation kontraindiziert. Jedoch treten diese Krankheitsbilder nur extrem selten während einer fortgeschrittenen Schwangerschaft auf, da meist sehr frühzeitig eine Abruptio durchgeführt wird.

Bei den präexistenten Erkrankungen ist der Diabetes von besonderer Bedeutung: Es besteht eine große Lungenödemgefahr. Der Diabetes ist deswegen eine relative Kontraindikation. Besonders nach hoher Flüssigkeitszufuhr und gleichzeitiger Gabe von Glucokortikoiden sind Stoffwechselentgleisungen zu befürchten. Stellt man die Indikation zur tokolytischen Therapie, so ist diese Patientin in die Gruppe mit hohem Risiko einzuordnen und dementsprechend zu überwachen.

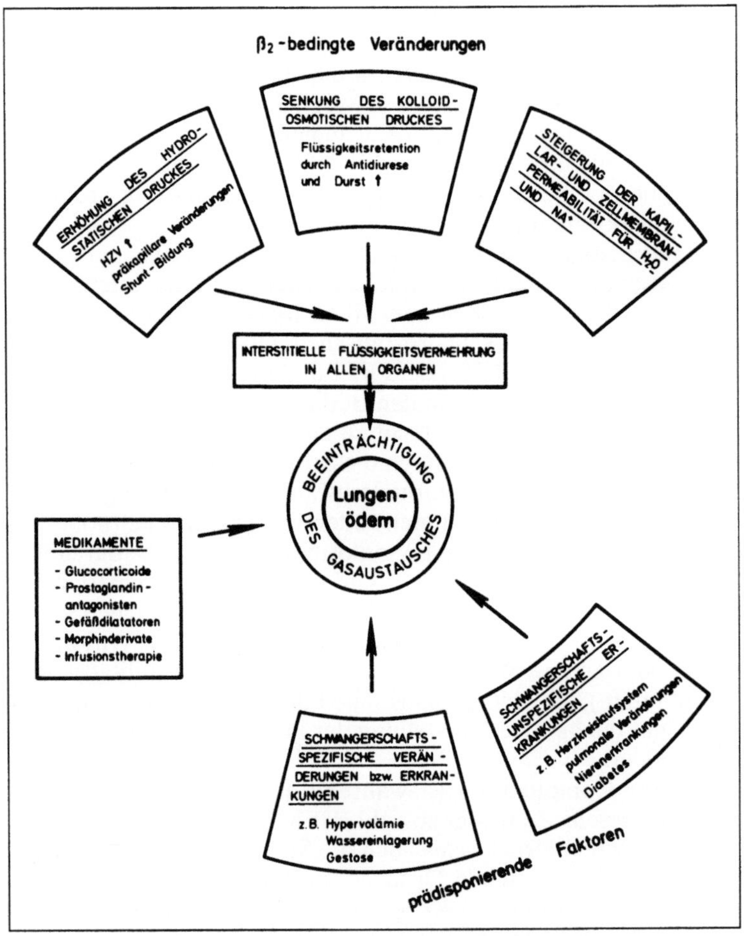

Abb. 5. Pathophysiologie der Entwicklung eines Lungenödems

Klinische Konsequenzen

Als klinische Konsequenz ist neben der allgemeinen Herz-Kreislaufüberwachung während der intravenösen Tokolyse auch eine exakte Ein- und Ausfuhrkontrolle zu empfehlen. Wenn man nicht mittels Perfusor therapiert (Cave: Gefahr der Überdosierung!), muß die Flüssigkeitsmenge limitiert werden.
Bewährt hat sich folgendes Schema:
- intravenöse Flüssigkeitszufuhr – etwa 1000 ml/24 Stunden,
- orale Flüssigkeitszufuhr – etwa 1000 ml/24 Stunden.

Ist die Nierenfunktion über einen längeren Zeitraum eingeschränkt, besteht eine Negativbilanz von mehr als 500 ml/24 Stunden oder zeigen sich klinische Symptome eines beginnenden Lungenödems wie ein langsamer, aber kontinuierlicher Anstieg der Herzfrequenz bis über 130 Schlägen/Minute, trockener Husten, sitzende Haltung oder Kurzatmigkeit, so sind Diuretika und Sauerstoff indiziert. Eine Überwachung des zentralvenösen Druckes und Blutgasanalysen sind zur Überwachung notwendig, evtl. muß die Patientin auch maschinell beatmet werden.

Volumenrestriktion und gegebenenfalls die Applikation von Diuretika sind Ansatzpunkte, in den Pathomechanismus der Lungenödementstehung einzugreifen und diese Komplikation zu verhindern. Eine andere Möglichkeit ist die Kombination des Betamimetikums mit einem β_1-Blocker. Dieser senkt das Herzzeitvolumen und antagonisiert wenigstens z. T. die antidiuretischen Effekte des β_2-Mimetikums. Er wirkt nicht nur „kardioprotektiv", sondern auch „renoprotektiv", da er an den zwei entscheidenden pathogenetischen Faktoren der Lungenödementstehung ansetzt (17, 18): 1. dem Anstieg des Herzzeitvolumens und 2. dem antidiuretischen Effekt (s. u.).

Mit der Magnesium-Zusatztherapie treten diese Effekte nur in sehr geringem Ausmaß auf (s. u.).

Elektrolytveränderungen

Eine regelmäßige Erscheinung bei der Applikation von Betasympathikomimetika ist der Abfall des Serumkaliums über einen Zeitraum von 24–48 Stunden (17, 36). Dieser hängt mit der Beeinflussung des Insulin- und Glucosestoffwechsels durch die Betastimulation zusammen. Da die Kaliumausscheidung vermindert wird, also ein renaler Verlust ausscheidet, wird eine Umverteilung in das intrazelluläre Kompartiment vermutet. Die Frage der Kaliumsubstitution ist wiederholt diskutiert worden. Wahrscheinlich aber ist sie unnötig, da der Serumkaliumspiegel „falsch niedrige Werte" anzeigt und aus diesem nicht auf den eigentlich wichtigen intrazellulären Wert rückgeschlossen werden kann. Nur bei einem pathologischen Ausgangswert unter 3,2 mval/l (3,2 mmol/1) ist aus grundsätzlichen Erwägungen heraus eine Substitution durchzuführen. Unter solchen Bedingungen besteht dann auch die Gefahr eines atonischen Ileus, da die Betamimetika auch die glatte Muskulatur des Darmes relaxieren.

Andere signifikante Elektrolytveränderungen werden unter Betamimetikatherapie nicht beobachtet (36).

Stoffwechselveränderungen

Betamimetika induzieren sowohl Veränderungen des Kohlenhydrat- als auch des Fettstoffwechsels. Über Zwischenprodukte des Metabolismus kommt es auch zur Beeinflussung des Säurebasengleichgewichtes (36).

Kohlenhydratstoffwechsel

Infolge einer glykogenolytischen Wirkung der Betamimetika kommt es zum Anstieg des Blutzuckers und reaktiv zu einer Erhöhung des Insulinspiegels. Die Plasmakonzentration von Lactat und Pyruvat steigt an. In Abhängigkeit von der Dosierung sind Serumglucoseerhöhungen bis zu 50% als physiologische Reaktion einer gesunden Schwangeren möglich. Die höchsten Blutzuckerwerte sind nach 2–6 Stunden zu erwarten. Danach wird langsam ein niedrigeres Niveau erreicht. Allerdings bleiben die Serumspiegel bei Langzeittherapie im Vergleich zum Ausgangswert um etwa 20% erhöht (36).

Diabetes mellitus

Die eben beschriebenen Veränderungen des Glucosestoffwechsels können für eine schwangere latente oder manifeste Diabetikerin zu einer lebensgefährlichen Komplikation im Sinne eines ketoacidotischen Komas führen. Gelegentlich sind trotz engmaschiger Blutzuckerkontrollen und entsprechender Insulintherapie Entgleisungen nicht zu verhindern. Erst nach Absetzen der Therapie läßt sich die Stoffwechsellage normalisieren. Deshalb ist der Diabetes eine relative, bei ungenügender Möglichkeit der Stoffwechselüberwachung eine absolute Kontraindikation für Betamimetika. Als besonders gefährlich ist die Kombination von Diabetes, Glucokortikoidgabe und Betamimetika-Applikation anzusehen. Ein günstiger Effekt im Sinne einer deutlichen Reduktion der betamimetisch induzierten Glucoseerhöhung ist bei der Kombinationstherapie mit einem β_1-Blocker nachweisbar (17) (siehe Abb. 6d). Auf die erhöhte Gefahr der Lungenödementstehung wurde bereits oben eingegangen.

Fettstoffwechsel

Die β_1-sympathikomimetisch stimulierte Lipolyse äußerst sich im Anstieg der Plasmakonzentrationen von freien Fettsäuren, Glyzerin, Neutralfett, β-Hydroxybuttersäure und Acetessigsäure. Die Bildung saurer Metabolite führt im Normalfall zu einer leichten metabolischen Acidose. Diese ist nicht nur fett-, sondern auch kohlenhydratstoffwechselbedingt (Lactat und Pyruvat). Es kommt zu einem Abfall des pH, des Standard-Bikarbonats und des Basenüberschusses. Gegenregulatorisch reagiert die Schwangere mit einer Hyperventilation, die zu einem Abfall des pCO_2 führt. Das Verhalten der Blutgase ist spiegelbildlich zu dem der entstehenden Säuren und zeigt gewöhnlich nach 2 Stunden die stärkste Ausprägung. Nach 6–8 Stunden sind die Werte weitgehend normalisiert und nach 24 Stunden nicht mehr nachweisbar. Wesentliche Bedeutungen haben diese Veränderungen lediglich bei Patientinnen mit einem Diabetes, da die Entgleisung in Richtung einer ketoacidotischen Stoffwechsellage unterstützt wird (17).

Antagonisierung der Nebenwirkungen „der Betamimetika"

Wirkungen und Nebenwirkungen während der tokolytischen betamimetischen Therapie werden durch die β_1-Restaktivität und über den durch Adenylzyklase induzierten erhöhten Kalziumeinstrom in die Zelle hervorgerufen. Es kristallisieren sich in den letzten Jahren drei Möglichkeiten zur Antagonisierung dieser Nebenwirkungen heraus:

1. die β_1-Blockade,
2. die Gabe des physiologischen Kalziumantagonisten Magnesium,
3. die Bolustokolyse.

Im Rahmen dieses Beitrages soll nur stichwortartig auf die beiden ersten Möglichkeiten eingegangen werden. Auf die Bolustokolyse, die von Spätling et al. (41) inauguriert wurde und der dieser Band gewidmet ist, soll nicht eingegangen werden, da Einzelheiten darüber in den anderen Beiträgen dieses Buches nachzulesen sind.

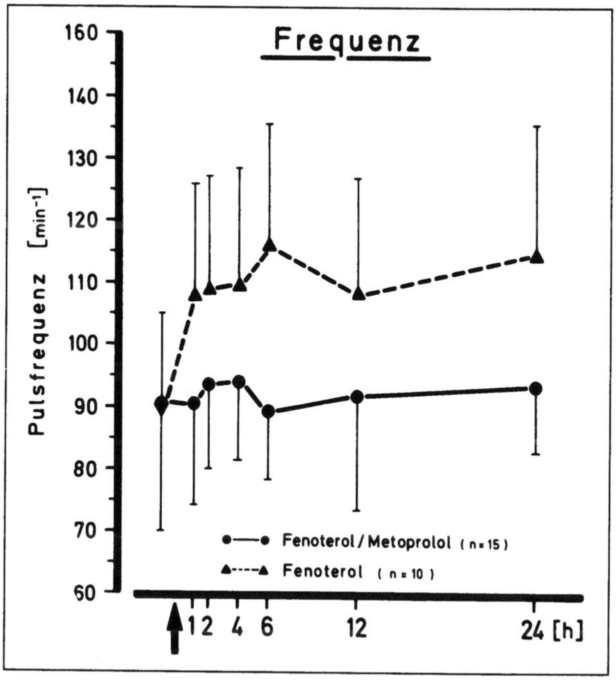

Abb. 6a. Wirkung von Fenoterol allein sowie in Kombination mit dem β_1-Rezeptorenblocker Metoprolol auf verschiedene Parameter: **a** Herzfrequenz, **b** Kontraktionskraft des Herzens, **c** Urinausscheidung, **d** Glucose

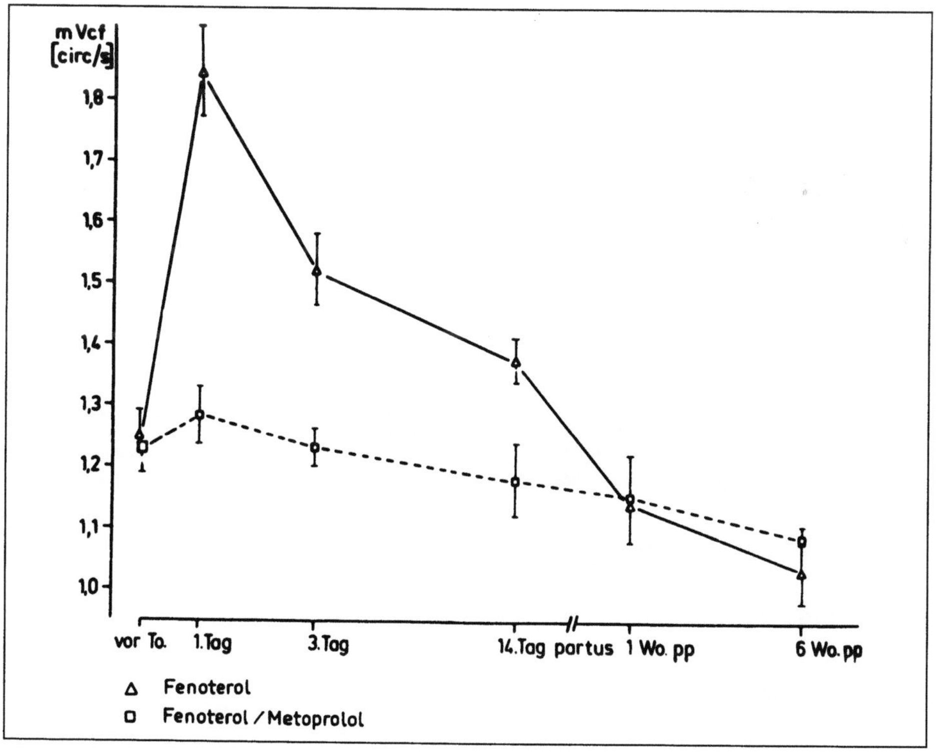

Abb. 6 b

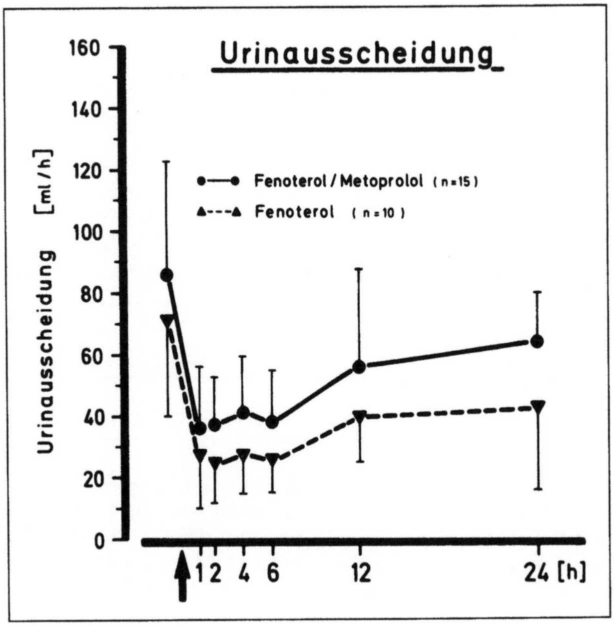
Urinausscheidung
160
140
120
100
80
60
40
20
0
Urinausscheidung [ml/h]
Fenoterol / Metoprolol (n=15)
Fenoterol (n=10)
1 2 4 6 12 24 [h]

Abb. 6 c

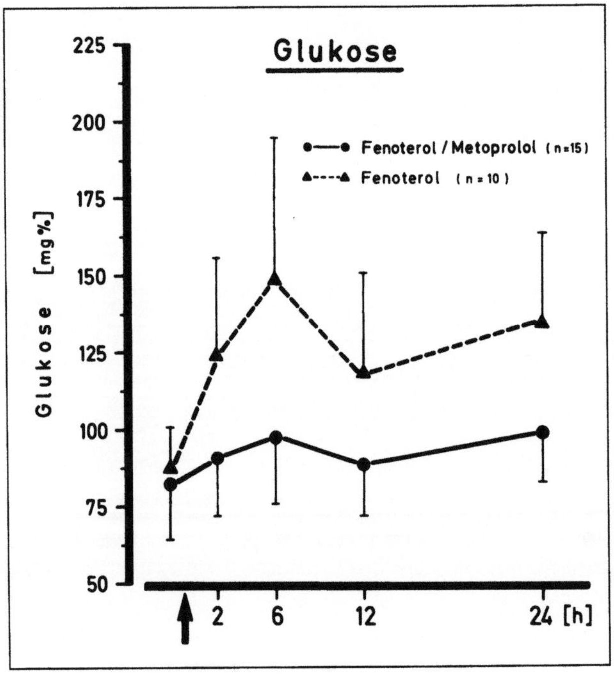
Glukose
225
200
175
150
125
100
75
50
Glukose [mg%]
Fenoterol / Metoprolol (n=15)
Fenoterol (n=10)
2 6 12 24 [h]

Abb. 6 d

β_2-Sympatikomimetika in Kombination mit einem β_1-Rezeptorenblocker

Die Applikation von Betamimetika führt besonders bei der Langzeittherapie durch die inotropen und chronotropen Effekte zu einer erheblichen Belastung des Herzens und zu einer Dysökonomisierung der Herzarbeit. Die Zugabe des β_1-Blockers hat eine deutliche Reduktion der Herzfrequenz (Abb. 6a) und eine verminderte Kontraktion mit Abnahme des Herzzeitvolumens zur Folge (Abb. 6b), begleitet von einer deutlichen Abnahme des myokardialen Sauerstoffverbrauches. Dies bedeutet eine Ökonomisierung der Herzarbeit (17, 18, 23, 24). Die uteroplacentare Durchblutung wird nicht reduziert, da sich weder die Blutdruckwerte noch der periphere Widerstand wesentlich verändern.

Neben dieser kardioprotektiven Wirkung tritt auch eine Verbesserung der Nierenfunktion auf. Der erhebliche wasserretinierende Effekt der Betamimetika wird bereits 2 Stunden nach Therapiebeginn antagonisiert. Die Rückführung zu den prätherapeutischen Werten sind zeitabhängig positiv korreliert (17, 18), (Abb. 6c).

Folge dieser Wirkungen ist ein positiver Effekt auf die Lungenfunktion. In Abhängigkeit von Herzzeitvolumenanstieg durch das Betamimetikum steigt der mittlere pulmonalarterielle Druck an (51). Diese Druckvolumenbelastung in der Lunge führt zu Flüssigkeitsverschiebungen in den interstitiellen Raum und prädisponiert zum Lungenödem. Bei der Kombinationstherapie wird dieser Effekt durch die Verminderung des Herzzeitvolumens weitgehend abgefangen.

Unter Gesichtspunkten der Lungenödementstehung antagonisiert der β_1-Blocker zwei der entscheidenden pathogenetischen Faktoren des Lungenödems:

1. den Anstieg des Herzzeitvolumens = Erhöhung des hydrostatischen Druckes = Flüssigkeitsaustritt in das Interstitium der Lunge,
2. den antidiuretischen Effekt = Senkung des Kolloid-osmotischen Druckes = Flüssigkeitsaustritt in das Interstitium der Lunge.

Unter Stoffwechselgesichtspunkten sind die Wirkungen auf den Glucosestoffwechsel relevant. Unter der Kombinationstherapie ist der β_2-mimetisch induzierte Anstieg des Blutzuckers nur gering ausgebildet. Die Gefahr einer Komplikation bei einem latenten oder manifesten Diabetes ist damit weitgehend reduziert (17, 18), (Abb. 6d).

β_2-Mimetika in Kombination mit Magnesium

Von den Kalziumantagonisten hat sich bisher nur Magnesium bewährt und durchgesetzt (Übersicht: 46). Folgende Punkte sind hervorzuheben:

1. Der kalziumantagonistische Effekt führt zur Relaxierung der glatten Muskulatur. Die Betamimetikumdosis läßt sich vermindern (46).
2. Am Herzen wirkt der kalziumantagonistische Mechanismus von Magnesium kardioprotektiv. Der Kalziumeinstrom in die Zelle wird vermindert. Dies führt zu einer Reduktion des Energieumsatzes. Die Herzarbeit wird ökonomisiert (46).
3. Durch Magnesium wird die Toleranzentstehung am Betarezeptor, die nach langzeitiger Gabe von Betamimetika entsteht, vermindert (46).
4. Magnesium führt bei hoher Dosierung (meist nur intravenös) dosisabhängig zur Sedierung, also zu einem Effekt, der bei der Tokolyse häufig erwünscht ist.
5. Bei der intravenösen, hochdosierten Therapie wird durch Magnesium die negative Wirkung der Betamimetika auf die Niere etwas verringert, ein Effekt, der

unter dem Gesichtspunkt der Lungenödementstehung wichtig ist. Der Mechanismus ist indirekt. Zum einen wird durch die Kombinationstherapie die Betamimetikadosis reduziert (= Verminderung der dosisabhängig negativen Wirkung auf die Urinausscheidung). Gleichzeitig kommt es zu einer erhöhten exkretorischen Funktion der Niere, da die hohen Magnesiumkonzentrationen, die über die Nieren ausgeschieden werden, mit einer Zunahme der Urinausscheidung verbunden sind (50).

Auswirkungen von Betamimetika auf den Feten und das Neugeborene

Das Wissen um die Wirkungen und Nebenwirkungen von Betamimetika bei der Mutter ist sehr groß, so daß Gefahren heute durch eine individuelle Therapie größtenteils vermieden werden können.

Demgegenüber ist die Kenntnis um die Einflüsse von Betamimetika auf das Kind intrauterin und post partum relativ bruchstückhaft.

Plazentarer Übertritt von Betamimetika

Bei allen während der Schwangerschaft gebräuchlichen Betasympatikomimetika ist der diaplazentare Übertritt bewiesen. Im allgemeinen geht man im Analogieschluß zu tierexperimentellen Untersuchungen davon aus, daß zwischen den mütterlichen und den fetalen Blut- und Organspiegeln ein deutliches Konzentrationsgefälle besteht. Allerdings sind die Befunde bei Patientinnen mangelhaft. Mandach et al. (30) fanden, daß unter intravenöser tokolytischer Therapie mit Fenoterol beim Kind durchschnittlich 40 bis maximal 50% des mütterlichen Fenoterolspiegels nachweisbar sind, womit sie frühere Arbeiten bestätigen. Diese Gruppe konnte aber zeigen, daß Fenoterol aus dem fetalen Kreislauf wesentlich langsamer eliminiert wird als aus dem mütterlichen. Auch bei Ritodrin besteht ein deutliches Konzentrationsgefälle von der Mutter zum Kind (19, 29). Da sich im Fruchtwasser Werte des fetalen Blutes messen ließen, schlossen v. Lierde und Thomas (29), daß die Substanz nicht oder nur verzögert abgebaut wird. Geht man davon aus, daß Betamimetika beim Kind unerwünschte Wirkungen post partum entfalten können (s. unten), so können diese Befunde klinische Relevanz haben, wenn es um die Frage geht, wie lange Betamimetika vor der Geburt abgesetzt sein müssen, damit Wirkungen post partum ausgeschlossen werden können oder umgekehrt, wenn die tokolytische Therapie bis zur Geburt durchgeführt wurde, wie lange man beim Neugeborenen mit relevanten Blutspiegeln rechnen muß.

Dies hängt natürlich in erster Linie von der Halbwertszeit des applizierten Medikamentes beim Kind ab. Untersuchungen darüber liegen bisher nicht vor. Zu vermuten ist allerdings, daß für Fenoterol, das eine Halbwertszeit von 23 Minuten hat, mit Wirkungen bzw. Nebenwirkungen relativ kurz, für Clenbuterol mit einer Halbwertszeit von 34 Stunden relativ lang zu rechnen sein wird (Halbwertszeit von Ritodrin: etwa 2 Stunden; Terbutalin: etwa $3^1/_2$ Stunden).

Interessant sind die Befunde von Mandach et al. (30), die bei peroraler Fenoteroltherapie von 4–6 × 5 mg pro Tag fanden, daß sich die kindlichen Spiegel nicht von denen der Mutter unterscheiden.

Überraschend war auch der Befund, daß die beim Kind gemessenen Werte zwischen intravenöser und peroraler Therapie statistisch nicht signifikant differierten.

Das bedeutet, daß die perorale Gabe für das Kind im Gegensatz zur Mutter die gleiche Dosisbelastung wie die intravenöse Infusion darstellt. Unter dem Gesichtspunkt, daß die perorale Therapie von den meisten Autoren heute als zumindest sehr umstritten bis obsolet angesehen wird, sollte die allzu leichtfertige Verordnung von oralen Medikationen auch unter kindlichen Gesichtspunkten kritisch betrachtet werden.

Uteroplazentare Durchblutung

Dopplersonographische Untersuchungen von Ruckhäberle (37) können die bisher widersprüchlich diskutierten Fragen der Langzeitwirkung von Betamimetika auf die uteroplazentare Perfusion beantworten. Sie fanden bei Langzeittokolyse keine Verbesserung der uterinen Perfusion. Nach zweiwöchiger Therapie nehmen die Medianwerte für den Pulsatilitätsindex in der placentanahen Arteria uterina zu. Dieser Anstieg des Perfusionsindex ist Ausdruck einer Widerstandserhöhung und weist auf eine gestörte uteroplazentare Perfusion hin. Allerdings ist nicht zu entscheiden, ob diese negative Auswirkung Folge beeinflußbarer morphologischer Veränderungen der präplazentaren Strombahnen oder eine Abnahme der uterusrelaxierenden Wirkung bei gleichbleibender Dosierung im Sinne eines Gewöhnungseffektes ist.

Wirkungen auf das Herzkreislaufsystem des Kindes

Herz

Zahlreiche klinische Untersuchungen über eine betamimetikainduzierte Herzfrequenzsteigerung beim Kind in utero kamen zu unterschiedlichen Ergebnissen. Insgesamt läßt sich der Schluß ziehen, daß die Herzfrequenzsteigerung in Abhängigkeit von der verabreichten Dosis im allgemeinen nur gering ausgeprägt ist (Übersicht: 35). Unter und nach intravenöser Fenoterol-Applikation sub partu abgeleitete fetale Elektrokardiogramme zeigten lediglich diskrete funktionelle Veränderungen. Ein tiefer ST-Abgang mit T-Überhöhung wurde nicht beobachtet (25).

Die Frage nach kardialen Veränderungen beim Kind unter und nach Betamimetikatherapie wird nach wie vor kontrovers diskutiert. Verschiedene Kasuistiken über verstorbene Neugeborene nach tokolytischer Behandlung der Mutter bzw. schwerer kardialer Funktionsstörungen führten zur Diskussion über eine durch Betamimetika bedingte toxische Myokardschädigung (31, 35). Grundlagen dieser Diskussion waren tierexperimentelle Untersuchungen über die Erzeugung von Myokardnekrosen mit typischen pathomorphologischen Veränderungen durch hochdosierte Applikation von Isoproterenol und Betamimetika (31, 35).

Das Problem ist, daß bei vergleichenden klinischen Untersuchungen ein Risikokollektiv (Tokolysegruppe) an einer Kontrollgruppe ohne Pathologie gemessen wird. Nachteil selektiver Studien ohne Vergleichsgruppe ist der Mangel an Informationen darüber, mit welcher Häufigkeit kardiale Veränderungen bei Risikoschwangerschaften auch ohne tokolytische Therapie auftreten können.

Intrauterine Messungen unter Langzeitapplikation eines Betamimetikums (Terbutalin) liegen unseres Wissens nach nur von Sörensen et al. (39) vor. Sie fanden allerdings bei einer sehr kleinen Zahl von untersuchten Feten (n = 9) im Vergleich zu einer Kontrollgruppe keine Veränderungen der Herzfrequenz, des linksventrikulären Volumens, der Septumdicke, der Kontraktilität sowie des Auswurfvolumens.

Echokardiographische Untersuchungen nach der Geburt kommen zu unterschiedlichen Ergebnissen. Hofstetter (20) konnte bei reifen Neugeborenen nach Tokolysebehandlung gegenüber der Kontrollgruppe keine Veränderung von Herzgröße und -funktion feststellen. Vogtmann (44) fand bei unreifen Neugeborenen nach Langzeittokolyse im Vergleich zu einer Kontrollgruppe eine statistisch gesicherte myokardiale Beeinträchtigung. Nuchpuckdee (32) zeigte an postpartalen echokardiographischen Untersuchungen einen Zusammenhang zwischen der Dauer der intravenösen Ritodrinzufuhr und einer Septumhyperthrophie. Bei Kindern, die länger als 2 Wochen behandelt wurden, erreichte die Septumdicke pathologische Werte. In beiden letzteren Arbeiten normalisierten sich die Parameter im Laufe der ersten Lebenswochen.

Umfangreiche kardiologische und biochemische Untersuchungen unter Einbeziehung von CK-MB, Serummyoglobin und CK-B verdanken wir der Arbeitsgruppe um Meinen et al. (31). Sie konnten bei etwa 500 Kindern keine Hinweise für eine erhöhte Gefährdung des Kindes infolge einer zum Teil langdauernden Betamimetika-Applikation verifizieren.

Diesen Ergebnissen stehen selektive Studien pädiatrisch nachuntersuchter Kinder gegenüber, die nach Langzeittokolyse mit zum Teil heute nicht mehr üblichen überhöhten Betamimetikadosierungen unterschiedliche kardiale Störungen beobachten konnten, wie z. B. Zeichen einer Herzinsuffizienz mit röntgenologisch nachweisbarer Kardiomegalie oder elektrokardiographisch auffälligen Rhythmus- und Repolarisationsstörungen. Nahezu einhellig wird aber auch berichtet, daß alle Befunde reversibel waren und nach einigen Wochen wieder eine normale Herzfunktion bestand (Übersicht: 35).

Bei vorsichtiger Interpretation der so unterschiedlichen Ergebnisse kann man derzeit folgende vage Aussage machen:

Durch den diaplazentaren Übertritt von Betamimetika sind kardiale Veränderungen im Sinne einer positiven Ino- und Chronotropie beweisbar. Zu diskutieren ist, ob nach Langzeittherapie (mehr als 2 Wochen) besonders unter hohen intravenösen Dosierungen reversible Herzmuskelveränderungen auftreten, die unter ungünstigen Umständen eventuell auch einmal zu Funktionsstörungen führen, die behandelt werden müssen. Es ist anzunehmen, daß die Reaktion des frühgeborenen Kindes anders als die des reifen ist, wie wahrscheinlich überhaupt eine stark individuelle Reaktionsfähigkeit des Kindes auf Betamimetika besteht. So jedenfalls muß man die Mitteilung von Beitzke et al. (1) interpretieren. Sie berichten über ein Neugeborenes einer Zwillingsschwangerschaft mit kongenitalem Vorhofflattern, Hydrops fetalis und massiver Herzinsuffizienz nach Langzeitmedikation mit Ritodrin bei völlig unauffälligem zweiten Zwilling. Das Vorhofflattern wurde eine Stunde nach der Geburt elektrisch zu einem Sinusrhythmus konvertiert und eine Digitalis-Therapie begonnen, so daß sich das Kind rasch erholte und bei Folgeuntersuchungen eine normale Herzfunktion hatte.

Kreislauf

Bisher gibt es nur sehr wenige dopplersonographische Untersuchungen verschiedener kindlicher Parameter (A. umbilicalis, Aorta 5, 8, 37, 43). Sie zeigen einen Anstieg der mittleren Blutstromgeschwindigkeit in der fetalen Aorta als Hinweis eines positiv inotropen Effektes des Betamimetikums sowie eine Abnahme des peripheren Widerstandes (5, 8, 43). Bei Langzeitapplikation steigt der Pulsatilitätsindex an (37), (s. oben, uteroplazentare Durchblutung). Die Untersuchungen über andere Gefäßgebiete, z. B. der A. carotis oder der A. cerebri media, sind derzeit noch nicht aussagekräftig.

Stoffwechsel

Relevante Veränderungen können den Glucose- und Insulinstoffwechsel des Neugeborenen betreffen. Durch die betamimetikainduzierte Hyperglykämie resultiert beim Kind eine Hyperinsulinämie (33, 45). Postpartale Folge kann eine Hypoglykämie sein. Sowohl nach Kurz- als auch nach Langzeittherapie waren Hypoglykämien, Hypokaliämien und Hyperinsulinämien nachweisbar.

Als praktische Folge dieses Einflusses auf den Stoffwechsel sollte post partum der Blutglucosespiegel in den ersten Stunden bestimmt werden, wenn bis kurz vor der Geburt eine tokolytische Therapie notwendig war. Besteht ein längeres therapiefreies Intervall (24–48 Stunden) bis zur Geburt, ist nicht mehr mit einer Hypoglykämiegefährdung des Kindes zu rechnen. Allerdings fehlen, wie oben erwähnt, detaillierte Untersuchungen (45, Übersicht: 35).

Bilirubinstoffwechsel

Wiest (48) und Windorfer (49) wiesen auf eine geringgradig erhöhte Inzidenz an postpartalen Hyperbilirubinämien nach Langzeittherapie mit Fenoterol hin. Ähnliche Beobachtungen machten auch Huisjes et al. (21) unter Ritodrin, wenn auch eine statistische Signifikanz nicht nachweisbar war. Eine Erklärung für den fraglichen ikterogenen Effekt gibt es derzeit nicht.

Fetale Lungenreife

Auch die Einflüsse auf die fetale Lungenreife unter Langzeittherapie mit Betamimetika werden unterschiedlich beurteilt. Mitteilungen über einen positiven Effekt auf die Surfactant-Synthese scheinen die Ausnahme zu sein (42). Ramzin et al. (34) konnten unter Langzeitapplikation von Buphenin, Ritodrin und Fenoterol keine Förderung der Lungenreife beobachten. Demgegenüber konnten Dudenhausen (7) sowie Göschen (12) eine starke Verzögerung der Surfactant-Synthese bei Einlings- und Zwillingsschwangerschaften nach Langzeittokolyse jenseits der 34. SSW nachweisen. Auch Gerhard et al. fanden in einer prospektiven Untersuchung zum Einfluß der Tokolyse auf den Zustand des Neugeborenen in der Langzeittokolysegruppe eine häufigere maschinelle Beatmung der Kinder; sie führen dies auf eine Hemmung der Lungenreife zurück (10).

Ursache dieses hemmenden Einflusses könnte die betamimetikainduzierte Glykogenolyse mit der reaktiven Hyperinsulinämie sein, die – wie bei einer diabetischen Schwangerschaft – die zeitgerechte Ausreifung der Lunge behindert. Wahrscheinlich ist der negative Effekt abhängig von der Tokolysedauer und dem Zeitraum zwischen Absetzen der Betamimetika und der Geburt. Da signifikante Unterschiede zwischen nichtbehandelten und mit Betamimetika therapierten Kindern erst jenseits der 34. SSW auftreten (7, 12), dürfte dieser Effekt heute keine große Relevanz mehr haben, da Langzeittokolysen immer seltener durchgeführt werden und die Tendenz besteht, die Tokolyse spätestens in der 36. SSW (besser in der 34. SSW) abzusetzen.

Allgemeinzustand des Neugeborenen und frühkindliche Entwicklung

Post partum sind keine Veränderungen im pH, im Apgar, im Kopfumfang und im neurologischen Status nachweisbar, wenn man tokolytikabehandelte Schwangerschaften Kontrollgruppen gegenüberstellt (10, 21, 48, Übersicht: 35). Gerhard et al. (10), die Kinder über 4 Jahre nachuntersuchten, zeigten, daß Auffälligkeiten in der Entwicklung der zu frühgeborenen Kinder durch die Frühgeburtlichkeit selbst, nicht jedoch durch die Betamimetikatherapie verursacht waren. Die Frühgeborenen der Kontrollgruppe hatten signifikant häufiger ein Geburtsgewicht unter 1500 g und benötigten häufiger eine postpartale Beatmung. Anders war das Verhältnis bei denjenigen Kindern, die jenseits der 36. SSW nach Langzeittokolyse geboren wurden. Die Kinder wurden im Vergleich zur Kontrollgruppe in früheren Schwangerschaftswochen entbunden, die Geburtsgewichte waren dementsprechend niedriger, wachstumsretardierte Kinder wurden häufiger beobachtet. Auch eine maschinelle Beatmung mußte öfter durchgeführt werden. Die Kinder der Behandlungsgruppe waren also im Vergleich zur Kontrollgruppe gefährdeter. Dies wird zum einen auf den vermehrten Einsatz von Betamimetika bei Placentainsuffizienz zurückgeführt, zum anderen aber auch auf die oben schon erwähnte Hemmung der fetalen Lungenreife nach Langzeittherapie jenseits der 34. SSW. Bei Kontrolluntersuchungen bis zu 4 Jahren ließen sich von neurologischer Seite her keinerlei negative Einflüsse in der Entwicklung der Tokolysegruppe finden. Dies wird auch von anderen Autoren bestätigt, obwohl die meisten eine kürzere Nachbeobachtungszeit haben (6, 9, 10, 11, 21, 26, 35, 47, 48).

Literatur

1. Beitzke A, Winter R, Zach M, Grubbauer HM (1979) Kongenitales Vorhofflimmern mit Hydrops fetalis durch mütterliche Tokolytikatherapie. Klin Pädiat 191: 410
2. Benedetti T J (1983) Maternal complications of parenteral β-sympathomimetic therapy for premature labor. Am J Obstet Gynecol 145: 1
3. Canadian Preterm Labour Investigators Group (1992) Treatment of preterm labor with the beta-adrenergic agonist ritodrine. N Engl J Med 327: 308
4. Caritis SN, Edelstone DI, Mueller-Heubach E (1979) Pharmacologic inhibition of preterm labor. Am J Obstet Gynecol 133: 557
5. Cheung K, Wladimiroff JW (1990) Fetal umbilical and internal carotid artery blood flow velocity waveforms during maternal fenoterol administration. Eur J Obstet Gynecol Reprod Biol 35: 147
6. Crabben H, Haering M, Büngerer H, Giesen I, Paul R (1973) Nachuntersuchung von Kindern, deren Mütter wegen Frühgeburtsbestrebungen mit dem Betamimetikum Th 1165a behandelt wurden. In: Dudenhausen JW, Saling E (Hrsg) Perinatale Medizin, Bd IV. Thieme, Stuttgart, S 396
7. Dudenhausen JW, Kynast G, Lange-Lindberg AM, Saling E (1978) Influence of long-term betamimetic therapy on the lecithin content of amniotic fluid. Gynec. Obstet Invest 9: 205
8. Fendel H, Funk A, Pauen A (1990) Dopplersonographische Untersuchungen über die Wirkung von Betamimetika. In: Jung H, Hermer M (Hrsg) Tokolyse und Betamimetika. Steinkopff, Darmstadt, S 81
9. Freysz H, Williard D, Lehr A, Messer J, Boog G (1977) A long term evaluation of infants who received a betamimetic drug while in utero. J Perinat Med 5: 94
10. Gerhard I, Henninger R, Holst T v, Runnebaum B, Kubli F (1989) Wehenhemmung mit Fenoterol. I. Prospektive Untersuchung zum Einfluß der Tokolyse auf den Zustand des Neugeborenen und die frühkindliche Entwicklung bis zu vier Jahren. Z Geburtsh Perinat 193: 29

11. Gerhard I, Henninger R, Holst T v, Runnebaum B, Kubli F (1989) Wehenhemmung mit Fenoterol. II. Bedeutung von Beginn, Dauer und Art der Therapie für den Zustand des Neugeborenen und die frühkindliche Entwicklung bis zu vier Jahren. Z Geburtsh Perinat 193: 51
12. Goeschen K, Dudenhausen JW, Kynast G, Saling E (1980) Lecithin content of amniotic fluid in twin pregnancies with and without long-term tocolytic therapy. Gynec Obstet Invest 11: 301
13. Grospietsch G (1983) Probleme der Therapie: Klinische Aspekte. In: Grospietsch G, Kuhn W (Hrsg.) Tokolyse mit Betastimulatoren. Thieme, Stuttgart, S 150
14. Grospietsch G (1983) Zusatz- bzw. Begleittherapie. In: Grospietsch G, Kuhn W (Hrsg) Tokolyse mit Betastimulatoren. Thieme, Stuttgart, S 183
15. Grospietsch G: unveröffentlichte Befunde
16. Grospietsch G (1986) Kardiopulmonale Nebenwirkungen bei der betamimetischen Therapie. In: Jung H, Fendel H, Karl C (Hrsg) Neueste Erkenntnisse über Betamimetika. Steinkopff, Darmstadt, S 111
17. Grospietsch G (1990) Nebenwirkungen der betamimetischen tokolytischen Therapie bei der Mutter und Möglichkeiten der Antagonisierung. In: Jung H, Hermer M (Hrsg) Tokolyse und Betamimetika. Steinkopff, Darmstadt, S 35
18. Grospietsch G, Kuhn W (1993) Effects of betamimetics on maternal physiology. In: Stubblefield P, Fuchs F. Preterm birth: Causes, prevention and management. Mac Millan Publishing Co. Inc., New York, im Druck
19. Gross, TL, Kuhnert, BR, Kuhnert PM, Rosen MG, Kazzi NJ (1985) Maternal and fetal plasma concentrations of ritodrine. Obstet Gynecol 65: 793
20. Hofstetter R, Mayr A, Bernuth G von (1982) Ventricular function in newborn infants determined by echocardiography with and without fenoterol therapy of the mother during pregnancy. In: Jung H, Lamberti G (eds) Betamimetic drugs in obstetrics and perinatology. Thieme, Stuttgart, p 190
21. Huisjes, HJ, Touwen BCL (1983) Neonatal outcome after treatment with ritodrine: A controlled study. Am J Obstet Gynecol 147: 350
22. Ingemarsson J, Bengtsson B (1985) A five-year experience with terbutaline for preterm labor: low rate of severe side effects. Obstet Gynecol 66: 176
23. Irmer M, Trolp R, Steim H, Hillemanns HG (1982): Cardiovascular effects of adrenergic β_2-receptor stimulation and simultaneous β_1-blockade in pregnant women in premature labor. In: Jung H, Lamberti G (eds) Beta-mimetic drugs in obstetrics and perinatology. Thieme, Stuttgart, p 217
24. Irmer M (1983) Möglichkeiten der Kardioprotektion bei Tokolyse mit Beta-Stimulatoren. In: Irmer M, Weidinger H (Hrsg) Neuere Aspekte zu Betablockade und Tokolyse. Beltz, Weinheim–Basel, S 83
25. Junge, HD, Kords H, Rodt C (1978) Materne und fetale EKG-Veränderungen bei Partusisten-Infusion sub partu. In: Jung H, Friedrich E (Hrsg) Fenoterol (Partusisten) bei der Behandlung in der Geburtshilfe und Perinatologie. Thieme, Stuttgart, S 211
26. Karlsson, K, Krantz, M, Hamberger L (1980) Comparison of various betamimetics on preterm labor, survival and development of the child. J Perinat Med 8: 19
27. Katz M, Robertson PA, Creasy RK (1981) Cardiovascular complications associated with terbutaline treatment for preterm labor. Am J Obstet Gynecol 139: 605
28. Leveno KJ, Cunningham FG (1992) β-Adrenergic agonists for preterm labor. N Engl J Med 327: 349
29. Lierde M von, Thomas K (1982) Ritodrine concentrations in maternal and fetal serum and amnitic fluiod. J Perinat Med 10: 119
30. Mandach U, Huch R, Huch A (1990) Neuere Ergebnisse über Pharmakokinetik von Betamimetika. In: Jung H, Hermer M (Hrsg) Tokolyse und Betamimetika. Steinkopff, Darmstadt, S 13
31. Meinen, K (1990) Tokolyse und Myokard. In: Jung H, Hemer M (Hrsg) Tokolyse und Betamimetika. Steinkopff, Darmstadt, S 55
32. Nuchpuckdee P, Brodsky N, Porat R, Hurt H (1986) Ventricular septal thickness and cardiac function in neonates after in utero ritodrine exposure. J Pediatr 109: 687
33. Procianoy RS, Pinheiro CEA (1982) Neonatal hyperinsulinism after short-term maternal beta sympathomimetic therapy. J Pediatr 101: 612

34. Ramzin MS (1978) Betamimetika und fetale Lungenreife. In: Jung H, Friedrich E (Hrsg) Fenoterol (Partusisten) bei der Behandlung in der Geburtshilfe und Perinatologie. Thieme, Stuttgart, S 224
35. Rath W (1983) Nebenwirkungen der β_2-Sympathikomimetika beim Kind. In: Grospietsch G, Kuhn W (Hrsg) Tokolyse mit Betastimulatoren. Thieme, Stuttgart, New York, S 126
36. Richter R, Irmer M (1983) Nebenwirkungen der β_2-sympathikomimetischen Behandlung bei der Mutter. In: Grospietsch G, Kuhn W (Hrsg) Tokolyse mit Betastimulatoren. Thieme, Stuttgart, New York, S 105
37. Ruckhäberle K-E, Faber R, Robel R, Viehweg B (1992) Diagnostik und Therapie gestörter Hämodynamik. Z Geburtsh u Perinat 196: 152
38. Schumann R, Halberstadt E, Wernicke K (1978) Änderung der uteroplazentaren Durchblutung unter tokolytischer Behandlung. In: Jung H, Friedrich E (Hrsg) Fenoterol (Partusisten) bei der Behandlung in der Geburtshilfe und Perinatologie. Thieme, Stuttgart, S 37
39. Sörensen KE, Börlum KG (1988) Fetal cardiac function in response to long-term maternal terbutalin treatment. Acta Obstet Gynecol Scand 67: 105
40. Spätling L (1982) Einsparung von Tokolytika durch orale Magnesium-Gabe. In: Weidinger H (Hrsg) Magnesium und Tokolyse. Kongresse, Symposien. Fortschr Med (Suppl): 122
41. Spätling L, Fallenstein F, Schneider H, Dancis J (1989) Bolus tocolysis: Treatment of preterm labor with pulsatile administration of a β_2-adrenergic agonist. Am J Obstet Gynecol 160: 713
42. Tzafettas JM, Zurnatei V, Papaloucas AC (1983) L/S ratio, biochemical and clinical changes after ritodrine intravenous infusion. Europ J Obstet Gynec Reprod Biol 14: 357
43. Vetter K, Baer S, Fallenstein F, Huch P, Huch A (1986) Blood flow velocity in the fetal descending aorta during therapy with betamimetic drugs. In: Jung H, Fendel H (eds) Doppler techniques in obstetrics. Thieme, Stuttgart, p 86
44. Vogtmann Ch, Kögler B, Ruckhäberle K-E, Richter Th (1982) Myokardiale Kontraktilität Neugeborener nach Tokolyse mit Beta-Sympathikomimetika Z Geburtsh Perinat 186: 136
45. Weidinger H, Mohr D, Heller K, Hiltmann W-D, Vogel M (1976) Zeitlicher Verlauf der Blutglukose, des immunoreaktiven Insulins und der Kaliumionen beim Neugeborenen nach langzeitiger und akuter Gabe von Partusisten mit und ohne Isoptin. Z Geburtsh Perinat 180: 258
46. Weidinger H (1990) Zusatztherapie zur Behandlung mit Betamimetika. In: Jung H, Hermer M (Hrsg) Tokolyse und Betamimetika. Steinkopff, Darmstadt, S 65
47. Weitzel H, Hildebrandt R (1989) Zur Frage des „hyperkinetischen Syndroms" bei Kindern tokolytisch behandelter Mütter. Der Frauenarzt 30: 249
48. Wiest W, Heilmann R, Hiltmann W-D, Spelger G, Disselhoff D (1981) Der Einfluß der Tokolyse auf den Feten und das Neugeborene – Mortalitäts- und Morbiditätsvergleich. In: Schmidt E, Dudenhausen JW, Saling E (Hrsg) Perinatale Medizin, Bd VIII. Thieme, Stuttgart, S 485
49. Windorfer A, Pringsheim W (1979) Untersuchungen über den Einfluß einer tokolytischen Behandlung schwangerer Frauen mit Diazepam und Fenoterol auf die Bilirubinkonzentration und Apgarwerte des Neugeborenen. Klin Pädiatr 191: 51
50. Wischnik A, Hettenbach A, Schmidt R, Hug G, Zieger W, Melchert F (1990) Zum Einfluß der Komedikation mit Magnesiumsulfat bei betamimetischer Tokolyse auf Parameter des Salz-Wasser-Haushalts. Z Geburtsh u Perinat 194: 40
51. Wolff F, Carstens V, Fischer JH, Behrenbeck D, Bolte A (1986) Cardiopulmonary effects of betamimetic tocolytic and glucocorticoid therapy in pregnant woman. Arch Gynecol 239: 49

Anschrift des Verfassers:
Prof. Dr. med. G. Grospietsch
Städtisches Klinikum
Frauenklinik
Celler Straße 38
3300 Braunschweig

Wasser- und Elektrolythaushalt bei Bolustokolyse

W. Zieger, A. Wischnik, F. Melchert

Universitäts-Frauenklinik Mannheim

Ausgehend von der Hypothese, daß die physiologische Stimulation des Myometriums pulsativ gesteuert sein könnte, stellte Spätling 1989 erstmals die Effektivität der Bolustokolyse an 33 Patientinnen vor (7). Erste tierexperimentelle Untersuchungen dazu waren von Casper an Schafen durchgeführt worden (1). Bei der Bolustokolyse wird über eine mikroprozessorgesteuerte Pumpe pulsatil das Tokolytikum appliziert, wobei die Gesamtdosis über Bolusgröße (Mikrogramm) und Zeitintervall (Minute) zwischen den Bolusgaben variiert werden kann. Im Vergleich zur kontinuierlichen Tokolyse erhofft man sich bei der Bolustokolyse, bei gleicher Effizienz die Gesamtdosis und die Nebenwirkungen der Betamimetika reduzieren zu können. Daher erscheint es interessant, den Einfluß der Bolustokolyse auf den Wasser- und Elektrolythaushalt sowie auf die Nierenfunktion innerhalb der ersten 24 Stunden im Vergleich zur kontinuierlichen Tokolyse zu untersuchen.

Die Untersuchung wurde an zwei randomisierten Gruppen zu je 40 Patientinnen durchgeführt, die wegen vorzeitiger Wehentätigkeit in der 20.–33. SSW intravenös tokolysiert worden waren. Die Dosis der kontinuierlichen Tokolyse lag innerhalb der ersten 24 Stunden bei durchschnittlich 2 µg/min, die der Bolustokolyse bei 4 µg alle 3 min. Die Analyse der biometrischen Daten und der vor Therapiebeginn erhobenen Laborwerte ergaben keinen signifikanten Unterschied zwischen beiden Gruppen.

Durch Untersuchungen verschiedener Arbeitsgruppen (3, 8) ist die unter Dauertokolyse aufgetretene Beeinträchtigung der Nierenfunktion im Sinne einer Wasser- und Elektrolytretention bekannt. Im folgenden wird nun das Ausmaß der aufgetretenen Veränderungen unter Bolus- und unter Dauertokolyse gegenübergestellt und anschließend auf der Basis der bisher bekannten Vorgänge bzw. Pathomechanismen diskutiert.

Für die Flüssigkeitsrückresorption werden u.a. zwei wesentliche Vorgänge angenommen:

1. Bedingt durch die Aktivierung des Reninsystems kommt es zur *Verminderung der glomerulären Filtrationsrate*, was eine erhöhte Natrium- und Wasserretention zur Folge hat. Im Vergleich zur normalen renalen Natriumausscheidung von über 215 mmol/24 Stunden sind die Natriumausscheidungen bei beiden Tokolyseformen insgesamt reduziert, jedoch ist die Natriumausscheidung unter Bolustokolyse etwas besser als die unter Dauertokolyse (Abb. 1). Gleiche Ergebnisse findet man auch bei der Wasserausscheidung (Abb. 2). Daß es sich bei der Wasserretention und somit bei der Zunahme des intravasalen Volumens um eine isotone Hyperhydration handelt, ist an den fallenden Hämoglobin- und Hämotokritwerten bei gleichbleibender Serumosmolalität zu sehen, wobei auch hier Differenzen zwischen Dauer- und Bolustokolyse sichtbar, jedoch nicht signifikant sind.

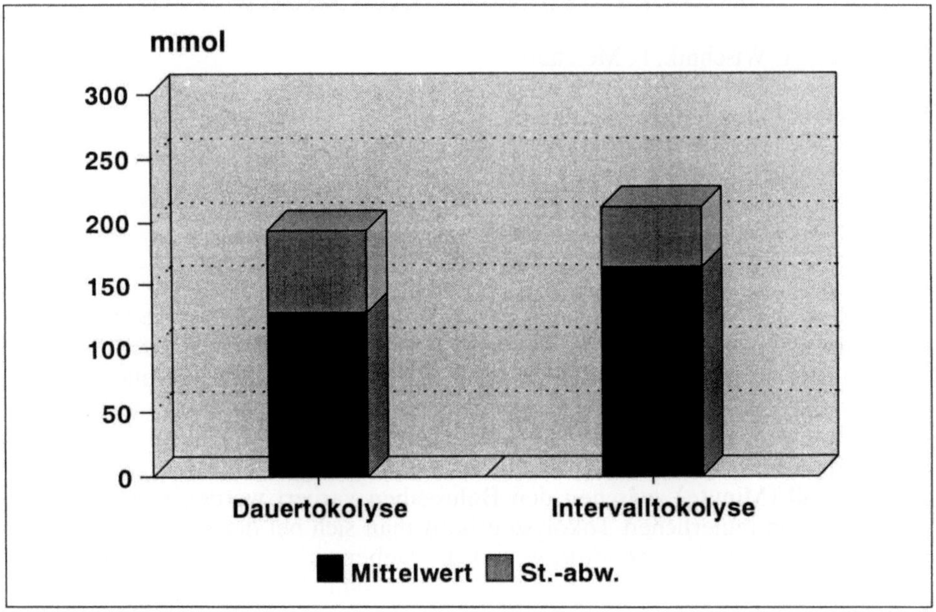

Abb. 1. Natriumausscheidung pro 24 h bei Dauertokolyse und bei Bolustokolyse (*St.-abw.* Standardabweichung)

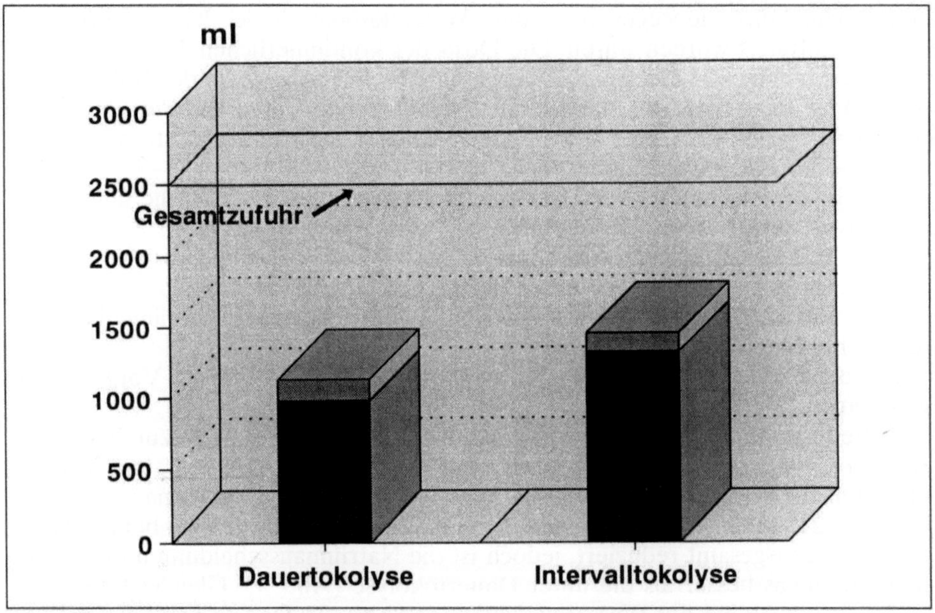

Abb. 2. Wasserausscheidung pro 24 h bei Dauertokolyse und bei Bolustokolyse

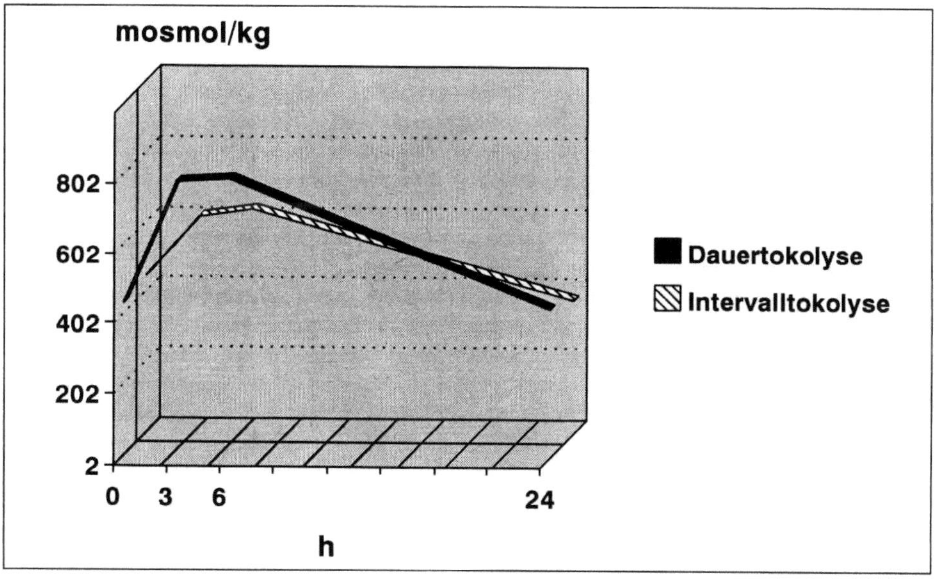

Abb. 3. Osmolarität des Urins bei Dauertokolyse und bei Bolustokolyse

2. Verminderte Wasserausscheidung: Für eine zusätzliche Retention freien Wassers spricht die deutlich erhöhte Osmolalität des Urins von 784 mosm/kg (Abb. 3). Solch hohe Werte treten normalerweise erst nach 12- bis 24stündigem Dursten auf.

Zusammen mit der im Vergleich zur Dauertokolyse größeren Ausscheidungsmenge weist die unter Bolustokolyse signifikant niedrigere Osmolalität auf eine geringere Wasserretention hin.

Bei der Frage nach den Pathomechanismen werden ursächlich verschiedene Hormone in Betracht gezogen, so daß ACTH-, Aldosteron- und Reninspiegel in beiden Gruppen bestimmt worden sind. Nach Untersuchungen von Kords (4) verändern sich unter Fenoterol-Therapie die Kortisol-Werte im Plasma nicht, so daß sie für die vermehrte Reabsorption von Wasser nicht als Ursache in Frage kommen. Auch in dem von uns untersuchten Kollektiv konnten keine Veränderungen der ACTH-Spiegel gefunden werden.

Über die Plasmaaldosteronaktivität unter Betamimetika bestehen in der Literatur gegensätzliche Ansichten. Einige Autoren (2, 5) sehen eine parallel zum Renin verlaufenden Aldosteronanstieg, andere (3) berichten über abfallende Aldosteronwerte trotz ansteigendem Reninspiegel.

Aus gleichgerichteten Plasmakalium- und Aldosteronveränderungen schlossen verschiedene Arbeitsgruppen, daß für Änderungen des Aldosteronplasmaspiegels die extrazelluläre Kaliumkonzentration von größerer Bedeutung ist als die Änderung des Renin- bzw. des Angiotensin-2-Spiegels. Betrachtet und vergleicht man die beiden Tokolysegruppen, so fällt auf, daß der Abfall sowohl des Kalium- als auch des Aldosteronspiegels unter Dauertokolyse stärker ist als bei der Bolustokolyse, wo nur ein leichter Aldosteronabfall zu finden ist (Abb. 4 u. 5). Die gegenüber der Dauertokolyse höhere Kaliumausscheidung bei der Bolustokolyse ist Folge eines höheren Aldosteronspiegels. Gleichzeitig sollte jedoch darauf hingewiesen werden, daß der z. T. signifikante Kaliumabfall unter Tokolyse nicht die

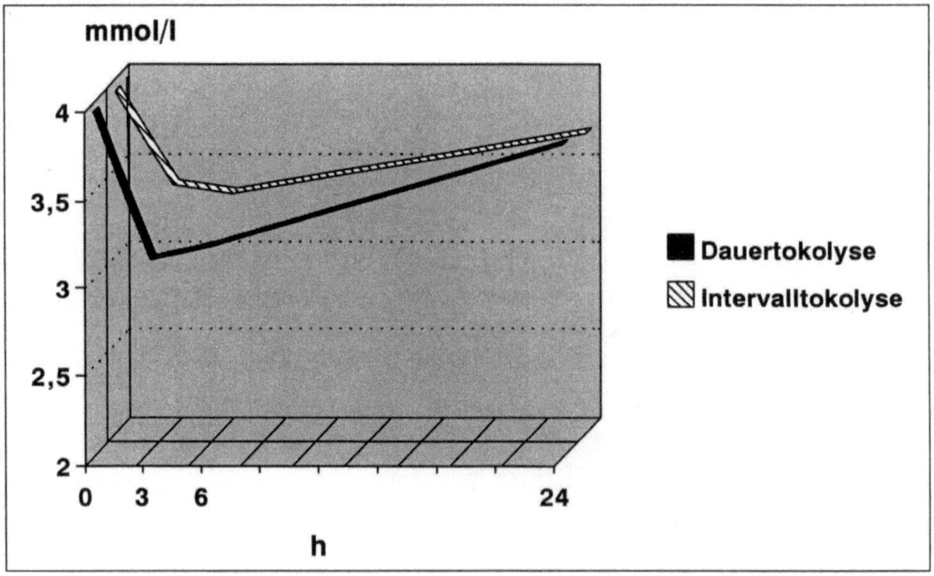

Abb. 4. Kaliumkonzentration im Serum bei Dauertokolyse und bei Bolustokolyse

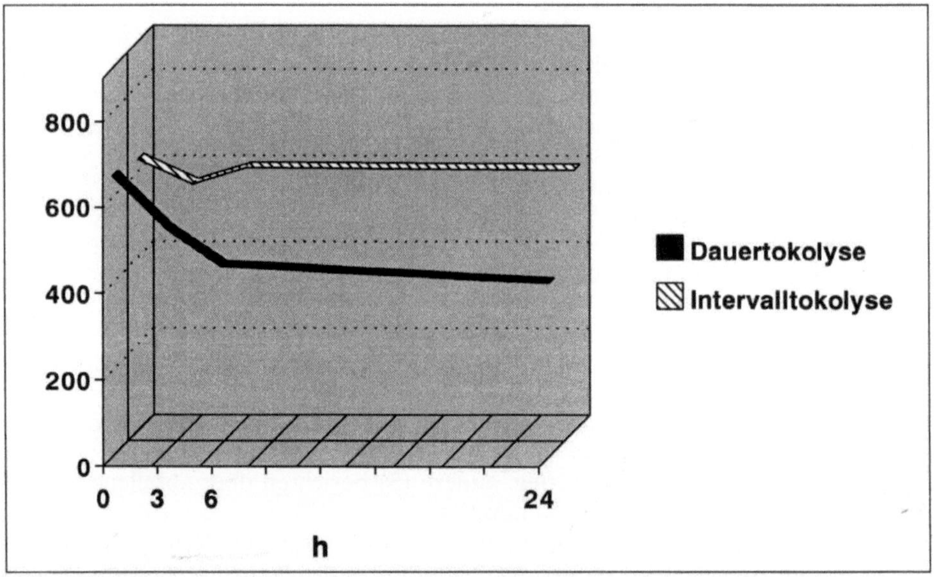

Abb. 5. Aldosteronkonzentration im Plasma bei Dauertokolyse und bei Bolustokolyse

Folge eines renalen Kaliumverlustes ist, da die Gesamtkaliumausscheidung beider Tokolysegruppen unterhalb der Norm liegt.

Nach Schreyer (6) findet ein durch Insulin und Glucose unterstützter Kaliumeintritt in den Intrazellularraum statt.

Daß Sympathikomimetika zu einer Aktivierung des Reninsystems führen, ist bekannt. Die damit verbundene erhöhte Angiotensin-2-Bildung bewirkt durch

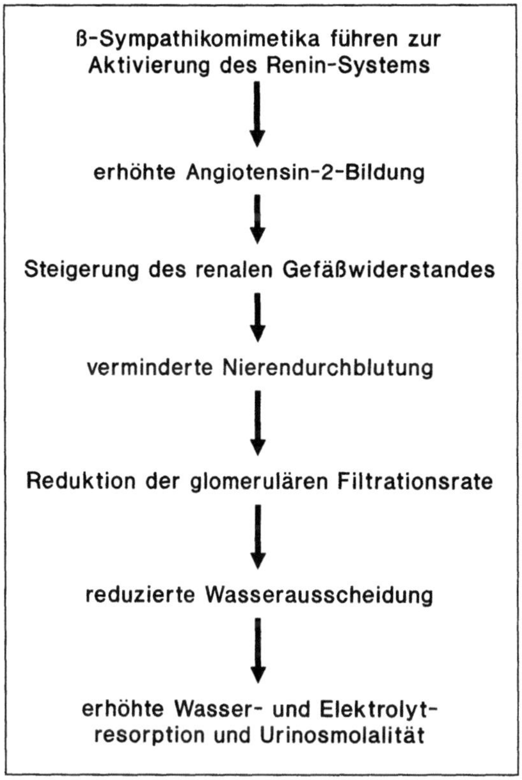

Abb. 6

Steigerung des renalen Gefäßwiderstandes eine verminderte Nierendurchblutung, was wiederum eine Reduzierung des glomerulären Blutflusses, der glomerulären Filtrationsrate und der Ausscheidung zur Folge hat. Die herabgesetzte Nierendurchblutung zieht eine Zunahme des osmotischen Gradienten im Nierenmark nach sich, wodurch Wasser- und Elektrolytrückresorption sowie Urinosmolalität ansteigen (Abb. 6), wobei unter Bolustokolyse sowohl der Reninanstieg als auch Urinosmolalität und Wasserretention weniger ausgeprägt sind.

Zusammenfassend läßt sich sagen, daß die Bolustokolyse innerhalb der ersten 24 Stunden neben einer Dosisreduktion bei ausreichender therapeutischer Effizienz vielversprechende Ansätze zur Reduktion wichtiger Nebenwirkungen der Betamimetika-Tokolyse aufweist.

Literatur

1. Casper RF, Lye SJ (1986) Myometrial desensitization to continuous but not to intermittent β-adrenergic agonist infusion in sheep. Am J Obstet Gynecol 154: 301–305
2. Erkkola R, Laamintausta R, Liukko P, Antilla M (1982) Acta Obstet. Gynecol Scand 61: 31
3. Grospietsch G, Girndt J, Biereigel U, Kuhn W (1978) Wirkungen der Tokolyse auf das Renin-Angiotensinogen-System, verschiedene Nierenparameter und den Wasserhaushalt. In: Jung H, Friedrich E (Hrsg.) Fenoterol (Partusisten) bei der Behandlung in der Geburtshilfe und Perinatologie. Thieme, Stuttgart, S 170
4. Kords H, Scheitza E, Rodt CH (1976) Nierenfunktion und renaler Wasser- und Elektrolyttransport bei intravenöser Behandlung mit dem Tokolytikum Fenoterol (Partusisten). Z Geburtsh Perinat 180: 266
5. Philips MH, Kwart AM (1983) Urinary tract disease in pregnancy. Clin Obstet Gynecol 26: 890
6. Schreyer P, Caspi E, Arieli S, Herzianu Il, User P, Gliboa Y, Zaidman JL (1979) Metabolic effects of intramuscular and oral administration of ritodrine infusion during pregnancy. Eur J Obstet Gynec Reprod Biol 9: 97
7. Spätling L, Fallenstein F, Schneider H, Dancis J (1989) Bolus tocolysis: Treatment of preterm labor with pulsatile administration of β-adrenergic agonist. Am J Obstet Gynecol 160: 713–717
8. Wischnik A, Zieger W (1990) Zum Einfluß der Komedikation mit Magnesiumsulfat bei betamimetischer Tokolyse auf Parameter des Salz-Wasser-Haushalts. Z Geburtsh Perinat 194: 40–45

Für die Verfasser:
Dr. W. Zieger
Universitäts-Frauenklinik Mannheim
Fakultät für klinische Medizin der
Universität Heidelberg
Theodor-Kutzer-Ufer 10
6800 Mannheim

Diskussion

Rominger fragt nach der Vergleichbarkeit der in beiden Verfahren verabreichten Dosierungen.

Zieger antwortet, daß aus dem großen Patientinnenkollektiv diejenigen mit vergleichbarer Dosierung herausgezogen worden seien. Gerade aber die Effizienz der Bolustokolyse bedinge meist geringere Dosierungen als bei der kontinuierlichen Tokolyse. Zudem habe man auf die Vergleichbarkeit hinsichtlich der Parität, des Alters und des Körpergewichtes achten müssen.

Grospietsch führt aus, daß er auf einen geringeren Reninanstieg bei der Bolustokolyse gehofft hätte, der ja für die Wasserretention eine wichtige Rolle spiele. Er erkundigt sich bei Zieger nach eventuellen Messungen von ADH, die dieser verneint. Grospietsch berichtet, in früheren Messungen in den ersten 24 Stunden einer Tokolyse ebenfalls einen starken ADH Anstieg gesehen zu haben und nimmt diesen auch für die Bolustokolyse an. Er erkundigt sich nach Messungen über 24 Stunden hinaus, da Renin nur in den ersten 24 Stunden erhöht sei und sich dann anschließend normalisiere.

Zieger entgegnet, daß nur in den ersten 24 Stunden eine vergleichbare Dosis zwischen Bolustokolyse und kontinuierlicher Tokolyse möglich sei, danach aber bei der Bolustokolyse einfach wesentlich weniger Betamimetikum gebraucht würde. Man wolle die laufenden Untersuchungen noch auf die Herz-Kreislaufparameter ausdehnen und im Rahmen von Langzeituntersuchungen auch die Veränderungen an den Betarezeptoren untersuchen.

Spätling weist auf die Wichtigkeit der vorgestellten Beobachtungen hin, da zu Beginn einer Bolustokolyse pharmakodynamisch eine „quasi-kontinuierliche“ Tokolyse vorläge und nur ein minimales Schwanken des Serumspiegels zu erreichen sei. Um so eindrucksvoller seien schon die zu diesem Zeitpunkt registrierten Unterschiede.

Somville fragt Grospietsch bezugnehmend auf ein von ihm gezeigtes Dia, in dem unter anderem Kalium aufgeführt wurde, ob es sinnvoll wäre, Kalium protektiv einzusetzen.

Grospietsch unterstreicht die Wichtigkeit eines normalen Kaliumspiegels als Protektion und führt aus, daß nur die Patienten substituiert werden sollten, die zu Beginn der Therapie eine Hypokaliämie aufweisen würden. Zieger weist auf Probleme mit den Anästhesisten hin, die sich im Falle einer Schnittentbindung durch einen tiefen Kaliumwert irritieren ließen, weshalb sie immer 30 mval Kalium substituieren würden.

Grospietsch bemerkt hierzu, daß diese Maßnahme nur zur Beruhigung der Anästhesisten sinnvoll sei, denn es käme bei Hypokaliämie nicht häufiger zu den typischen beobachtbaren Störungen.

Metabolische Veränderungen unter Bolustokolyse und kontinuierlicher Tokolyse

R. Knitza, H. Muhle, F. Deininger, H. Hepp

Ludwig-Maximilians-Universität München,
Klinikum Großhadern, Frauenklinik (Direktor: Prof. Dr. H. Hepp)

Einleitung und Fragestellung

Betamimetika bewirken über eine Aktivierung der Adenylcyclase sowie des 3'–5'-AMP im Kohlenhydratstoffwechsel eine Steigerung der Glycogenolyse und der Gluconeogenese sowie eine Glucoseutilisationsstörung. Im Fettstoffwechsel kommt es zu einer Lipolysesteigerung mit vermehrtem Anfall von freien Fettsäuren und Glycerin. Da die Betaoxidation der aus der gesteigerten Lipolyse vermehrt entstehenden freien Fettsäuren durch die Glucoseutilisationsstörung erschwert ist, kommt es zu einem erhöhten Anfall der Ketonkörper Betahydroxybutyrat und Acetoacetat. Ziel der Untersuchung war es, zu prüfen, ob es zwischen intravenöser Bolustokolyse und kontinuierlicher Tokolyse Unterschiede in Ausmaß und Dauer der maternalen Stoffwechselveränderungen gibt. Ferner sollte das Verhalten der einzelnen, mittel- bis langkettigen Fettsäurefraktionen unter diesen beiden Tokolyseformen näher analysiert werden.

Material und Methode

Schwangere, bei denen wegen regelmäßiger Wehentätigkeit und drohender Frühgeburtlichkeit die Indikation zur Tokolyse gegeben war, wurden alternierend der „kontinuierlichen" bzw. „intermittierenden" Tokolysegruppe zugeordnet. Die Patientinnen der intermittierenden Bolustokolysegruppe wurden nach dem von Spätling publizierten Regime hinsichtlich gewichtsbezogener Dosen und Dauer mit dem Betamimetikum Fenoterol behandelt (2). Zur Anwendung kam die Perfusorpumpe der Fa. Braun AG, Melsungen. Patientinnen der kontinuierlichen Tokolysegruppe erhielten initial eine Wehenhemmung mit 3 µg/min Fenoterol, wobei bei Sistieren der Wehen die Dosis baldmöglichst reduziert wurde. Je 15 Patientinnen beider Gruppen, denen das Ziel der Untersuchung zuvor erklärt worden war und die in die Studie eingewilligt hatten, wurde venöses Blut zur Bestimmung der Parameter Glucose, Acetoacetat, Betahydroxybutyrat und freie Fettsäuren zu folgenden Zeitpunkten entnommen:
a = vor Beginn der Tokolyse
b = 3 h nach Tokolysebeginn
c = 6 h nach Tokolysebeginn
d = 12 h nach Tokolysebeginn
e = 24 h nach Tokolysebeginn
f = 48 h nach Tokolysebeginn

Die Bestimmung der Glucose aus dem enteiweißten Serum erfolgte nach der God-Perid-Methode (2), die der Ketonkörper nach Stein und Bässler (3). Die Fettsäureanalytik wurde gaschromatographisch in Modifikation eines von Grünert (4) beschriebenen Verfahrens durchgeführt. Wegen erheblicher individueller Konzentrationsunterschiede der verschiedenen Parameter vor Beginn der tokolytischen Behandlung wurde bei der Darstellung der Ergebnisse eine Ausgangslagenadjustierte Form gewählt. Dabei wurden die Ausgangswerte vor Behandlungsbeginn mit 100% angesetzt.

Ergebnisse

Der Verlauf der Glucosekonzentration ist 3 h nach Tokolysebeginn in beiden Gruppen einheitlich ansteigend, wobei der maximale Blutzuckeranstieg in der Gruppe mit kontinuierlicher Tokolyse etwa doppelt so hoch ist wie in der Bolusgruppe (80% über dem Ausgangsniveau vs. 40%) (Abb. 1). Ferner tritt die maximale Blutzuckerspitze bei kontinuierlicher Fenoterolinfusion erst 6 h nach Tokolysebeginn ein, zu einem Zeitpunkt, an dem die Blutzuckerkonzentrationen der Patientinnen mit Bolustokolyse bereits deutlich abgesunken sind und nur noch unwesentlich über dem Ausgangsniveau liegen. In der Gruppe mit kontinuierlicher Tokolyse ist der Blutzuckerkonzentrationsabfall wesentlich langsamer; selbst 48 h nach Tokolysebeginn liegt die mittlere Konzentration noch 20% über dem Ausgangswert vor Tokolysebeginn.

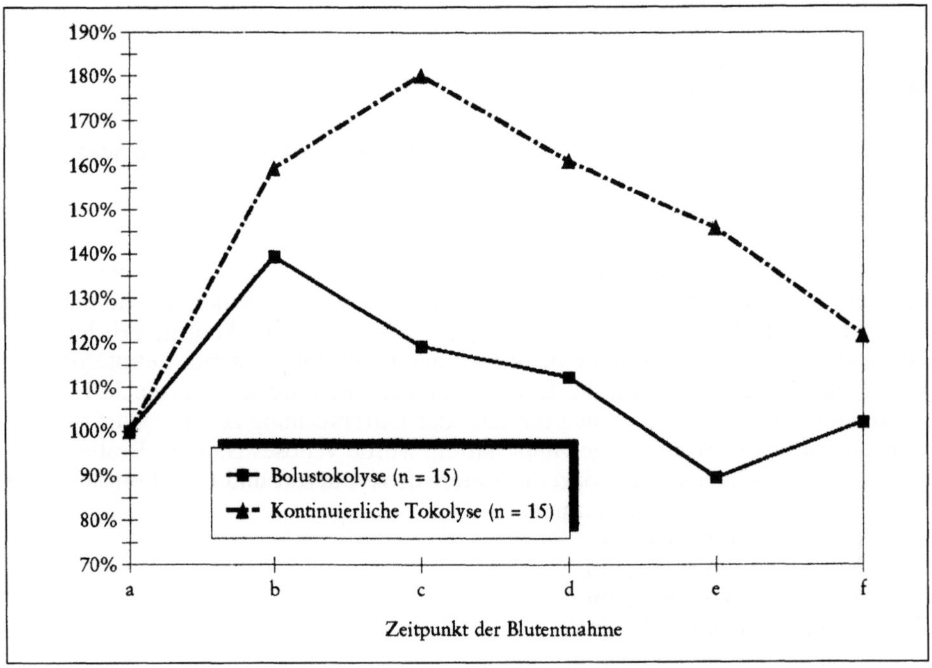

Abb. 1. Verlauf der Blutzuckerwerte über 48 Stunden unter beiden i. v. Tokolyseformen

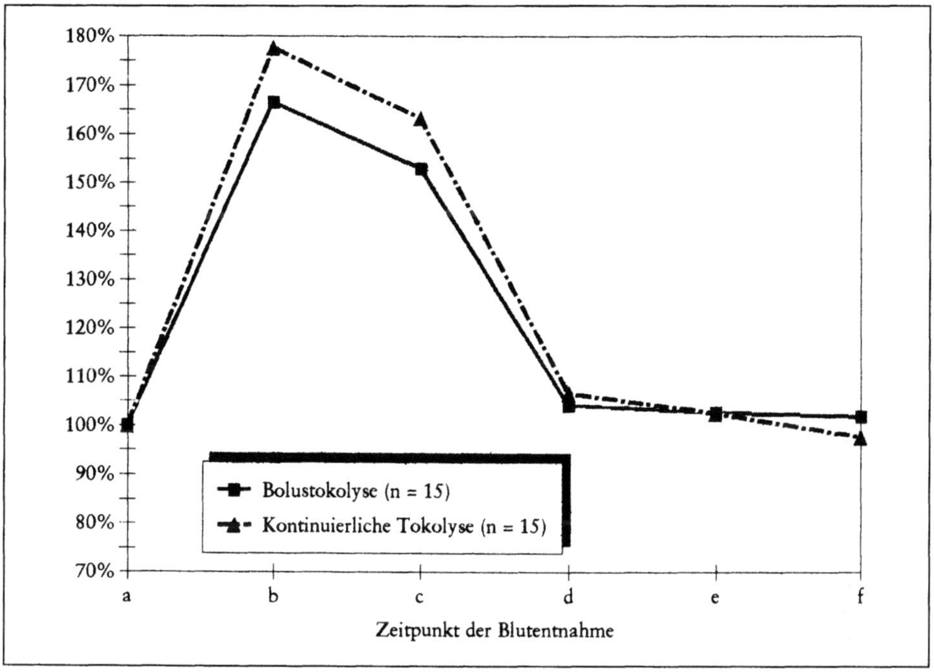

Abb. 2. Verlauf der ausgangsadjustierten Ketonkörperkonzentration über 48 h. Acetoacetat- und Betahydroxybutyratkonzentration wurden zusammengefaßt.

Der Konzentrationsverlauf der Ketonkörper, Acetoacetat und Betahydroxybutyrat ist in Abb. 2 wiedergegeben. Auch hier zeigt sich in der Gruppe mit kontinuierlicher Tokolyse ein noch deutlicherer Anstieg als in der Bolusgruppe (75% Anstieg vs. 65% Anstieg vom Ausgangsniveau), wobei jedoch in beiden Gruppen die maximalen Konzentrationen bereits in der ersten Kontrolle 3 h nach Beginn der Wehenhemmung nachweisbar sind. Der mittlere Konzentrationsverlauf der Ketonkörper beider Gruppen ist nahezu parallel, lediglich für die ersten 6 h nach Therapiebeginn lassen sich geringfügig erhöhte Spiegel in der Gruppe mit kontinuierlicher Tokolyse nachweisen, die jedoch kein Signifikanzniveau erreichen.

Die quantitativ bedeutendsten Fettsäuren Palmitin-, Öl- und Stearinsäure (Abb. 3, 4, 5) sowie die essentielle Fettsäure Linolsäure (Abb. 6) zeigen einen in beiden Gruppen weitgehend übereinstimmenden Verlauf. Die maximalen Konzentrationen dieser Fettsäuren finden sich in der ersten Blutentnahme, drei Stunden nach Beginn der Tokolyse. Das Ausmaß des maximalen Anstiegs beläuft sich auf 20 bis 50%, bezogen auf den Ausgangswert. Für keine dieser Fettsäuren läßt sich zwischen beiden Gruppen ein signifikanter Unterschied im Beobachtungszeitraum erkennen, wobei 6 bzw. 12 h nach Tokolysebeginn die Ausgangswerte erreicht wurden.

Der bei Arachidonsäure im Vergleich zu den übrigen Fettsäuren etwas andersartige Konzentrationsverlauf für beide Gruppen (Abb. 7) könnte mit der Bedeutung dieser Fettsäure als Prostaglandinpräkursor im Zusammenhang stehen.

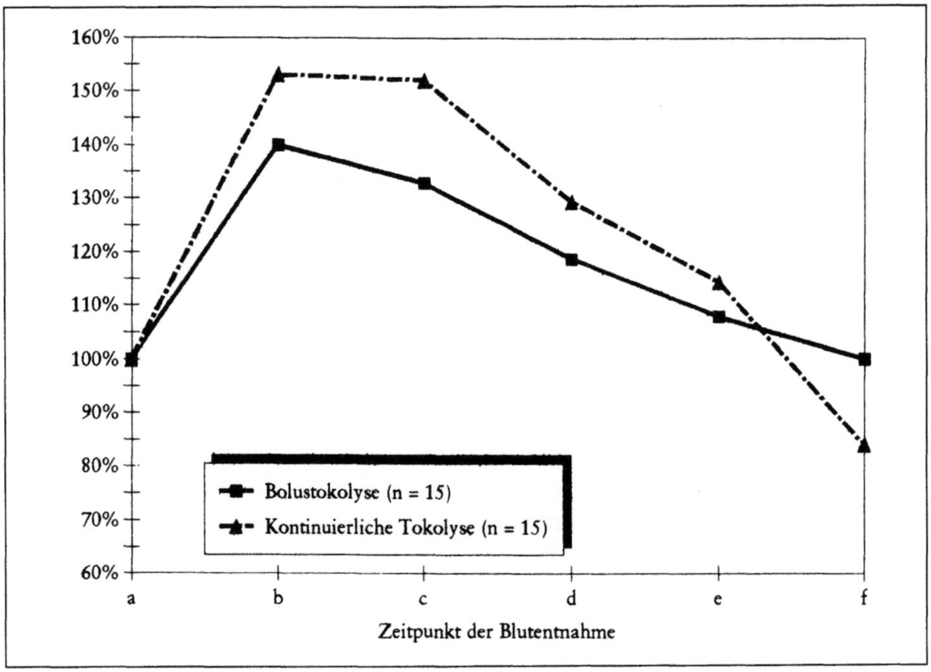

Abb. 3. Verlauf der Palmitinsäurekonzentration unter beiden i. v. Tokolyseformen über 48 h.

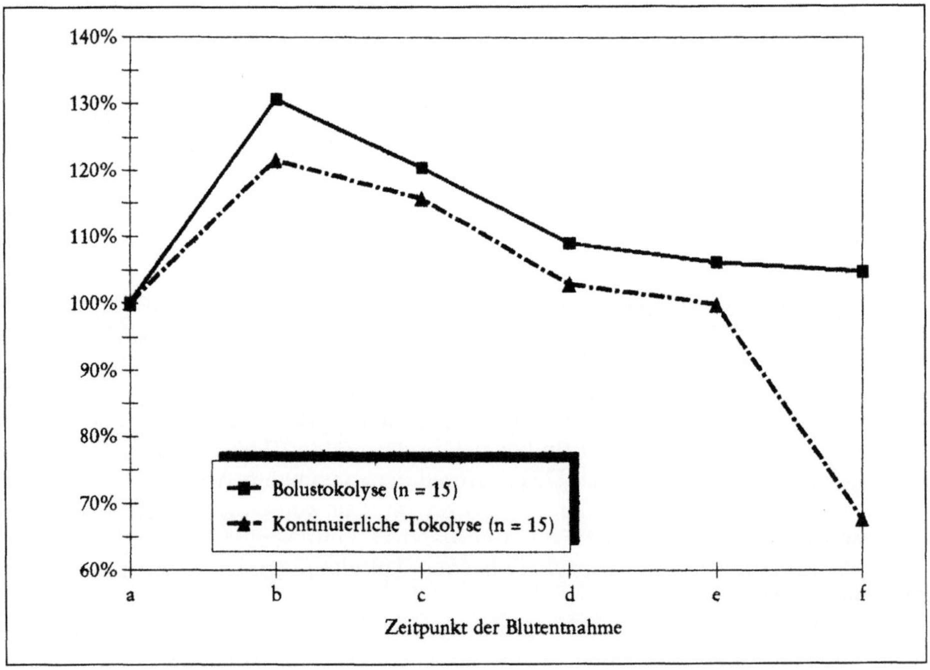

Abb. 4. Verlauf der Ölsäurekonzentration unter beiden i. v. Tokolyseformen über 48 h.

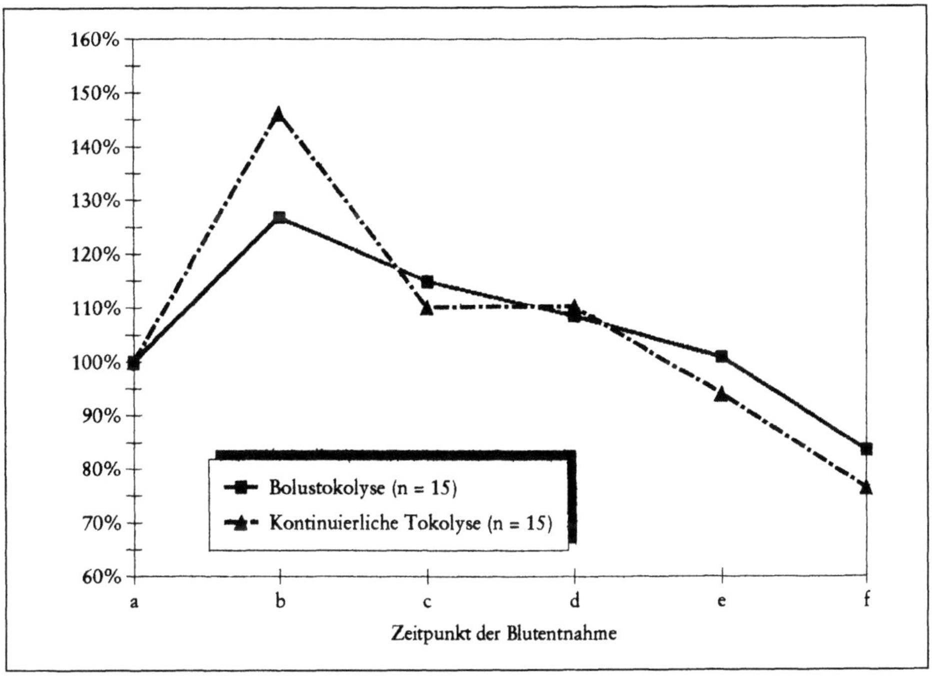

Abb. 5. Verlauf der Stearinsäurekonzentration unter beiden i. v. Tokolyseformen über 48 h.

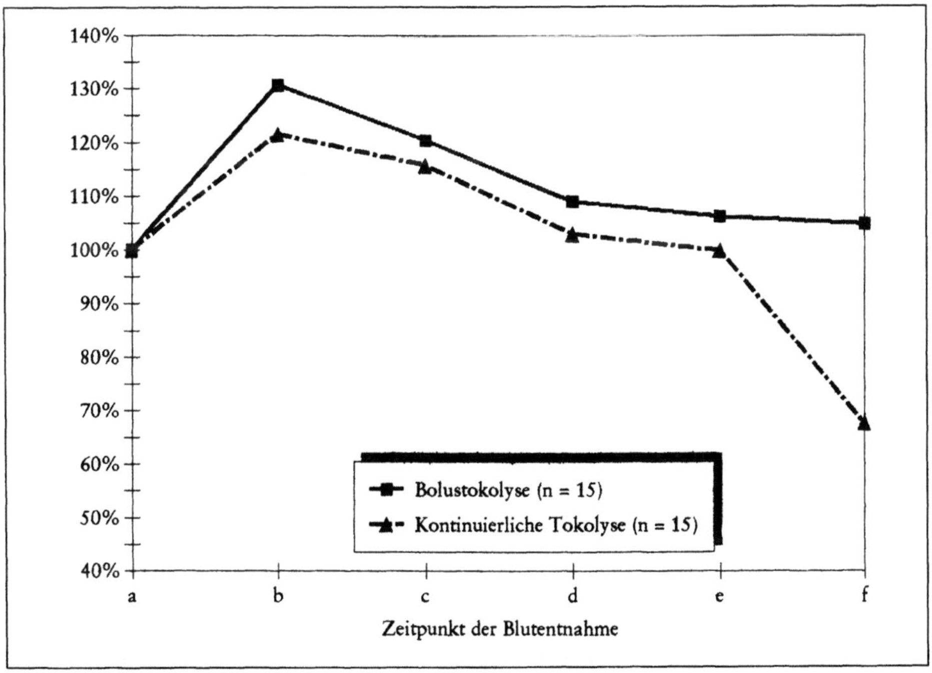

Abb. 6. Verlauf der Linolsäurekonzentration unter beiden i. v. Tokolyseformen über 48 h.

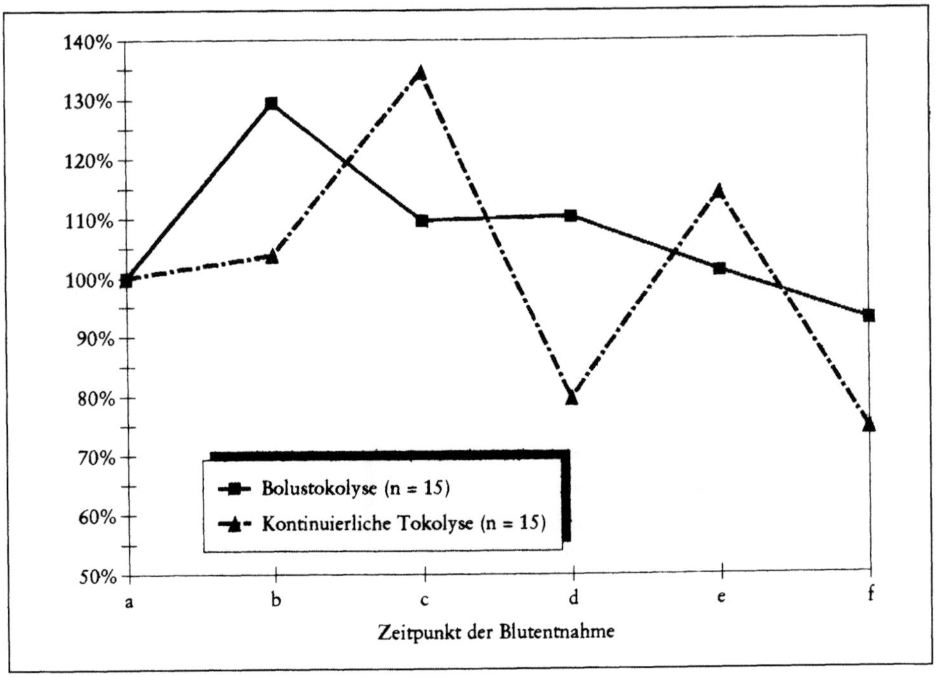

Abb. 7. Verlauf der Arachidonsäurekonzentration unter beiden i. v. Tokolyseformen über 48 h.

Zusammenfassung

Während sich, gemessen an dem Verlauf der einzelnen freien Fettsäurefraktionen und der Ketonkörperkonzentration zwischen Bolustokolyse und kontinuierlicher Tokolyse, kein wesentlicher Konzentrationsunterschied zeigt, obgleich die Gesamtdosis des Tokolytikums naturgemäß bei intermittierender Gabe erheblich niedriger ist, lassen sich im Verlauf der Blutzuckerspiegel durchaus Unterschiede erkennen. Da Ausmaß und Dauer des Blutzuckeranstiegs unter Bolustokolyse deutlich weniger ausgeprägt sind, wäre bei Bestätigung dieses Befundes an einer größeren Patientenzahl bei Schwangeren mit diabetischer Stoffwechsellage der intravenösen Bolustokolyse der Vorzug zu geben.

Literatur

1. Grünert A (1975) Die mikroanalytische, selektive Bestimmung der unveresterten langkettigen Fettsäuren im Serum. Z klin chem klin Biochem 13: 407–12
2. Spätling L, Fallenstein F, Schneider H, Dancis J (1989) Bolus tocolysis: Treatment of preterm labor with pulsatile administration of a β-adrenergic agonist. Am J Obstet Gynecol 160: 713–7
3. Stein G, Bässler KH (1968) Mikromethode zur enzymatischen Bestimmung von Acetessigsäure und D-(-)-b-Hydroxybuttersäure im Blut und Gewebe. Z klin chem klin Biochem 6: 27–30
4. Werner W, Rey HG, Wielinger H (1970) Über die Eigenschaft eines neuen Chromogens für die Blutzuckerbestimmung nach der GOD/POD-Methode. Z Analyt Chemie 252: 224

Anschrift des Verfassers:
PD Dr. R. Knitza
Universitäts-Frauenklinik
Klinikum Großhadern
Marchioninistraße 15
8000 München 70

Diskussion

Grospietsch bittet um Erläuterung der beobachteten Glukose- und Fettstoffwechselstörungen.

Knitza erläutert, daß der Einfluß auf die Fettsäuren geringer als erwartet ausgefallen und längst nicht so eindrucksvoll wie im Kohlenhydratstoffwechsel sei. Er sieht ganz besonders bei Patienten mit Gestationsdiabetes resp. juvenilem Diabetes, mit entsprechend relativer Kontraindikation zur Tokolyse, einen wichtigen Einsatzbereich für die Bolustokolyse, da durch diese die Stoffwechselführung wesentlich weniger gestört würde. Er schneidet auch das Problem einer möglichen Beeinträchtigung der pulmonalen Reifung durch eine verschlechterte Glukosesituation an. Dieses Problem könne ebenfalls möglicherweise mit der Bolustokolyse verringert werden. Aber es seien noch viele Arbeiten in dieser Richtung durchzuführen. Die Unterschiede zwischen Bolustokolyse und kontinuierlicher Tokolyse seien eindrucksvoll und nachvollziehbar. Schwerer sei es zu verstehen, warum der Einfluß auf den Fettstoffwechsel geringer ausgeprägt sei. Knitza erwähnt ein Gespräch mit Spätling, in dem eine unterschiedliche Rezeptordynamik als Ursache für dieses Phänomen diskutiert worden sei.

Grospietsch präzisiert dieses auf eine mögliche unterschiedliche Wirkung bei $beta_1$- und $beta_2$-Rezeptoren.

Knitza schlägt einen Vergleich mit einer Gruppe von Patientinnen vor, welche zusätzlich mit $beta_1$-Blockern behandelt werden sollten.

Grospietsch weist auf einen bis zu 80%igen Anstieg der Glukosewerte nach 2–3 Stunden hin. Das seien zwar „Relativprozente“, trotzdem müsse man diese Werte als hoch bezeichnen. Er fragt nach der Dosierung und ob die Patientinnen auch wirklich stoffwechselgesund gewesen seien und nicht ein latenter Diabetes vorgelegen hätte.

Knitza erläutert, die Maximaldosierung habe bei 3 µg/min gelegen. Normale Glucoseanstiege würden mit 35–40 mg% angegeben, so daß man bei einem normoglykämischen Patienten von 80 mg% mit einer Steigerung von 40 mg% ja schon eine 50%ige Steigerung sehen würde. Möglicherweise kämen noch weitere Stressoren wie Kreißsaalaufnahme, i. v.-Therapie, monitoring etc. dazu.

Somville fragt nach der Verwertbarkeit der oralen Glukosebelastung unter Fenoteroltherapie.

Knitza entgegnet, daß wie auch unter Kortisontherapie nur ein normales Ergebnis verwertbar sei.

Das Verhalten der Herzfrequenz unter pulsatiler Betamimetika-Applikation (Bolustokolyse)*

A. Grubert, K. Koch, F. Fallenstein, L. Spätling

Universitäts-Frauenklinik Bochum

Einführung

Vorzeitige Wehen stellen eines der häufigsten geburtshilflichen Probleme dar. Legt man die Perinatalstatistiken der letzten Jahre zugrunde, sind 6 – 8 % aller Schwangeren davon betroffen (1). Zur Abwendung einer Frühgeburt kommt daher der Therapie dieses multifaktoriellen Geschehens besondere Bedeutung zu. Einen wesentlichen Baustein der Behandlung stellt die Gabe von betamimetisch wirkenden Substanzen dar; das am häufigsten verwendete Pharmakon ist Fenoterol. Die β_2-Rezeptor-vermittelte Relaxation des Uterusmyometriums geht einher mit kardiovaskulären Reaktionen wie Herzrasen, der Senkung des arteriellen Mitteldruckes und einer Vielzahl weiterer Nebenwirkungen (3).

Eine Verringerung der unerwünschten Effekte ist durch die Reduktion der verabreichten Medikamentendosis oder durch eine Verkürzung der Therapiedauer möglich. Einen Schritt in diese Richtung stellt die pulsatile Applikation von Fenoterol dar (4). Dabei kann mit einem Sechstel der Wirkstoffmenge eine mindestens gleichwertige Wehenhemmung erzielt werden.

Die vorliegende Untersuchung hatte zum Ziel, in einer experimentellen Studie die Auswirkungen der Bolustokolyse auf die Herzfrequenz nachzuweisen. Die Fragestellung wurde wie folgt festgelegt:

Wie schnell und in welchem Ausmaß kommt es bei 3minütigen Bolusintervallen zu einer signifikanten Steigerung der Herzfrequenz, und wie wirken sich Fenoterolgaben in 24minütigen Abständen auf den Pulsschlag aus?

Material und Methode

40 gesunden, nichtschwangeren Frauen wurde nach Bestimmung der gängigen Laborparameter und Auswertung eines Elektrokardiogramms 4 µg Fenoterol in 3-Minuten-Abständen infundiert und gemessen, ab welcher Menge eine signifikante Pulsbeschleunigung auftrat. Das Kriterium der Signifikanz war erfüllt, wenn die Herzfrequenz für $1^1/_2$ Minuten konstant mindestens 3 Schläge über dem zuvor ermittelten Ruhepuls lag. Zum Zeitpunkt des Frequenzanstiegs wurde eine Blutentnahme durchgeführt und der Fenoterolserumspiegel bestimmt. Danach wurden die Intervalle auf 24 Minuten verlängert und jeweils 10 Testpersonen 5 Boli mit 4, 5, 6 bzw. 7 µg Fenoterol appliziert. Die Aufzeichnung der Herzfrequenz erfolgte kontinuierlich mittels eines Kardiorespirographen; die erhaltenen Daten wurden auf einem PC gespeichert und ausgewertet.

Der Versuchsraum wurde während der Untersuchung nicht anderweitig genutzt, um Ablenkungen oder Aufregungen möglichst gering zu halten. Bei den

* Mit Unterstützung der Deutschen Forschungsgemeinschaft

ersten 10 Probandinnen war die Zeitspanne zwischen Legen der Braunüle und Infusionsbeginn zu kurz gewählt, so daß die Ruhefrequenz fälschlich hoch lag. Der initiale Pulsanstieg nach 3minütigen Bolusintervallen dieser 10 Frauen wurde in der Auswertung nicht berücksichtigt.

Ergebnisse

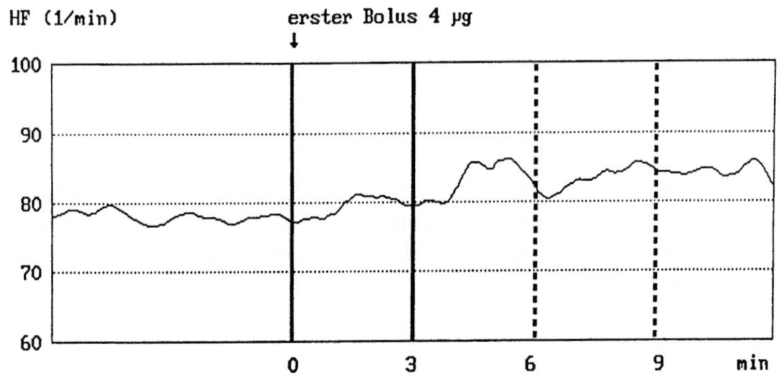

Abb. 1. Herzfrequenz *(HF)* bei 3minütigen Bolusintervallen (n=30)

Abbildung 1 zeigt den gemittelten Frequenzverlauf aller übrigen 30 Testpersonen. Neben geringen physiologischen Schwankungen zeigt sich deutlich der Herzfrequenzanstieg nach 2 bzw. 3 Boli. Tabelle 1 gibt den Mittelwert und die individuelle Schwankungsbreite der initialen Herzfrequenzreaktion sowie die hierfür abgegebene Fenoterolmenge wieder.

Tabelle 1. Initiale Herzfrequenzreaktion und entsprechend applizierte Fenoterolmenge

1. Versuchsphase: 4-µg-Boli alle 3 Minuten (30 Probanden)	Mittelwert	min.	max.
initialer HF-Anstieg (1/min)	13,5	2	37
appliz. Fenoterolmenge (µg)	12,2	4	40

Zu erkennen sind große Unterschiede zwischen den einzelnen Probandinnen hinsichtlich des Frequenzanstiegs und der notwendigen Fenoteroldosis. Ein Zusammenhang mit Alter, Gewicht oder anamnestisch erhobenem körperlichen Trainingszustand war nicht nachweisbar. Nur 14 der 30 Frauen nahmen den Frequenzanstieg auch selbst wahr. Dies war kaum abhängig von der Größe der Steigerung. Es gab Frauen, die einen Anstieg von 7 Schlägen bewußt empfanden, während andere eine Beschleunigung von 20 Schlägen nicht bemerkten.

In Tabelle 2 sind die Fenoterolserumspiegel in Abhängigkeit von der Boluszahl dargestellt. Neben einer positiven Korrelation von Serumspiegel und infundierter

Tabelle 2. Fenoterolserumspiegel in Abhängigkeit von der Infusionsmenge (in Klammern die Zahl der Probandinnen)

infundierte Fenoterolmenge (μg)	Fenoterol-spiegel (pg/ml) min.	max.	Mittel
4 (n=1)			125
8 (n=15)	57	527	241
12 (n=13)	116	478	262
16 (n=3)	227	355	285
20 (n=4)	371	461	416
32 (n=1)			429
40 (n=1)			459

Fenoterolmenge zeigt sich eine große Streubreite bei identischer Fenoterolgabe. Der mittlere Fenoterolspiegel betrug 287,7 pg/ml[1]. Ein Zusammenhang zwischen Serumspiegel und Ausprägung der Pulsbeschleunigung war nicht gegeben.

Ähnlich hohe interindividuelle Schwankungen fanden sich auch als Reaktion auf die Bolusgabe alle 24 Minuten. Die gemittelten Frequenzverläufe der Probandinnen nach Bolusapplikation sind in Abbildung 2 dargestellt.

Die Abhängigkeit der Reaktion von der Bolusgröße ist deutlich erkennbar und in Tabelle 3 zusammengefaßt.

Tabelle 3. Abhängigkeit der Herzfrequenz von der Bolusgröße

2. Versuchsphase: variable Bolusgröße alle 24 Minuten je 10 Probanden mit	4 μg	5 μg	6 μg	7 μg
Probanden mit signifikantem HF-Anstieg nach Bolusgabe (n)	1	3	9	10
mittl. Höhe des Anstiegs (1/min)	3,6	5,2	7,0	8,1

Diskussion

Es zeigte sich, daß sowohl die subjektiven als auch die objektiven Ausprägungen der Nebenwirkungen einer Bolustokolyse im Einzelfall sehr unterschiedlich sind und nicht anhand anamnestischer Daten der Patientinnen wie Alter, Gewicht oder Leistungsfähigkeit vorhergesagt werden können.

Auf einen Bolus folgt rasch die Pulsbeschleunigung nach etwa einer Kreislaufzeit, sie klingt kontinuierlich innerhalb von 20 Minuten wieder ab. Dies entspricht annähernd der Halbwertszeit von Fenoterol (2).

Die kardiale Reaktion ist von der Größe des Einzelbolus abhängig, und es muß offensichtlich ein bestimmter Schwellenwert der infundierten Fenoterolmenge überschritten werden, um überhaupt eine meßbare Pulsbeschleunigung zu erzie-

[1] *Danksagung*
Für die Fenoterol-Analysen möchten wir herzlich Frau Prof. Dr. Ursula Gundert-Remy, Institut für Arzneimittel des Bundesgesundheitsamtes Berlin, danken.

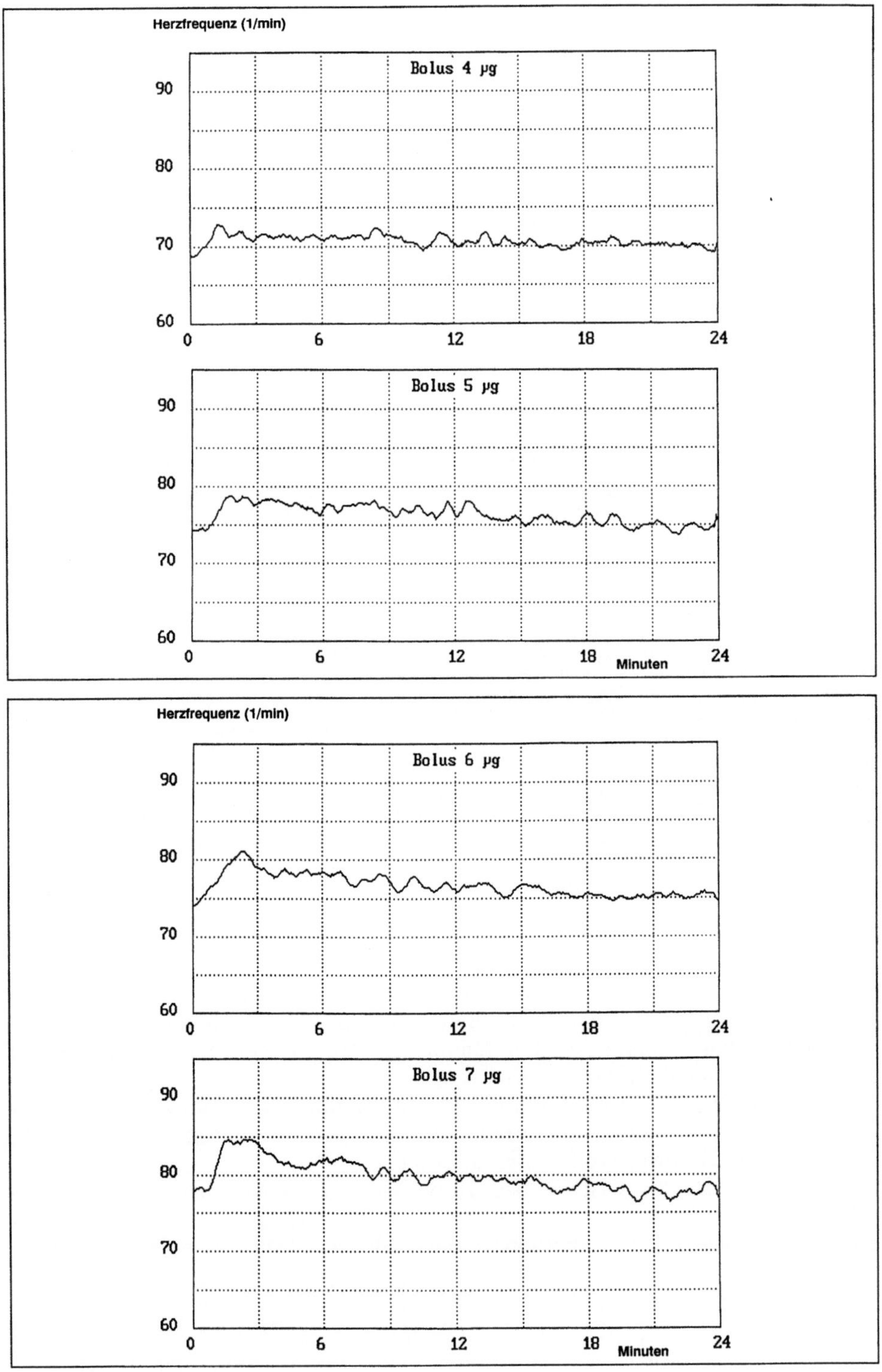

Abb. 2. Herzfrequenz nach Bolusgabe alle 24 Minuten

len. Dies deckt sich auch mit dem Empfinden der Probandinnen; ein 4-µg-Einzelbolus wurde von ihnen praktisch nicht wahrgenommen.

Geht man von einem ähnlichen Reaktionsmuster für die β_2-Rezeptor-vermittelte Uterusrelaxation aus, könnten sich für den praktischen Einsatz folgende Konsequenzen ergeben:

Ist die Wehenhemmung unter einer 4-µg-Bolusgabe alle 24 Minuten nicht befriedigend, kann es sinnvoll sein, nicht wie bisher das Zeitintervall sofort auf 12 Minuten zu halbieren, sondern zunächst den Bolus auf 5 bzw. 6 µg zu vergrößern, um den individuellen Schwellenwert zu überschreiten. Ist die Tokolyse dann wirksam, hätte dies zudem eine Verringerung der applizierten Medikamentenmenge zur Folge. Um diesen Analogieschluß zu bestätigen, bedarf es der Erprobung unter klinischen Bedingungen. Dies wird Gegenstand zukünftiger Untersuchungen sein.

Literatur

1. Jung H (1981) Die Frühgeburt. In: Käser O, Friedberg V, Ober KG, Thomson K, Zander J. (Hrsg), Gynäkologie und Geburtshilfe, Bd. II, Teil 2, Thieme Stuttgart, S 9.12 - 9.13.
2. Rominger KL (1978) Zur Pharmakokinetik von Partusisten. In: Jung H, Friedrich E (Hrsg), Fenoterol (Partusisten) bei der Behandlung in der Geburtshilfe und Perinatologie. Thieme, Stuttgart, S 15 -20
3. Schumann R (1987) Nebenwirkungen und Kontraindikationen der Tokolyse mit β-Sympathomimetika. In: Halberstadt E (Hrsg), Klinik der Frauenheilkunde und Geburtshilfe, Bd. 6., Urban und Schwarzenberg, S 87 - 93
4. Spätling L, Fallenstein F, Schneider H, Dancis J (1989) Bolus tocolysis: Treatment of preterm labor with pulsatile administration of a β-adrenergic agonist. Am J Obstet Gynecol 160: 713–717

Für die Verfasser:
Dr. med. A. Grubert
Universitäts-Frauenklinik Bochum
Marienhospital Herne
Hölkeskampring 40
4690 Herne 1

Diskussion

Grospietsch erinnert an Eigenversuche und fragt Grubert, ob er denn auch einmal einen Eigenversuch gemacht hätte, damit man wüßte, was den Patientinnen angetan würde.

Grubert entgegnet, daß leider nur Frauen zugelassen worden wären.

Grospietsch fragt, warum denn ein 24-minütiger Bolusabstand gewählt worden sei.

Grubert antwortet mit einem Hinweis auf die Pharmakodynamik. Er erläutert, daß bei einem 24-minütigen Bolusintervall eher ein pulsatiler Effekt erreicht würde als bei einem 3-minütigen Intervall, bei dem nur eine „quasikontinuierliche" Tokolyse erzeugt würde. Es sei Ziel der Untersuchung gewesen, unter wirklich pulsatilen Veränderungen die Herzfrequenz zu untersuchen. Auch in der Klinik sei angestrebt, möglichst schnell ein großes Intervall einstellen zu können. Er fügt an, daß man eventuell ein größeres Zeitintervall auch erreichen könne, indem man den Einzelbolus vergrößere.

Großpietsch fragt, ob die Ähnlichkeit dieses Zeitintervalls mit der Halbwertszeit von Fenoterol zufällig oder beabsichtigt sei.

Grubert bestätigt den beabsichtigten Zusammenhang.

Spätling erinnert an die zu Beginn des Symposiums vorgetragenen Modellvorstellungen zur Bolustokolyse, die ebenso wie Selbstversuche zu dem vorliegenden Dosierungsschema geführt hätten. Auch wenn erfolgreich mit diesem Dosierungskonzept gearbeitet würde, so wären doch alle aufgefordert, an einer möglichen Optimierung zu arbeiten, um damit die Dosis und die Belastung für die Frauen weiter zu verringern.

Schneider verweist auf die unterschiedliche Halbwertszeit bei schwangeren und nichtschwangeren Probandinnen. Versuche an Affen hätten gezeigt, daß diese bei nicht trächtigen Tieren geringer sei, obwohl man aufgrund der Physiologie das Gegenteil erwarten würde. Hier könne der Einfluß der Betamimetika auf die Clearance eine Rolle spielen.

Hildebrandt fügt hinzu, daß in ihren Untersuchungen keine Unterschiede zwischen schwangeren und nicht schwangeren Frauen gesehen worden wären. Weder die totale Clearance, das Verteilungsvolumen, noch die Halbwertszeit hätten Unterschiede gezeigt.

Grospietsch fragt, ob dies auch für andere Betamimetika gelte.

Hildebrandt entgegnet, das sei ihr nicht bekannt, da sie dieses nur für Fenoterol untersucht hätte.

Schneider fügt hinzu, daß die von ihm angesprochenen Untersuchungen sich auf Ritodrin bezögen.

Rominger führt aus, daß auch er keinen Einfluß auf die Clearance gefunden hätte. Er bezieht sich auf Hundeversuche, die eine erhebliche Wasserretention gezeigt hätten. Der Urin sei sehr konzentriert gewesen, aber die glomeruläre Filtration funktioniere.

Aus dem *Auditorium* wird gefragt, wie lang der Abstand zwischen dem Legen der Nadel und Versuchsbeginn bei den letzten 30 Probanden gewesen sei.

Grubert erläutert, daß zuletzt das Legen der Braunüle und die Blutentnahme ganz an den Anfang der Versuchsvorbereitung gestellt worden sei, so daß hier mindestens ein Abstand von einer halben Stunde zugrunde gelegt werden könne.

Mütterliche und fetale Herzfrequenz unter Bolustokolyse und kontinuierlicher Tokolyse*

F. Fallenstein, P. Münsterjohann, E. Bosse, L. Spätling

Forschungsabteilung der Universitäts-Frauenklinik Bochum

Einführung

Zu den augenfälligsten Nebenwirkungen der Betamimetika-Tokolyse gehört die mütterliche Pulsbeschleunigung. Da der plazentare Transfer betamimetischer Substanzen nachgewiesen ist (3), ist auch mit einer Reaktion der fetalen Herzfrequenz zu rechnen. Mütterliche und fetale Herzfrequenzveränderungen sind einfach und präzise erfaßbar und bieten daher einen Ansatz für die quantitative Abschätzung des Ausmaßes dieser Nebenwirkung. Mit der hier vorgestellten Studie sollte primär geprüft werden, ob sich die beiden Therapiekonzepte „Bolustokolyse" und „kontinuierliche Tokolyse" unterschiedlich auf die mütterliche und fetale Herzfrequenz auswirken. Weil zum Zeitpunkt dieser Untersuchung in unserer Klinik noch alle intravenösen Fenoteroltherapien in eine prophylaktische orale Nachbehandlung übergeleitet wurden, konnten die hiermit verbundenen Herzfrequenzänderungen ebenfalls erfaßt werden.

Material und Methode

Das Kollektiv zur Messung der mütterlichen Herzfrequenz rekrutierte sich aus Patientinnen, die wegen vorzeitiger Wehentätigkeit oder wegen Cerclage stationär aufgenommen wurden und eine intravenöse Fenoteroltokolyse (Partusisten, Fa. Boehringer Ingelheim) erhielten. Die Zuweisungen zu den Gruppen „Bolustokolyse" und „kontinuierliche Tokolyse" erfolgte alternierend (Bolus: n = 12; kontin.: n = 11). Die Dosierung der insgesamt 24stündigen prophylaktischen Tokolyse bei den Cerclagepatientinnen erfolgte in beiden Gruppen nach einem fest vorgegebenen Schema mit zwei Reduktionsschritten nach 6 und 12 Stunden (Abb. 1a b). Für die Patientinnen mit vorzeitigen Wehen waren drei Reduktionsschritte vorgesehen; das Dosierungsschema ist bei der Bolustokolyse das üblich empfohlene, bei dem in Abhängigkeit von der Wehentätigkeit zügig reduziert wird (siehe Abb. 1a). Bei der kontinuierlichen Tokolyse wurde ausgehend von einer Anfangsdosierung von 2 µg/min in 0,5-µg-Schritten reduziert (siehe Abb. 1b). Alle Patientinnen erhielten 30 Minuten vor Beendigung der intravenösen Tokolyse die erste Tablette (5 mg Partusisten) der oralen Nachtherapie.

Die Registrierung der mütterlichen Herzfrequenz erfolgte jeweils 30 Minuten vor bis 90 Minuten nach Beginn der i.v.-Tokolyse und entsprechend vor und nach jeder Dosisänderung sowie zum Ende der i.v.-Therapie. Hierfür wurden EKG-Ableitungen nach dem in der Kardiologie gebräuchlichen Verfahren zur Aufzeichnung des Langzeit-EKGs auf Magnetbandkassette erfaßt. Die gespeicherten Signale wurden im Labor in einem PC weiterverarbeitet. Es wurden jeweils die

* Mit Unterstützung der Deutschen Forschungsgemeinschaft

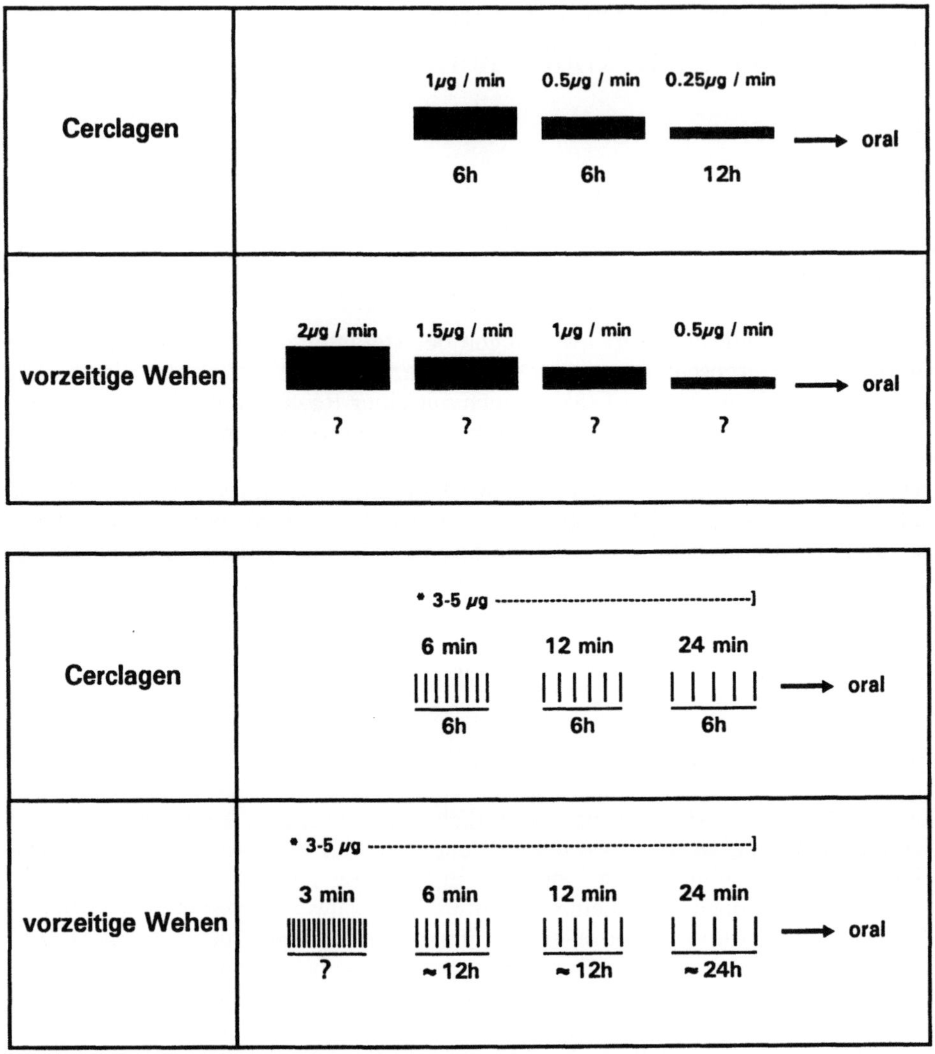

Abb. 1. Dosierungsschema: **a** Bolustokolyse, **b** kontinuierliche Tokolyse
* Bolusgröße abhängig vom Körpergewicht

Herzfrequenzniveaus vor und nach einer Dosisänderung bestimmt und daraus die mittleren prozentualen Veränderungen errechnet. Diese Werte, zuerst getrennt nach Bolustokolyse und kontinuierlicher Tokolyse, dann getrennt nach Cerclage und vorzeitiger Wehentätigkeit, wurden mit dem U-Test von Wilcoxon, Mann und Whitney auf Unterschiede geprüft.

Bei den sich anschließenden Messungen der fetalen Herzfrequenz war eine systematische Serie zur Unterschiedsprüfung zwischen Bolustokolyse und kontinuierlicher Tokolyse nicht durchführbar, da unsere selbstentwickelten Boluspumpen nicht mehr den neuen Anforderungen der Medizinischen Geräteverordnung (MedGV) entsprachen und somit für den klinischen Einsatz ausschieden. Zu diesem Zeitpunkt war eine für die Bolustokolyse geeignete Pumpe mit Bauartzulassung nach MedGV kommerziell noch nicht erhältlich. Es wurden daher bei 20 Patientinnen Messungen zur Untersuchung der fetalen Herzfrequenz durchgeführt, die demnach alle unter kontinuierlicher Tokolyse stattgefunden haben (vorzeitige Wehen: n = 12; Cerclage: n = 8). Bei jeder Messung wurde ein 60minütiges Kardiotokogramm geschrieben, und zwar von 30 Minuten vor bis 30 Minuten nach jeder Dosisänderung. Drei in der Kardiotokographie erfahrene Personen haben unabhängig voneinander charakteristische Ausschnitte vor und nach der Dosisänderung ausgewählt und hierfür das Herzfrequenzniveau bestimmt. Für die weitere Auswertung wurde jeweils der mittlere dieser drei Werte herangezogen. Wie bei der mütterlichen Herzfrequenz wurden – getrennt nach vorzeitigen Wehen und Cerclagen – prozentuale Veränderungen berechnet und diese mit Hilfe des U-Testes von Wilcoxon, Mann und Whitney verglichen.

Ergebnisse

Tabelle 1. Mittlere prozentuale Änderung der mütterlichen Herzfrequenz: Bolustokolyse versus kontinuierliche Tokolyse

	Bolus (n = 12)	kontinuierlich (n = 11)	p
Beginn i.v.	+ 19,7	+ 21,2	> 0,5
1. Reduktion	− 6,6	− 5,0	> 0,5
2. Reduktion	− 5,0	− 5,3	> 0,5
Ende i.v. → oral	+ 16,0	+ 12,2	> 0,4

Tabelle 1 zeigt die mittleren prozentualen Veränderungen der mütterlichen Herzfrequenz im Zusammenhang mit den Dosisänderungen für die Gruppen Bolustokolyse und kontinuierliche Tokolyse. Beide Gruppen zeigen zu Beginn der Tokolyse einen steilen Anstieg, gefolgt von einem graduellen Rückgang bei der ersten und zweiten Dosisreduktion. In beiden Gruppen wird auch ein vergleichbar hoher Wiederanstieg beim Übergang auf die orale Nachbehandlung sichtbar. Die hohen p-Werte unterstreichen, daß die gemessenen Herzfrequenzreaktionen offensichtlich nicht davon abhängen, ob das Betamimetikum pulsatil oder kontinuierlich verabreicht wird.

Tabelle 2. Mittlere prozentuale Änderung der mütterlichen Herzfrequenz: Tokolyse wegen vorzeitiger Wehentätigkeit versus Cerclage

	vorz. Wehen (n = 11)	Cerclage (n = 12)	p
Beginn i.v.	+ 20,1	+ 20,7	> 0,5
1. Reduktion	− 7,3	− 5,1	> 0,5
2. Reduktion	− 3,1	− 6,5	> 0,4
Ende i.v. → oral	+ 7,7	+ 18,5	= 0,06

Tabelle 2 zeigt die mittleren prozentualen Veränderungen der mütterlichen Herzfrequenz, diesmal getrennt nach Patientinnen mit vorzeitigen Wehen bzw. Cerclage. Die Reaktionen auf den Tokolysebeginn und auf die Dosisreduktionen sind fast mit den Werten aus Tabelle 1 identisch. Dagegen deutet sich ein Unterschied beim Übergang auf die orale Tokolyse an. Der Wiederanstieg ist hier in der Ceclagegruppe mehr als doppelt so hoch wie bei den Patientinnen mit vorzeitiger Wehentätigkeit und erreicht damit fast das Ausmaß des initialen Herzfrequenzanstieges zu Tokolysebeginn.

Tabelle 3. Mittlere prozentuale Änderung der fetalen Herzfrequenz: Bolustokolyse versus kontinuierliche Tokolyse. (Aus den Daten der Züricher Vergleichsstudie [5])

	Bolus	kontinuierlich	p
Beginn i.v.			
1. Reduktion 2. Reduktion	– 1,4	– 2,0	> 0,5
Ende i.v. → oral			

Tabelle 3 als Pendant zu Tabelle 1 für die fetale Herzfrequenz ist kein eigentliches Resultat der vorliegenden Studie, da hierzu – wie erwähnt – keine Daten vorliegen. Diese Zahlen sind aus den Protokollen unserer Züricher Arbeit zur Evaluation der Bolustokolyse ermittelt worden (5). Sie sind hier angefügt, um eine Abschätzung der Reaktion der fetalen Herzfrequenz in den beiden Therapieformen zu ermöglichen. Wie bei der Mutter findet man auch hier kein unterschiedliches Verhalten bei der Dosisreduktion, das Züricher Material enthält allerdings keine CTG-Analysen bei Beginn und Ende der i.v-Tokolyse.

Tabelle 4. Mittlere prozentuale Änderung der fetalen Herzfrequenz: Tokolyse wegen vorzeitiger Wehentätigkeit versus Cerclage

	vorz. Wehen (n = 12)	Cerclage (n = 8)	p
Beginn i.v.	+ 6,7	+ 6,6	> 0,5
1. Reduktion	– 1,1	+ 1,1	> 0,5
2. Reduktion	– 1,6	– 4,1	= 0,06
Ende i.v. → oral	+ 2,0	+ 9,1	= 0,13

Tabelle 4 zeigt schließlich die mittleren prozentualen Veränderungen der fetalen Herzfrequenz bei Tokolyse wegen vorzeitiger Wehen und wegen Cerclage. Der deutliche Anstieg bei Tokolysebeginn ist in beiden Gruppen vergleichbar; ein mit der Dosisreduktion verbundener Abfall ist jedoch erst bei der zweiten Dosisreduktion zu erkennen. Der bei der Mutter gesehene Wiederanstieg nach dem Übergang auf die orale Tokolyse findet sich auch bei der fetalen Herzfrequenz wieder, und auch hier tendiert die Cerclagegruppe zu der stärkeren Reaktion.

Die Abb. 2 und 3 veranschaulichen die Sachverhalte der Tabellen 2 und 4. Hier sind jedoch die mittleren Herzfrequenzänderungen nach der ersten und der zwei-

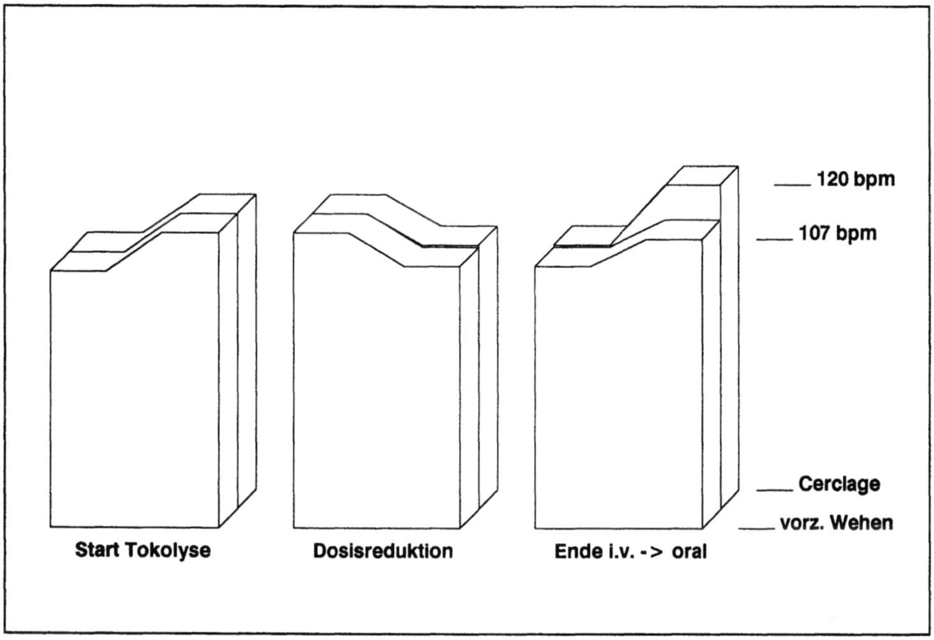

Abb. 2. Mütterliche Herzfrequenz unter Tokolyse: vorzeitige Wehen vs. Cerclage

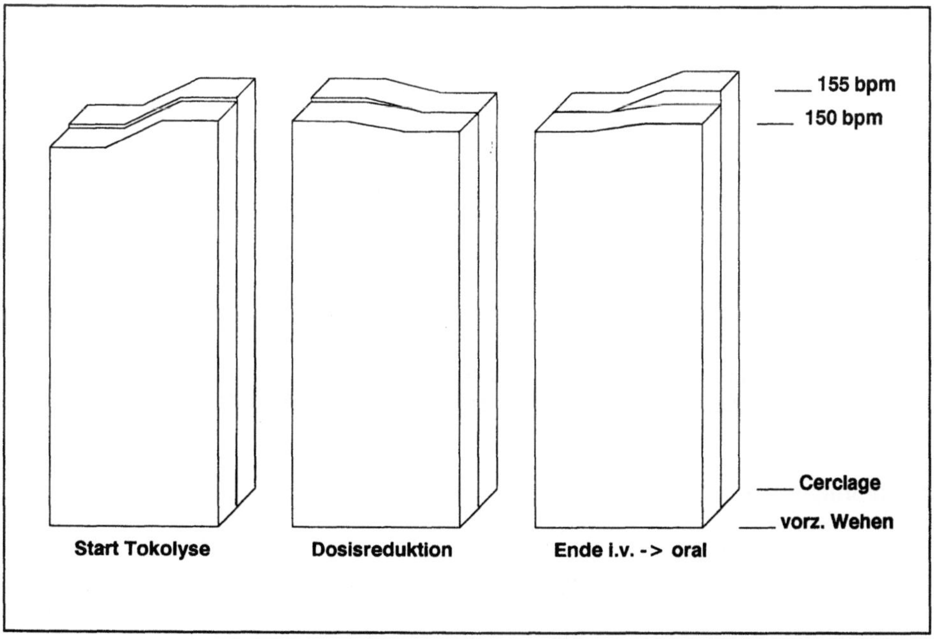

Abb. 3. Fetale Herzfrequenz unter Tokolyse: vorzeitige Wehen vs .Cerclage

ten Dosisreduktion dargestellt, so daß auch bei der fetalen Herzfrequenz in beiden Gruppen ein Rückgang sichtbar wird.

Diskussion

Die mütterliche Pulsbeschleunigung zu Beginn einer i.v.-Tokolyse und der allmähliche Rückgang bei anschließender Dosisverringerung deckt sich mit den klinischen Erfahrungen. Einen derart starken Wiederanstieg bei Umstellung auf orale Fenoterolgabe haben wir dagegen nicht erwartet. Dies deutet darauf hin, daß die orale Nachbehandlung eine tiefergreifende Bedeutung hat als das häufig angenommene reine „Ausschleichen“ aus einer i.v.-Therapie.

Der plazentare Übergang des Tokolytikums und die damit verbundene Beeinflussung der fetalen Kreislaufparameter werden durch die vorliegenden Messungen eindrucksvoll bestätigt. Die Beobachtungen, daß die mit der Dosierung verbundenen Änderungen der Herzfrequenz beim Feten langsamer als bei der Mutter ablaufen (keine Herzfrequenzsenkung nach der ersten Dosisreduktion), steht im Einklang mit Resultaten von v. Mandach et al., wonach Fenoterol im fetalen Organismus eine wesentlich verlängerte Halbwertszeit aufweist (2).

Ein Unterschied im Verhalten der Herzfrequenz zwischen den Patientinnen, die eine Bolustokolyse erhielten und denen, die sich einer kontinuierlichen Tokolyse unterzogen, konnte nicht gesehen werden. Dies dürfte damit zu erklären sein, daß besonders in der Anfangsphase der Behandlung die Bolustokolyse mit den noch kurzen Bolusintervallen praktisch einer kontinuierlichen Applikationsform gleichwertig ist (s. S. 29 Spätling, in diesem Buch).

Dagegen fällt das unterschiedliche Verhalten bei der Umstellung auf orale Tokolyse in den Gruppen Cerclage vs. vorzeitige Wehen auf. Diese beiden Gruppen unterscheiden sich im Hinblick auf die Tokolyse vor allem durch die Behandlungsdauer. Während die Cerclagepatientinnen immer genau 24 Stunden i.v. tokolysiert wurden, betrug diese Dauer bei den Patientinnen mit vorzeitigen Wehen durchschnittlich sieben Tage. Wir sehen hier also einen direkten Zusammenhang zwischen der pharmakologischen Wirksamkeit des Betamimetikums und der Vorbehandlungsdauer und damit eine Bestätigung anderer Untersuchungen, in denen eine Herabsetzung der Rezeptorendichte im Verlauf längerfristiger Betamimetikaapplikation nachgewiesen wurde (1). Hier dürfte sich möglicherweise bei genügend hoher Fallzahl auch ein Unterschied zwischen pulsatiler und kontinuierlicher Tokolyse nachweisen lassen; immerhin sprechen die Zahlen unserer Studie (siehe Tabelle 1, letzte Zeile: Bolus + 16 %; kontin. + 12,2 %) nicht dagegen.

Schlußfolgerung

Ein Unterschied zwischen Bolustokolyse und kontinuierlicher Tokolyse hinsichtlich der kardialen Nebenwirkungen besteht insbesondere zu Beginn der Behandlung nicht, weil die übliche Anfangsdosierung der Bolustokolyse nahezu einer kontinuierlichen Infusion gleichkommt.

Trotzdem zeigt die Studie, daß bei der Fenoteroltokolyse „weniger oft mehr“ sein kann, denn – gemessen an der Reaktion der Herzfrequenz – sinkt die Wirksamkeit dieser Substanz bei längerer Vorbehandlungsdauer. Dies könnte mit eine Erklärung dafür sein, daß Langzeittokolysen oft klinisch unbefriedigend verlaufen.

Bei der oralen tokolytischen Nachbehandlung sollte bedacht werden, daß die hiermit hervorgerufenen Nebenwirkungen – wiederum gemessen an der Herzfrequenzreaktion – fast genauso hoch sind wie am Anfang der intravenösen Therapie. Dies gilt sowohl für die Mutter als auch für den Feten. Unter diesem Gesichtspunkt kann die generelle, undifferenzierte Verordnung einer prophylaktischen oralen Nachbehandlung nicht weiter empfohlen werden.

Literatur

1. Berg G, Andersson RGG, Ryden G (1985) β-Adrenergic receptors in human myometrium during pregnancy: changes in the number of receptors after b-mimetic treatment. Am J Obstet Gynecol 151: 392–396
2. Mandach U von, Huch R, Huch A (1988) Zum Abbau von Fenoterol beim Frühgeborenen. Ber Gyn 125: 705
3. Sodha RJ, Schneider H (1983) Transplacental transfer of beta-adrenergic drugs studied by an in vitro perfusion method of an isolated human placental lobule. Am J Obstet Gynecol 147: 303–310
4. Spätling L, Fallenstein F (1986) Intermittierende parenterale Applikation von Betamimetika zur Wehenhemmung. In: Jung H, Fendel H, Karl C (Hrsg) Neueste Ergebnisse über Betamimetika. Steinkopff, Darmstadt, S. 43–50
5. Spätling L, Fallenstein F, Schneider H, Dancis J (1989) Bolus tocolysis: Treatment of preterm labor with pulsatile administration of a β-adrenergic agonist. Am J Obstet Gynecol 160: 713–717

Für die Verfasser:
F. Fallenstein
Universitäts-Frauenklinik Bochum
Forschungsabteilung
Marienhospital Herne
Hölkeskampring 40
4690 Herne 1

Diskussion

Grospietsch fragt nach einer Erklärung für den unerwarteten Anstieg der Herzfrequenz beim Übergang von intravenöser auf orale Therapie.

Fallenstein verweist auf Ausführungen von Hildebrandt und Grospietsch, die einen linearen Zusammenhang zwischen Fenoterolplasmaspiegel und Herzfrequenz aufzeigten. Nun läge der Schluß nahe, daß der Plasmaspiegel nach Beginn der oralen Therapie höher läge als am Ende der intravenösen Therapie. Die längere Vorbehandlung in der Gruppe der Tokolyse bei vorzeitiger Wehentätigkeit ließe, wegen der Downregulation der Rezeptoren, nicht den gleichen Herzfrequenzanstieg zu, wie in der nur 24 Stunden lang behandelten Cerclagegruppe.
Grospietsch konkretisiert, daß somit wohl am Ende der intravenösen Therapie tatsächlich eine geringere Dosierung als bei oraler Therapie vorläge.

Jaspers ergänzt, daß im Cerclagekollektiv von 1,5 µg/min auf 0,25 µg/min reduziert wurde und in dem Kollektiv der vorzeitigen Wehen von 3µg/min auf 0,5 µg/min. Die Dosierung bei der Bolustokolyse wären mit diesen Dosierungen vergleichbar gewesen.

Grospietsch bestätigt im Vergleich mit der Literatur die niedrigen intravenösen Spiegel, die einen höheren Serumspiegel bei der oralen Therapie wahrscheinlich werden lassen.

Fallenstein betont in diesem Zusammenhang noch einmal die Frage nach dem Sinn einer oralen Nachbehandlung, die man mittlerweile auch an der Frauenklinik der Ruhr-Universität Bochum abgeschafft habe.

Jaspers spricht das Problem der Dimensionierung der Bolusgröße an. Er stellt die Frage, ob es wirklich möglich ist, von dem Herzfrequenzanstieg auf die Effektivität am Uterus zu schließen. Es wäre damit eine ideale Möglichkeit gegeben, um über den Herzfrequenzanstieg die Bolusgröße zu dimensionieren, und damit die niedrigste bei der Patientin wirksame Dosis zu ermitteln.

Hildebrandt führt aus, daß ihre Messungen zeigten, daß die Serumspiegel unter oraler Tokolyse sicher in dem Bereich einer niedrig dosierten intravenösen Tokolyse lägen. Es wäre nicht einzusehen, daß bei gleichen Serumspiegeln keine tokolytische Wirkung erreicht würde, nur weil die Substanz in Form einer Tablette zugeführt würde. Die Bioverfügbarkeit einer oralen Applikation läge weit unter 5%. Die große Variabilität der Serumspiegel sei darauf zurückzuführen, daß es Patienten mit unterschiedlicher Verstoffwechselung in der Darmwand und damit einem verschieden großen first-pass Metabolismus gäbe. Bei ihren Untersuchungen hätte man bei einzelnen Patientinnen, unter einer oralen Tokolyse von 40 mg/die, Serumspiegel von 1 000 pg/ml gemessen. Dies entspräche einer mittel- bis hochdosierten intravenösen Tokolyse. Zudem müsse bedacht werden, daß über 90% der Substanz in Form von Metaboliten resorbiert würde, die selbst, wenn sie weniger wirksam als die Muttersubstanz seien, doch zur Gesamtwirkung beitragen könnten.

Zieger spricht das Problem der Compliance an, die durch das mehrmalige Wecken in der Nacht nicht gesteigert würde und führt die niedrigen Fenoterolspiegel unter oraler Therapie auf eine unregelmäßigere Einnahme zurück.

Fallenstein betont, daß es sich bei den gezeigten Herzfrequenzverläufen jeweils um die Reaktion auf die erste Tablette nach Beendigung der intravenösen Gabe gehandelt habe.

Zieger unterstreicht, daß seine Bemerkung im Zusammenhang mit den Ausführungen von Frau Hildebrandt zu sehen seien. Er schlägt für eine orale Tokolyse ein Medikament mit wesentlich längerer Halbwertszeit vor.

Welche Faktoren beeinflussen das Therapieregime? Ergebnisse einer Umfrage zur Tokolyse

A. Hasenburg, V. Jaspers, A. Abdallah, F. Fallenstein, L. Spätling

Universitäts-Frauenklinik Bochum

Einführung

Die vorliegende Studie entstand aus der Diskussion um die adäquate Dosierung bei der Feedback-Bolustokolyse. Dabei stellten sich folgende Fragen:
Wie kann man einerseits Richtlinien für eine automatische Dosiseinstellung erarbeiten und andererseits dem behandelnden Arzt seinen individuellen therapeutischen Spielraum lassen?

Wie können sowohl die persönliche Anamnese jeder Frau als auch der objektive Untersuchungsbefund in die Behandlungsplanung integriert werden?

Welche der folgenden Kriterien müssen dabei Berücksichtigung finden:
- die Anamnese
- das subjektive Wehenempfinden der Schwangeren
- die Wehenfrequenz im CTG
- der Cervixbefund?

Um herauszufinden, wie diese Kriterien im klinischen Alltag gewichtet werden, führten wir die vorliegende Umfrage durch. Wir verschickten dazu 269 Fragebögen an die Universitätskliniken und akademischen Lehrkrankenhäuser der „alten Bundesländer" und erhielten 106 Antworten. Dies entspricht einem erfreulich hohen Rücklauf von 40%.

Aufbau des Fragebogens

Der Fragebogen besteht aus zwei voneinander unabhängigen Teilen. Im ersten Abschnitt wird direkt nach der praktischen Vorgehensweise der jeweiligen Klinik bei der Therapie von Frühgeburtsbestrebungen gefragt. Die Ergebnisse dieses ersten Teils werden in einem separaten Beitrag (siehe S. 121) vorgestellt.

Der zweite Teil setzt sich aus zehn Fallbeispielen zusammen, wobei jeweils Angaben gemacht werden zur Anamnese, dem subjektiven Wehenempfinden, dem CTG und dem Cervixbefund.

Anhand dieser Kriterien sollte der Beantworter eine Beurteilung der Gesamtsituation der Schwangeren vornehmen, um, ausgehend von einer mittleren Dosierung nach intravenöser Tokolyse über 48 Stunden, eine der in Tabelle 1 dargestellten Therapiemöglichkeiten zu wählen. Mit diesen konstruierten Fallbeispielen sollte der komplexe Hintergrund, der die Indikation zur Tokolyse sowie deren Dosisänderung beeinflußt, untersucht werden.

Tabelle 1. Therapiemöglichkeiten

1. Tokolyse möglichst zügig beenden
2. Dosis reduzieren
3. Dosis beibehalten
4. Dosis erhöhen
5. Rasche Einstellung der Maximaldosis, wenn keine Besserung eintritt

Tabelle 2. Punkteverteilung für die CTG-Beurteilung

Keine Wehentätigkeit	= 0 Punkte
Leichte unregelmäßige Wehentätigkeit	= 1 Punkt
Regelmäßige Kontraktionen	= 2 Punkte

Tabelle 3. Fallbeispiel

23jährige 2-Gravida, 1-Para, 32W + 2d:	0 Punkte
Die Patientin berichtet, leichte Kontraktionen zu spüren:	1 Punkt
Portio verstrichen, weich, mediosakral; Muttermund 3 cm:	2 Punkte
Während 30minütiger CTG-Kontrolle 3 Kontraktionen:	1 Punkt
Gesamt:	4 Punkte

Konstruktion der Fragen

Für die vier genannten Kriterien entwickelten wir jeweils Beispiele mit Normalbefund, mäßig pathologischem und hoch pathologischem Befund (Tabelle 2). Ordnete man nun allen vier Kriterien jeweils einen dieser Befunde zu, so ließ sich durch Kombination der verschiedenen Möglichkeiten eine Vielzahl verschiedener Fallbeispiele konstruieren. Für unsere Fragebögen verwendeten wir nur Fallbeispiele mit dem Gesamtpunktwert 4, der Zahl, die die höchstmögliche Variabilität für die Einzelparameter zuläßt. Tabelle 3 veranschaulicht ein solches Beispiel. Nach dem Zufallsprinzip wählten wir für jeden Fragebogen zehn dieser Kombinationen aus.

Auswertung

Bei der Auswertung gingen wir davon aus, daß die einzelnen Kriterien in den verschiedenen Kliniken bei den Therapieentscheidungen unterschiedlich berücksichtigt wurden.

Wir versuchten jedoch herauszufinden, ob ein Beantworter trotzdem jedem Einzelkriterium bei den verschiedenen Fallbeispielen die gleiche Bedeutung zugemessen hat, ob er also in seiner Entscheidungsgrundlage konstant geblieben ist.

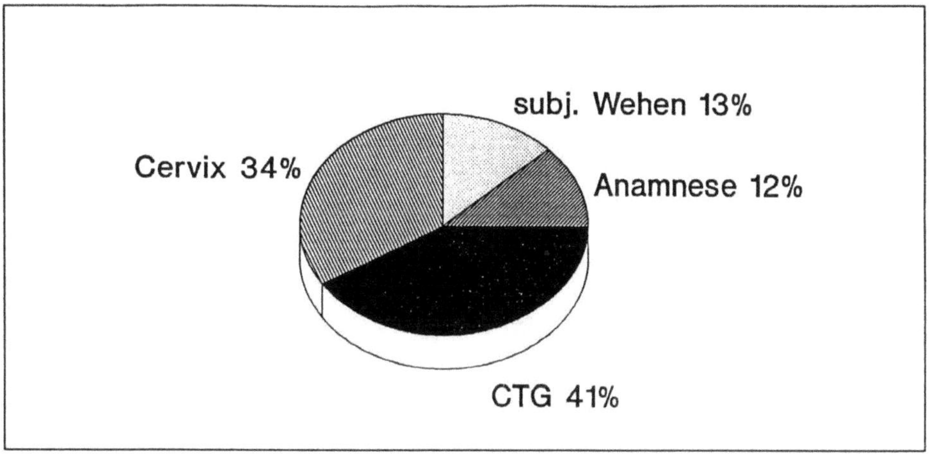

Abb. 1. Mittlere Gewichtung der Kriterien

Mit Hilfe eines Computerprogrammes berechneten wir für jede Klinik die individuelle Gewichtung der einzelnen Parameter, d. h. ob z. B. der Cervixbefund jeweils wichtiger war als die Anamnese.

Bei 16 der insgesamt 106 Bögen war eine einheitliche therapeutische Grundlage in dieser Form nicht herauszufinden. Für die übrigen 90 Bögen war die Erstellung einer individuellen Gewichtung möglich.

Von diesen Antwortprofilen wurden die mittleren Gewichtungen errechnet.

Dabei ergaben sich entsprechend der Abb. 1 die folgenden Werte für die Einzelkriterien: 12% für die Anamnese, 13% für das subjektive Wehenempfinden, 34% für den Cervixbefund und 41% für das CTG.

Legt man diese mittlere Gewichtung konstant allen 106 Fragebögen zugrunde, so erreichten immerhin noch 56 von 106 – also über 50% – der eingegangenen Antwortprofile eine signifikante Korrelation mit der über alle 90 Fragebögen errechneten Gewichtung der Einzelkriterien ($r > 0{,}549$), d. h. die therapeutischen Ansichten entsprachen sich weitgehend.

Bewertung

Eine hohe Übereinstimmung zwischen der mittleren und der individuellen Gewichtung der einzelnen Kriterien (d. h. z. B. subjektives Wehenempfinden fast bedeutungslos, dagegen CTG konstant sehr wichtig) war bei einigen Beantwortern besonders ausgeprägt.

Abbildung 2 zeigt für zwei Antwortprofile den Vergleich zwischen der über alle Fragebögen ermittelten Gewichtung (weiße Balken) mit der individuellen Gewichtung des entsprechenden Beantworters (dunkle Balken). Die Balkenpaare stehen dabei jeweils für die zehn Fallbeispiele eines Fragebogens.

Das obere Diagramm demonstriert dabei eine gute Übereinstimmung zwischen mittlerer und individueller Gewichtung: Es besteht eine hohe Korrelation mit $r = 0{,}889$. Beim Vergleich zwischen mittlerer und individueller Gewichtung fällt allerdings auf, daß der entsprechende Beantworter dem subjektiven Wehenempfinden

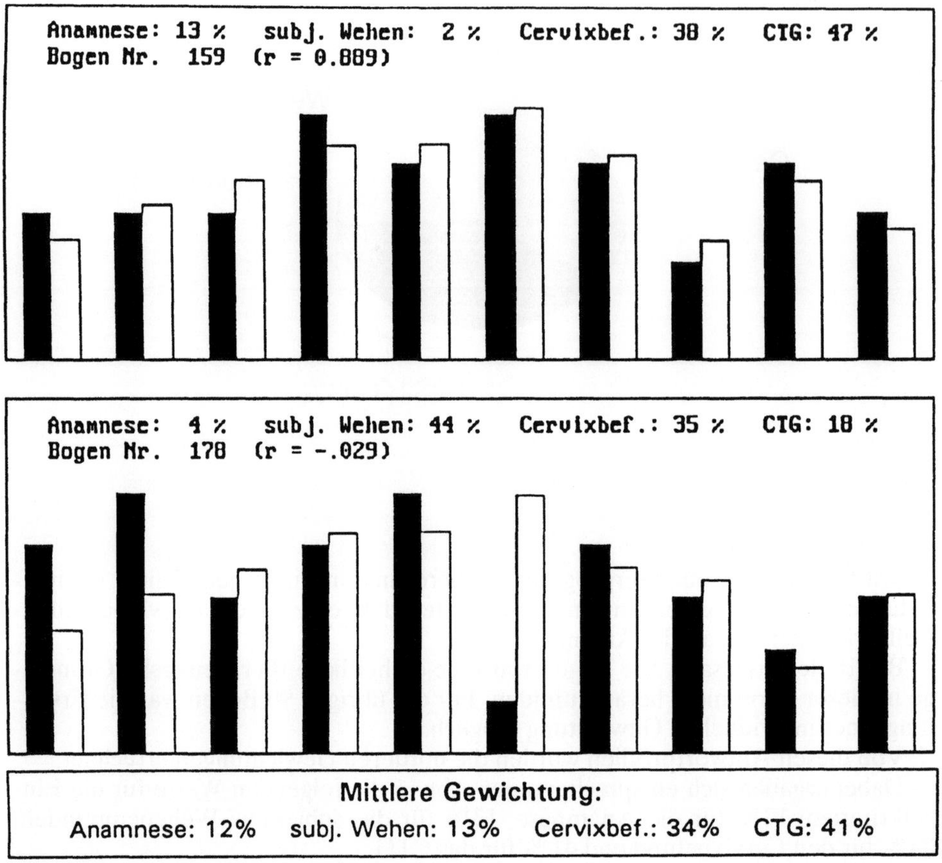

Abb. 2. Vergleich für zwei Antwortprofile zwischen der über alle Fragebögen ermittelten Gewichtung (weiße Balken) mit der individuellen Gewichtung (schwarze Balken) des entsprechenden Beantworters

mit nur 2% noch weniger Bedeutung zugemessen, dafür aber den CTG-Befund mit 47% stärker gewichtet hat.

Es gab jedoch auch Fragebögen, für die – wie bereits erwähnt – kein individuelles Profil mit signifikanter Korrelation gefunden werden konnte. Wie in dem unteren Diagramm von Abb. 2 zu erkennen, zeigen sich große Differenzen zwischen mittlerer und individueller Gewichtung.

Für uns hat diese Studie das Ergebnis erbracht, daß die Anamnese zu 12%, das subjektive Wehenempfinden zu 13%, der Cervixbefund zu 34% und das CTG zu 41% die Therapieentscheidungen zur Dosisanpassung der Tokolyse bei vorzeitiger Wehentätigkeit beeinflussen.

Es bleibt jetzt zu überlegen, inwieweit diese Gewichtung bei der automatischen Dosierung der Feedback-Bolustokolyse berücksichtigt werden kann.

Aufgrund der vorliegenden Umfrage wurde jedoch deutlich, daß die Dosierung in erster Linie von der Kontraktionshäufigkeit im CTG und dem Cervixbefund abhängig gemacht werden sollte.

Für die Verfasser:
Frau Dr. med. Annette Hasenburg
Universitäts-Frauenklinik Bochum
Forschungsabteilung
Marienhospital Herne
Hölkeskampring 40
4690 Herne 1

Diskussion

Grospietsch verweist auf das Versprechen der Autoren, daß jede Klinik das eigene Handlungsprofil erhielte, was er mit Spannung erwarte.

Schneider fragt nach der Gewichtung der Anamnese und der Einarbeitung des Merkmals vorausgegangene Frühgeburtlichkeit, was die Bewertung der Anamnese sicher verändere.

Hasenburg erläutert die Zusammensetzung der Merkmale für die Anamnese. Aus dem weiten Spektrum einer schlechten Anamnese seien sowohl Beispiele gewählt worden, in denen z. B. bei einer 39jährigen Patientin ein Zustand nach Sterilitätsbehandlung bestand, als auch Beispiele mit mehreren Aborten bzw. Frühgeburten.

Fallenstein hebt heraus, daß die vorgestellten Resultate zeigten, daß die Anamnese mit einer Gewichtung von $^1/_8$ nur die geringste Bedeutung bei der Entscheidungsfindung gehabt habe. Man wolle hierdurch auch anregen, sich mit diesen Problemen wesentlich intensiver zu befassen. Er habe bei Untersuchungen der Perinatalerhebungen des Kammerbereichs Westfalen-Lippe festgestellt, daß bei vorangegangener Frühgeburt das Risiko zur erneuten Frühgeburt derart ansteigt, daß alle aufgerufen seien, die Angabe „Frühgeburt in der Anamnese" intensiver zu berücksichtigen.

Grospietsch seinerseits unterstreicht diese Aussage. Er freue sich, aus den Untersuchungen entnehmen zu können, daß heute wesentlich differenzierter tokolysiert würde und die Subjektivität im Hintergrund bliebe. Er bedankt sich bei allen Rednern und führt aus, daß man bei der Reduzierung der Nebenwirkungen ein ganzes Stück weiter gekommen sei. Hierzu leiste die Bolustokolyse einen wesentlichen Beitrag. Zwar sei ihm noch nicht klar, ob dies allein auf die Dosisreduzierung oder die Applikationsart zurückzuführen sei, dies stünde für den Kliniker aber auch nicht im Vordergrund. Wichtig sei, daß auf diese Art und Weise das Spektrum der Nebenwirkungen tatsächlich drastisch zu senken sei.

Diskussion

Rundtisch

Quakernack eröffnet das Rundtischgespräch und bittet um Stellungnahmen bezüglich der Zukunftsaussichten in Diagnostik und Therapie. Mit dem Hinweis auf die biomedizinische Technik erteilt er Fallenstein das Wort.

Fallenstein gibt folgendes Statement ab:
Auf dem Gebiet der biomedizinischen Technik liegt noch ein ganzes Spektrum von Aufgaben und Herausforderungen vor uns. Das reicht von der Sensortechnik bis hin zu den rechnergesteuerten Signalanalysen. Wenn wir auch z. Zt. bei abdominalen EMG- und Impedanzsignalen und auch bei der Induktionsmethode, so wie sie von Herrn Krämer gestern beschrieben worden sind, keine Einsatzmöglichkeiten für die feed-back-gesteuerte Tokolyse sehen, so soll das nicht heißen, daß wir die externe Tokographie für die nicht mehr verbesserungsfähige Methode schlechthin halten. Wir wollen uns hier offenhalten für alle denkbaren neuen Ideen. Einen wesentlichen Schwerpunkt für unsere weitere Arbeit sehen wir in der Entwicklung leistungsfähiger Rechenvorschriften, Algorithmen für die automatische Wehenkurvenauswertung. Die reine Erkennung des typischen Wehenmusters ist ja bereits durchaus zufriedenstellend gelöst. Probleme bereitet hier noch die angemessene Berücksichtigung unterschiedlicher Wehenintensitäten innerhalb ein und derselben Messung und vielleicht auch die Wehenform, erinnern wir uns an den Vortrag der Arbeitsgruppe Schneider, München. Für die klinische Praktikabilität der Mehrfachtokographie erscheint eine genügend zuverlässige automatische Ausmessung der Weheneinsatzzeitpunkte unerläßlich. Bei allen Anstrengungen auf diesem Gebiet sollten wir nicht vergessen, daß technische Innovation und klinischer Routineeinsatz miteinander vereinbar bleiben sollen, und daß wir durchführbare Lösungen finden wollen.

Ein weiterer Aspekt, der für uns in jüngster Zeit erheblich an Bedeutung gewonnen hat, ist der Versuch, eine Standortbeschreibung für die heutige tokolytische Behandlung zu finden, um daraus ggf. Therapiestandards ableiten zu können. Mit diesem Ziel vor Augen haben wir die Tokolyseumfrage durchgeführt.

Die moderne geburtshilfliche Dokumentation, insbesondere die Perinatalerhebung, bietet die Möglichkeit differenzierter statistischer Analysen. Hier werden wir in Zukunft verstärkt aktiv werden. Schließlich wird es uns darum gehen, die unter den verschiedenen fachlichen Aspekten gewonnenen Erkenntnisse miteinander zu verknüpfen, d. h. ausgedrückt mit einem Fachwort der modernen Informatik, ein Expertensystem für Frühgeburtlichkeit und Tokolyse zu etablieren. Wie ein solcher kritischer inhaltlicher Zusammenhang zwischen verschiedenen Einzelbeobachtungen hergestellt werden kann, möchte ich an einem kleinen Beispiel verdeutlichen. Dazu möchte ich nochmal auf die Vorträge über unsere Tokolyseumfrage hinweisen. Abbildung 1 zeigt noch einmal die Ergebnisse unserer Umfrage: Das CTG wurde als das wesentlichste Kriterium für die therapeutische Entscheidung angesehen; bei einer klinischen Entscheidungsfindung ist es zu 41% beteiligt. Das ist das eine Resultat. Auf der anderen Seite führen über 50% der befragten Kliniken täglich nur 1–2 CTG-Aufzeichnungen durch, deren Gesamtlänge 60 Minuten nicht überschreitet. In jeder 10. Klinik wird täglich sogar nur 1 CTG von maximal 30 Minuten geschrieben (Abb. 2). Was erfährt man nun in einem halbstündigen Ausschnitt über vorzeitige Wehentätigkeit? (Abb. 3). Hierzu ein klinisches Beispiel. Das sind die 30 ersten Minuten einer 6stündigen Langzeittokographie mit 10 ziemlich regelmäßigen Kontraktionen bei 31 SSW unter Tokolyse. Sicher ein durchaus bedenklicher Befund. Und jetzt die Fortsetzung dieser Tokogrammspur (Abb. 4). Der dramatische Verlauf der ersten halben Stunde be-

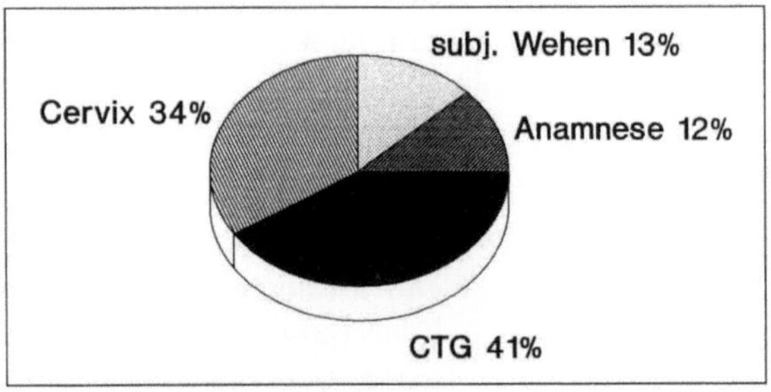

Abb. 1. Mittlere Gewichtung der Kriterien

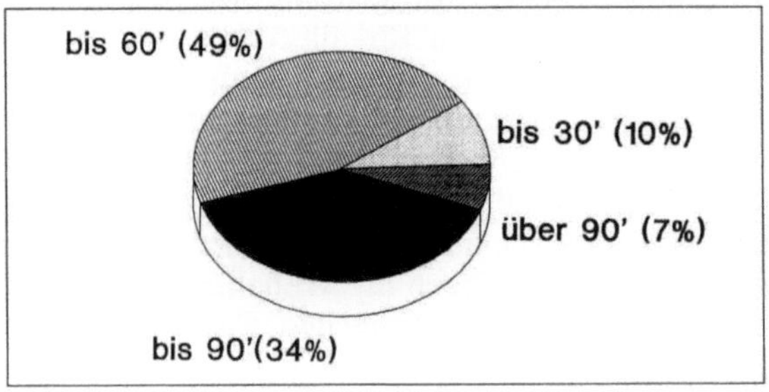

Abb. 2. Gesamtlänge der tägl. CTGs (min)

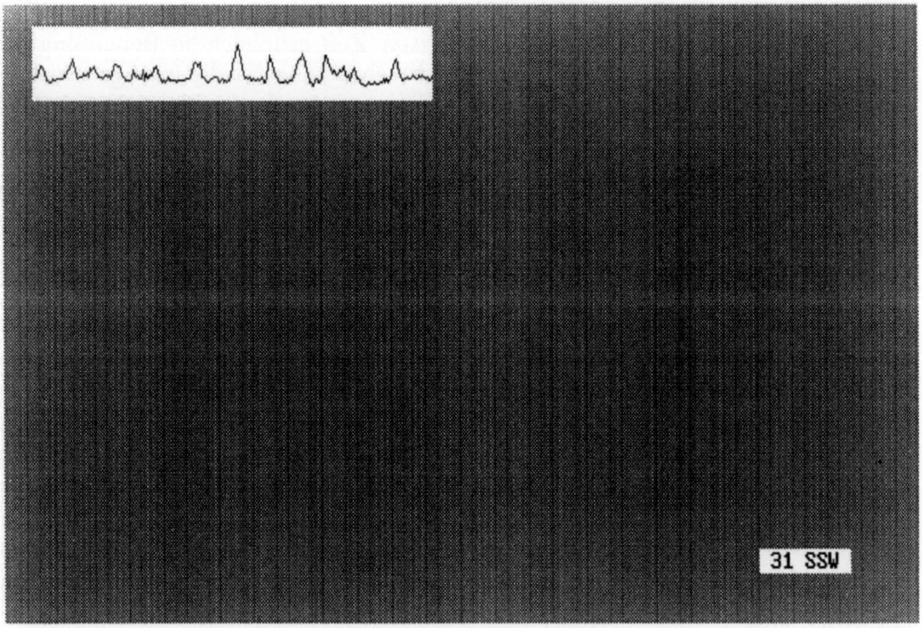

Abb. 3. 30minütiger Ausschnitt aus einer Langzeittokographie

stätigt sich überhaupt nicht. Eine deswegen angeordnete Erhöhung der Tokolyse würde sich objektiv als unangemessen erwiesen haben. Selbst wenn im weiteren Verlauf noch eine Kontrollmessung gemacht worden wäre, etwa in der Mitte dieser Aufzeichnung, wo gar keine Wehen mehr zu sehen sind, dann hätte man sich wohl diesen Befund eher als Erfolg der Therapiegestaltung zugute gehalten. Hier zeigt sich, daß die Tokographie als diagnostisches Instrument zur Beurteilung vorzeitiger Wehentätigkeit dem ihr zugemessenen Anspruch offenbar nicht gerecht wird, zumindest nicht in der Form der allgemein üblichen routinemäßigen Anwendung. Natürlich ist das Tokogramm nur der eine Teil des CTG, und wir sprechen heute auch nicht über die Bedeutung einer 30minütigen Aufzeichnung zur Beurteilung der fetalen Herzfrequenz. Eine lückenlosere Erfassung der Wehentätigkeit erscheint jedoch geboten. Es ist klar, daß mit der verfügbaren Gerätetechnologie ein richtiges Langzeitmonitoring nicht durchführbar ist. Hier, denken wir, sollten die Erfahrungen mit der Vierkanaltokographie eingebracht werden, um die Entwicklung geeigneter Meßsensoren und der dazu gehörigen Geräte in Gang zu setzen.

Quakernack erteilt Schneider mit dem Hinweis auf Anamnese und subjektive Parameter das Wort.

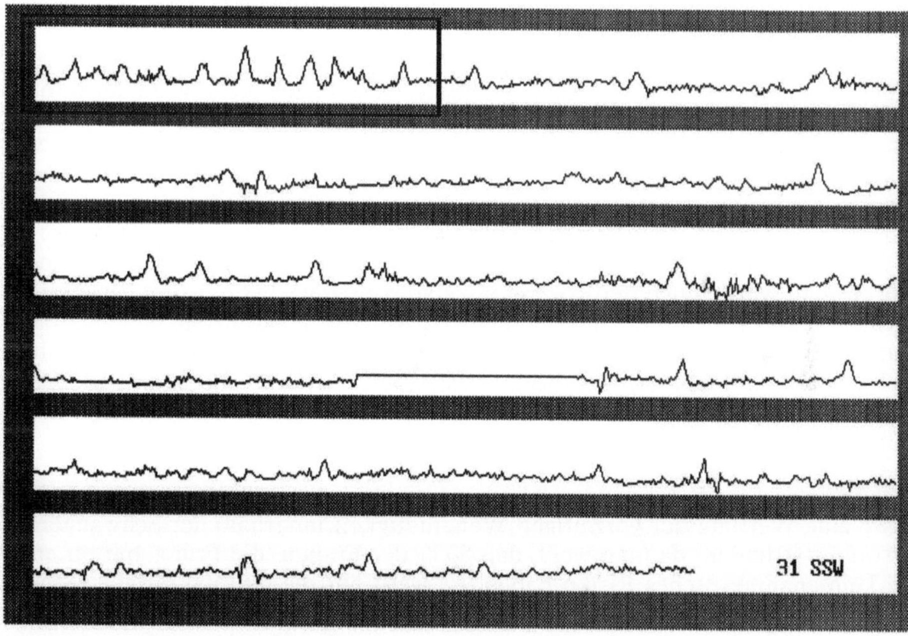

Abb. 4. Gesamtansicht einer 6stündigen Langzeittokographie

Schneider knüpft an die Ausführungen von Fallenstein an und stellt als vielversprechend und beeindruckend die Möglichkeit der Wehenerkennung und -differenzierung mit Hilfe der Vierkanaltokographie dar. Es dürfe dabei aber nicht übersehen werden, daß noch viel Arbeit bis zur klinischen Nutzung dieser technischen Möglichkeit nötig ist. In der Zwischenzeit solle weiter nach diagnostischen Alternativen gesucht werden, um vermehrte Kontraktilität von echten Frühgeburtsbestrebungen zu unterscheiden. Er verweist auf das fetale Fibronektin, das mit Hilfe eines Abstriches aus dem Zervixschleim bestimmt würde und einen vielversprechenden prädiktiven Wert bei der Diagnostik echter vorzeitiger Wehentätigkeit habe.

Quakernack bedankt sich und bittet Grospietsch um eine Stellungnahme.

Grospietsch weist noch einmal auf das bekannte Dilemma, daß man aus einer registrierten Wehe nicht sagen könne, ob sie nun zu einer Frühgeburt führe oder nicht. Auch eine Eröffnung des Muttermundes könne prognostisch nicht herangezogen werden, da schon allein eine Wehenintensität von 20–30 mmHg ausreiche, um den Muttermund zu eröffnen. Bekannt sei auch, daß aus der externen Tokographie keine normierbaren Größen abgeleitet werden könnten. Die exakten Gründe für die Erweichung der Cervix uteri seien unbekannt. Er unterstützt die Auseinandersetzung mit dem Fibronektin; hier sei man aber erst am Anfang, und viele Studien seien noch erforderlich. Grospietsch hält es für wichtig, die vaginale Ultrasonographie vermehrt in die Zervixbeurteilung einzubeziehen. Er schlägt vor, nur vorzeitige Wehentätigkeit zu behandeln, die ihre Effektivität in einer Zervixverkürzung gezeigt hat. Die Registrierung vorzeitiger Wehentätigkeit mit dem CTG sei auch deshalb ungeeignet, weil sie nur 1 bis $1^1/_2$ von 24 Stunden wiedergebe und damit nur einen kleinen Ausschnitt der tatsächlich vorhandenen Wehentätigkeit zeige.

Quakernack weist auf die Wichtigkeit der vaginalen Untersuchung bei der Indikationsstellung hin. Er beobachte des öfteren, daß diese nicht einmal bei einer Einweisung erfolgt sei. Quakernack fragt Grospietsch, in welchen Intervallen Vaginalsonographien durchgeführt werden sollten.

Grospietsch erwidert, daß er nach Möglichkeit immer vor Beginn der Tokolyse eine Vaginalsonographie durchführt. Bei erhaltener Zervix und geschlossenem Muttermund würde auch bei Kontraktionstätigkeit zunächst nur oral Magnesium gegeben und abgewartet. Eine vaginalsonographische Kontrolle der Therapie scheitere häufig an organisatorischen Problemen. Die wenigsten Kliniken hätten zwei Vaginalsonographiegeräte. Sollte er sich aber festlegen, so schlüge er zu Beginn der Therapie ein 24stündiges Intervall vor. Ob dies allerdings praktikabel sei, bliebe dahingestellt.

Ruckhäberle verweist auf die den Kliniken vorgelagerten Institutionen. Schon hier müsse eine Wertung der vorzeitigen Wehentätigkeit innerhalb der Schwangerenvorsorge stattfinden, da man weiß, daß 50% der Frauen, die Frühgeburten erlitten, kein anamnestisches Risiko haben. Er weist auf die multifaktorielle Genese der Frühgeburtlichkeit hin, die Jung am Vortage erläutert hat. In diesem Zusammenhang müßten die subklinischen Infektionen mehr Beachtung finden, zumal hier auch ein therapeutischer Ansatz vorhanden sei. Des weiteren sollten die Perfusionsbefunde zur Beurteilung herangezogen werden. Schwangere mit unauffälligen Perfusionsbefunden und negativen Zeichen eines subklinischen Infektes könnten früher von der Tokolyse abgesetzt werden.

Spätling bittet, bezogen auf die Therapie, das Problem zu diskutieren, welches bereits am Vortage angeklungen war: Ob es im Hinblick auf die Rezeptorendynamik sinnvoll sei, sich langsam mit einer minimalen Dosierung an eine effektive

Dosis „heranzuschleichen“, oder ob es besser wäre, die effektive Dosis von einer mittleren Dosierung ausgehend zu finden. Weiter weist er noch einmal darauf hin, daß die vorzeitige Wehentätigkeit nur das Symptom einer generellen Störung in der Schwangerschaft sei. Es müsse mehr Arbeit investiert werden, um die tatsächlichen Ursachen dieser Störung aufzudecken. Er stellt die Infektionen, die psychovegetative Problematik und den Magnesiummangel heraus. Letzterer sei nur ganz schwierig nachzuweisen. Der Serummagnesiumspiegel würde über weite Bereiche konstant gehalten und sinke erst spät ab. Zudem sei der Magnesiumbedarf nicht nur durch die Fruchtentwicklung erhöht, sondern auch durch die in der Schwangerschaft vermehrte Magnesiumausscheidung über die Niere. Deshalb gehöre die Magnesiumgabe immer an die erste Stelle der Therapie vorzeitiger Wehen.

Grospietsch nimmt Stellung zur Vorgehensweise beim Vorliegen einer vorzeitigen Wehentätigkeit. Nach einer selbstverständlich durchgeführten vaginalen Untersuchung wird eine Messung des Scheiden-pH durchgeführt. Für diese Untersuchung sprächen in der letzten Zeit erschienene Arbeiten, die eine Veränderung dieses Parameters als Zeichen einer abnormen Mikroflora beschrieben, welche den Weg für eine aufsteigende Infektion bahnten. Dies würde zunehmend als Ursache für vorzeitige Wehentätigkeit angesehen. Bei einem Wert über 4,3 bis 4,5 behandle er vaginal. Er führe dann zunächst eine vaginale Ultrasonographie zur Beurteilung der Zervixparameter durch. Schließlich folgte das Tokogramm. Bei 3–4 Kontraktionen pro Stunde würde die Patientin krank geschrieben und mit der Magnesiumtherapie nach Hause entlassen. Diese Maßnahmen führe er durch, unabhängig ob letztlich eine stationäre Aufnahme notwendig wird oder nicht.

Berg weist darauf hin, daß von Fall zu Fall große Differenzen bestünden. Er fragt, ob nicht bei einem normal entwickelten Kind mit 33 Wochen auf eine intravenöse Tokolyse verzichtet und der Natur freier Lauf gelassen werden sollte. Er gibt auch die andere Seite, eine Schwangerschaft mit 25 und 26 Schwangerschaftswochen, wo die Überlebensfrage direkt mit der Verlängerung der Schwangerschaft verbunden sei, zu bedenken. Der Faktor Zeit müsse bei der Indikation zur Tokolyse wesentlich mehr Berücksichtigung finden. Weiter solle noch die mit der abdominalen Ultrasonographie leicht durchzuführende Zählung der fetalen Atembewegung beachtet werden. Atme ein Kind intrauterin, so sei es auch sinnvoll mit der Tokolyse fortzufahren. Ein Fehlen von Atembewegungen spräche dagegen für das Vorliegen einer intrauterinen Infektion. Dies sei eine Alternative zur Beurteilung einer intrauterinen Infektion mit Hilfe des fetalen Fibronektins.

Grospietsch antwortet auf die Frage von Quakernack nach der Rolle der Zervixkultur, daß er oberhalb eines pH von 4,3 bis 4,5 über eine Woche behandle. Bei fehlender pH-Senkung würde eine Kultur angelegt.

Schneider stellt die Frage, inwieweit die vorzeitige Wehentätigkeit im Kollektiv der Frühgeburten tatsächlich eine Rolle spiele. Er habe hierzu eine Auswertung durchgeführt, die zeigt, daß 50% aller Frühgeburten auf eine mütterliche oder fetale Pathologie zurückzuführen sei, aufgrund derer die Schwangerschaft vorzeitig beendet worden sei. Indikationen seien Hypertonie, Mißbildungen, fetal distress und Plazentaprobleme gewesen. Die Anzahl dieser Frühgeburten ließe sich natürlich durch die Therapie vorzeitiger Wehen nicht verringern. Weitere 30% der Frauen hätten einen vorzeitigen Blasensprung erlitten. Viele Kliniken würden auch einen vorzeitigen Blasensprung nicht tokolysieren. Auch dieser Anteil käme dann für eine Tokolyse nicht in Frage. Es seien schließlich 15% der Fälle geblieben, bei denen eine tokolytische Therapie zur Senkung der Frühgeburtlichkeit zur Diskussion gestanden habe. Dieses sei ein wichtiger Hintergrund bei der Diskussion um die Gesamtproblematik der Tokolyse.

Spätling weist auf die Notwendigkeit von Aktivitäten in der Forschung hin, eine tokolysebedürftige vorzeitige Wehentätigkeit von jener zu trennen, bei der eine Behandlung keinen Sinn macht. In Zukunft sei es notwendig, für die Behandlung vorzeitiger Wehen ein Gesamtkonzept zu erstellen, beginnend bei der Infektionsdiagnostik über die Zervixmessung und die vielen anderen Parameter bis hin zu Therapievorschlägen. Dieses sei sicherlich auch sinnvoll im Hinblick auf die häufig beobachtete Unsicherheit, welche auch in der gestern vorgestellten Umfrage zur Tokolyse zum Ausdruck gekommen sei.

Quakernack spricht noch einmal den am Vortag von Jung vorgeschlagenen Dosierungsweg an, der sich von einer niedrigen Dosierung langsam an eine effektive Dosierung „heranschleicht". Mit dem Hinweis auf das von der eigenen Klinik anders durchgeführte Therapiekonzept fragt er Berg nach der Rolle der Rezeptoren.

Berg entgegnet, daß diese Frage sich in erster Linie nur empirisch beantworten lasse. Einerseits dürfe man nicht mit zu niedrigen Dosierungen beginnen, da ja schließlich die Substanz den Rezeptor erreichen müsse, andererseits riskiere man eine sehr schnelle Desensibilisierung, wenn man mit zu hohen Dosen beginne. Man wisse aus Tierexperimenten, daß es einen Reaktionstyp gibt, bei dem eine rasche Desensibilisierung eintritt. Als schützende Antwort auf einen sehr starken Stimulus würden, durch eine spezifische Proteinkinase, Aminosäuren im Rezeptor selbst verändert. Wahrscheinlich laufe diese Reaktion im Sinne einer Down-Regulierung um so stärker ab, je höher der Stimulus ist. Somit sei klar, daß gerade zu Beginn einer Therapie nicht mit hohen Dosen begonnen werden dürfe, da die Anzahl der zur Verfügung stehenden Rezeptoren noch sehr groß sei. Die initiale Dosierung müsse mit empirischen Mitteln gefunden werden. Er weist darauf hin, daß auf der Tagung schon eindrucksvolle Fortschritte in dieser Richtung erzielt worden seien.

Spätling nimmt in diesem Zusammenhang Bezug auf den Vortrag von Grubert, in dem gezeigt worden sei, daß erst bei einem 5 µg-Einzelbolus eine deutliche Reaktion der Herzfrequenz sichtbar wird. Er stellt sich als Denkmodell vor, daß in einem ersten Schritt die Rezeptoren gesättigt werden. Unabhängig vom Untersuchungsbefund sei es sicher gut, den Patientinnen die subjektiven Beschwerden der regelmäßigen Wehentätigkeit zu nehmen. Im Falle einer Erhöhung der Wehentätigkeit wäre es u. U. sinnvoll, zunächst den Bolus zu vergrößern, bevor man das Intervall verkürzt. Indem er an den Vortrag von Dancis erinnert, wiederholt er die Frage, ob die Mutter oder der Fetus zu therapieren sei. Mit einer ausreichend hohen Stimulation in relativ großen Abständen könnten die mütterlichen Rezeptoren aktiviert werden, ohne daß es zu einem Substratdruck kommt, der sich dann auch beim Feten auswirkt. Die von Rominger geschilderte Wirkung nach Inhalation von Betamimetika bei Asthma bronchiale, bei denen die Wirkung an der glatten Muskelzelle nicht durch die gemessenen Spiegel erklärt werden kann, wiesen in die gleiche Richtung.

Quakernack fragt noch einmal nach dem Grund für die Vergrößerung des Einzelbolus bei Verlängerung des Intervalls.

Spätling antwortet, daß bei kurzen Zeitintervallen nach den Berechnungen aus der Halbwertszeit im Prinzip nur eine kontinuierliche Tokolyse erreicht werden könne, bei welcher der Serumspiegel nur wenig schwankt. Die fehlende Herzfrequenzsteigerung nach Gabe eines kleinen Bolus habe zu der Annahme geführt, daß auch in der Uterusmuskulatur eine Schwelle vorhanden ist. Es sei auch denkbar, daß u. U. ein 3 µg-Bolus unter der Schwelle liegt, oberhalb der die intrazelluläre Kaskade angetriggert wird.

Ruckhäberle widerspricht dieser Annahme. Er habe bei hunderten von Tokolysen konsequent das bekannte Schema der Dosisreduktion angewandt. In der überwiegenden Majorität der Fälle habe die empfohlene Bolusgröße ausgereicht, denn man habe sehr rasch reduzieren bzw. die Therapie beenden können. Auch wenn aus wissenschaftlichen Gründen die Diskussion um die Bolusgröße einleuchte, so stünde doch hier die klinische Praxis dagegen.

Schneider schließt die Frage an, ob eine pulsatile oder eine kontinuierliche Tokolyse als sinnvoll erachtet würde. Wenn man für eine pulsatile Tokolyse ist, dann sei es sinnvoll, auch direkt von Therapiebeginn an eine pulsatile Tokolyse durchzuführen. Diese sollte mit einer Bolusgröße erfolgen, von der man sicher ist, daß sie zu einer Reaktion der Rezeptoren führt. Unlängst sei ihm eine interessante Arbeit in die Hände gefallen, in der eine kontinuierliche intravenöse Ritodringabe einer in 2stündigen Abständen intramuskulär applizierten Bolusgabe gegenübergestellt wurde. Die Effektivität bezüglich der Wehenhemmung sei die gleiche gewesen, die Nebenwirkungen seien bei der Bolusgabe deutlich geringer ausgefallen. So solle man doch versuchen, nicht mit einer Kompromißlösung zufrieden zu sein.

Berg stimmt zu und schließt an, daß in Schweden die Substanz Fenoterol leider nicht erhältlich sei, sondern nur Substanzen mit einer längeren Halbwertszeit. In Schweden werde die Therapie in den meisten Krankenhäusern ebenfalls mit intramuskulären Injektionen begonnen, die maximal dreimal wiederholt würden, bevor auf eine kontinuierliche intravenöse Therapie umgestellt würde. Bei der langen Halbwertszeit jedoch könne man nicht sagen, ob es bezüglich des Rezeptors zu einer pulsatilen Stimulation käme. In Deutschland habe man den Vorteil einer viel kürzer wirkenden Substanz, was überhaupt erst eine pulsatile Stimulation auf der Rezeptorebene ermögliche. Dies sei mit lang wirksamen Substanzen wie Ritodrin und Terbutalin kaum möglich. Er fährt mit einer Frage an Grospietsch fort, ob denn mit der Gabe von Beta-1-Blockern in Kombination mit Fenoterol lediglich eine Reihe von Nebenwirkungen vermieden werde, der Einfluß auf den Fetus aber außer acht gelassen werde. Man wisse, daß eine Betablockade es für ein Kind schwierig macht, auf Streß zu reagieren, und diese Kinder stünden doch tatsächlich unter Streß.

Grospietsch entgegnet, daß diese alte Frage immer wieder diskutiert werde. Theoretisch sei die Gabe von Beta-1-blockierenden Substanzen mit Nachteilen für das Kind verbunden, die Praxis aber beweise das Gegenteil. Er verweist auf Arbeiten aus Schweden, die einen Zeitraum von 10–15 Jahren überblicken, in denen Patientinnen in hypertonen Situationen mit Beta-1-blockierenden Substanzen wie Metoprolol therapiert wurden. Negative Wirkungen auf das Kind seien weder bei Frühgeborenen noch bei Reifgeborenen aufgetreten. Man habe gefunden, daß die Herzfrequenz etwa für 6 Stunden um ca. 5–10% erniedrigt sein könne. Sonst seien keine negativen Einwirkungen bekannt. Die Arbeitsgruppe um Wiest habe 500 Kinder nach einer Tokolyse mit Beta-1-Blockade untersucht. Weder in den ersten 24 Stunden noch später sei ein Effekt aufgetreten. Die theoretischen Bedenken hätten sich in der Klinik nicht bestätigt.

Quakernack fragt Grospietsch, ob er denn grundsätzlich Metoprolol gebe.

Grospietsch antwortet, daß er zusammen mit Magnesium bei jeder tokolytischen Therapie den Beta-Blocker Metoprolol gebe. Er richte sich dabei nach der Herzfrequenz der Mutter. Er titriere also letztendlich das Metoprolol und beginne normalerweise mit 50 mg oral.

Zieger präzisiert, daß sich Hettenbach im Rahmen seiner Habilitation mit dem Problem „Metoprolol unter gleichzeitiger Tokolyse“ befaßt habe. Da bei oraler Applikation der Beta-1-Blocker verspätet wirke, führten sie eine intravenöse Kombinationstokolyse mit Magnesium, Metoprolol und Fenoterol durch. Er berichtet über eine Untersuchung aus dem eigenen Klinikum, in der 450 Kinder in Zusammenarbeit mit der Kinderklinik untersucht worden sind. Die in der Literatur beschriebene geringere Adaptation in den ersten 6 Stunden post partum habe sich dabei nicht nachweisen lassen. Auch sie hätten den Eindruck gehabt, daß die fetale Herzfrequenz um 10% gesunken sei. Während der Untersuchungen seien auch fetale Plasmaspiegel von Fenoterol gemessen worden.

Spätling beschreibt die Nebenwirkungen bei der Bolustokolyse als so gering, daß eine Beta-Blockade nicht nötig sei und bezeichnet die Magnesiumgabe als notwendige Basistherapie.

Grospietsch fügt hinzu, daß es wahrscheinlich möglich sei, durch das Regime der Bolustokolyse auf eine Beta-1-Blockade verzichten zu können. Er fragt nach Untersuchungen über Nebenwirkungen bei der Bolustokolyse. Gerade die subjektiven Nebenwirkungen, wie Herzrasen, „zittrig sein“, Erbrechen können zusammen mit der Beta-1-Blockade fast ganz eliminiert werden. Man gehe hier auch von einem zentralen Effekt der Substanz aus. Bezogen auf den Stoffwechsel würden die Beta-1-induzierten Nebeneffekte erwartungsgemäß auch bei der Bolustokolyse nicht wegfallen.

Spätling bestätigt, daß auch in den eigenen Untersuchungen entsprechend den niedrigen Dosierungen geringe Beta-1-Nebeneffekte gesehen wurden. Ein Unterschied bei der Herzfrequenz sei statistisch schwer zu zeigen, da die inzwischen durch verkürzte Therapiezeiten klein gewordene Gruppe mit der Gruppe der kontinuierlichen Tokolyse nicht mehr vergleichbar sei. In der eigenen Klinik seien Vergleiche zwischen der Bolustokolyse und der kontinuierlichen Tokolyse nicht mehr möglich, weil letztere nicht mehr durchgeführt werde. Alle Kliniken mit großen Patientenkollektiven seien aufgerufen, Vergleichsuntersuchungen zu den objektiven und subjektiven Nebenwirkungen durchzuführen.

Quakernack fordert abschließend die Rundtischteilnehmer zu einem kurzen Statement auf.

Fallenstein führt aus, daß für ihn mit der Vorbereitung dieses Kongresses eine Vielzahl von Problemen offensichtlich geworden sei. So sei er zu Beginn bei der Umsetzung der feed-back-gesteuerten Bolustokolyse von einem einfachen Zusammenhang zwischen Bolushäufigkeit und Wehenhäufigkeit ausgegangen. Dies könne jedoch so nicht aufrecht erhalten werden, was ihm auch einige Beiträge auf dem Symposium nochmals gezeigt hätten. Er greift heraus, daß auch andere Faktoren eine erhebliche Rolle spielen, so z. B. die Anamnese, wenngleich diese augenblicklich auch nur $^1/_8$ zu einer Therapieentscheidung beitrage, was seiner Ansicht nach zu wenig sei.

Spätling fordert auf, weitere wissenschaftliche Aktivitäten in die Differenzierung der beiden Gruppen vorzeitiger Wehentätigkeit zu investieren, um die Patientinnen, die wirklich tokolysiert werden müssen, abgrenzen zu können. Hierzu sei nicht nur die Vierkanaltokographie ein möglicher Schritt, sondern auch die systematische Erforschung der einzelnen Risikokollektive. Es sei wünschenswert, die Vielzahl von Einzelinformationen zusammenzufassen und therapeutisch umzusetzen. Hierzu sei eine in Zukunft gemeinsam zu entwickelnde Strategie sinnvoll.

Schneider nutzt sein Schlußwort dazu, die Arbeitsgruppe der Universitäts-Frauenklinik am Marienhospital Herne zu beglückwünschen und sich für die Beiträge und die Organisation des Symposiums zu bedanken. Er habe auf dem Symposium und in der Vorbereitung dazu viel gelernt. Ihm sei klar geworden, daß nur die intermittierende Tokolyse der richtige Weg sei, vorzeitige Wehen zu behandeln, wenn überhaupt eine Tokolyse notwendig sei. Er bittet abschließend, noch einmal darüber nachzudenken, ob nicht möglicherweise eine echte Bolustokolyse von Anfang an der bessere therapeutische Ansatz sei.

Ruckhäberle bedankt sich ebenfalls für die zwei hochinteressanten Tage, die ihm eine Reihe von Denkanstößen gegeben hätten. Er weist im Zusammenhang mit der Frühgeburtenproblematik auf die außerordentlich wichtige Zusammenarbeit mit den Niedergelassenen hin. Aus eigenen Untersuchungen könne er die Zahl von 50% therapeutischer Frühgeburten, wie sie Schneider erwähnte, nicht bestätigen. Diese würden maximal 15% in einem großen Zahlenmaterial ausmachen. Dabei habe er den vorzeitigen Blasensprung bereits dazu gerechnet. Auch tokolysiere er vorzeitige Blasensprünge mit gutem Ergebnis.

Grospietsch bedankt sich ebenfalls. Lange habe er nicht mehr so intensiv über die Tokolyse nachgedacht, und er habe viel gelernt. Er wünsche sich eine bessere Abklärung im Vorfeld und einfachere, für die Mutter nebenwirkungsarme Untersuchungsverfahren. Dies sei nicht nur in der Klinik, sondern auch in der Praxis erstrebenswert, um Risikokollektive vorsortieren und vielleicht sogar das Entstehen einer vorzeitigen Wehentätigkeit vermeiden zu können. Wenn nun doch klinisch behandelt werden müsse, sei auch eine Verringerung der Nebenwirkungen der Therapie wünschenswert. Hier sehe er im Moment mehrere Wege, die es weiter zu verfolgen gelte.

Quakernack dankt Referenten, Teilnehmern und Organisatoren des Symposiums, einschließlich aller Mitarbeiter. Er verabschiedet sich bis zu einem nächsten Symposium über diese wichtige Thematik.

MIX
Papier aus verantwortungsvollen Quellen
Paper from responsible sources
FSC® C105338

If you have any concerns about our products,
you can contact us on
ProductSafety@springernature.com

In case Publisher is established outside the EU,
the EU authorized representative is:
Springer Nature Customer Service Center GmbH
Europaplatz 3, 69115 Heidelberg, Germany

Printed by Libri Plureos GmbH
in Hamburg, Germany